【名老中医临床经验传承系列】

梁剑波教授疑难病验案方临床应用

梁宏正　李力强　孙晓生　吴社泉◉主编

SPM
南方出版传媒
广东科技出版社
·广州·

图书在版编目（CIP）数据

梁剑波教授疑难病验案方临床应用 / 梁宏正等主编.
—广州：广东科技出版社，2015.1（2017.3 重印）
（名老中医临床经验传承系列）
ISBN 978-7-5359-5951-5

Ⅰ．①梁… Ⅱ．①梁… Ⅲ．①疑难病—验方—汇编
Ⅳ．①R289.5

中国版本图书馆CIP数据核字（2014）第175551号

梁剑波教授疑难病验案方临床应用
LIANGJIANBO JIAOSHOU YINANBING YANANFANG LINCHUANG YINGYONG

责任编辑：吕 健
封面设计：友间文化
责任校对：谭 曦
责任印制：彭海波
出版发行：广东科技出版社
（广州市环市东路水荫路11号 邮政编码：510075）
http: //www. gdstp.com.cn
E-mail: //gdkjyxb@gdstp.com.cn（营销）
E-mail: //gdkjzbb@gdstp.com.cn（编务室）
经 销：广东新华发行集团股份有限公司
排 版：广州友间文化传播有限公司
印 刷：广州市至元印刷有限公司
（广州市番禺区南村镇金科生态园4号楼2F
邮政编码：511422）
规 格：889mm×1 194mm 1/32 印张12.75 字数300千
版 次：2015年1月第1版
2017年3月第2次印刷
定 价：33.00元

编委会

名誉主编 张 文 黄健良 李万逸 吴志扬 周海忠
祝晓忠 陈进军

主　　编 梁宏正 李力强 孙晓生 吴社泉 梁宏康

编写人员 （以姓氏笔画为序）

马建东 王晓华 区钰强 文安怡 孔芳丽
叶 垣 叶丹晓 吕 耿 刘丽芬 刘桂英
刘瑞萍 关宇锋 李 臻 李立荣 张云航
张晓娟 陈锦秀 罗建君 周 帅 周 萍
赵劲枝 娄 勍 夏燕华 宾建平 黄小芬
黄美云 黄晓燕 程志生 程毅凡 蔡源辉

序

梁剑波教授出身医学世家，又精研医术，悬壶广东而蜚声海内外，为岭南当代名医，被评为广东省名老中医，获国务院特殊津贴专家。

梁剑波教授之医，理论全面，兼通伤寒、温病、杂病、妇儿等各科，在临床上善治疑难杂症，其论病精于辨证，屡起沉疴；又结合岭南地方气候特点，开发凉茶保健产品，风行于世。

梁剑波教授之医，又深得传统文化熏陶。他多才多艺，除了医术外，诗文字画篆刻都获行家赞誉。更常以文入医，撰写各种医学论文和中医科普文章，妙趣横生，清雅宜人，广受欢迎，文以辅医，益显其医理贯通。

梁剑波教授离开虽然有9年了，但他的学术思想仍为众多门生弟子传承。现在由他的门人整理其医案，细列病种，详加解析，从中可以学习名医之临证轨范，值得推荐。是为序。

邓铁涛

2011年3月17日

前　言

梁剑波（1920—2003），字宇澄，出生于中医世家，广东省肇庆市人，原籍新会。广东省名老中医，岭南中医药名家，全国首批名老中医药专家学术经验继承工作指导老师之一，国务院批准享受政府特殊津贴专家，广州中医药大学兼职教授。

梁剑波医德高尚，是深受国内外广大患者尊敬和爱戴的名老中医药专家之一，行医执教60余年，一生在临床一线奋力拼搏，为中医事业振臂疾呼，为振兴中医做出了杰出的贡献，直到生命最后一息。

其日诊病证百余，夜间笔耕不辍，生平学验宏富，著述颇丰，堪为后学之楷模。临证辨证精确，理法方药开严有度，运用经方、时方、自拟方不拘一格，以中病为目的。遣方用药，经验独到，临床疗效令人信服。为此，我们在有关领导支持下，通过努力，将其临床医案整理成集出版，名为《梁剑波教授疑难病验案方临床应用》，以资临床上观摩借鉴。

本书分为上、下两篇。上篇内容主要反映梁剑波学术思想和临证特色，包括妇科临证拾萃、儿科经验介绍、治疗肿瘤心法等内容。下篇内容为梁剑波临证验案选，共收集了180个病例，按内科、妇科、儿科、肿瘤等各类分门，附加按语，突出反映梁剑波60多年来治疗疑难杂病和危重病的临床实践经验和心得体会。所整理的病案虽只为梁剑波丰硕医案中的一部分，然亦可从中管窥其学术思想和临床经验，领略其精粹，对启迪后学有所裨益。

继承和整理老中医药专家学术经验工作是一项长期而艰巨的任务，此次出版《梁剑波教授疑难病验案方临床应用》仅是我们工作中一小部分，限于我们的水平，整理工作中难免存在错漏和不够全面的缺点，诚恳希望得到同行们指正。

编著者

2011年3月

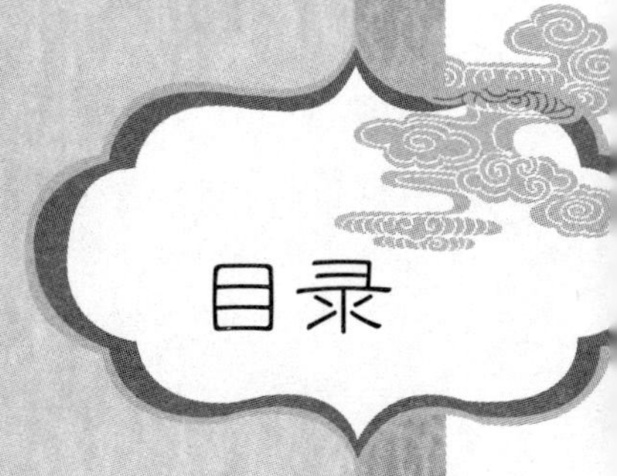

目录

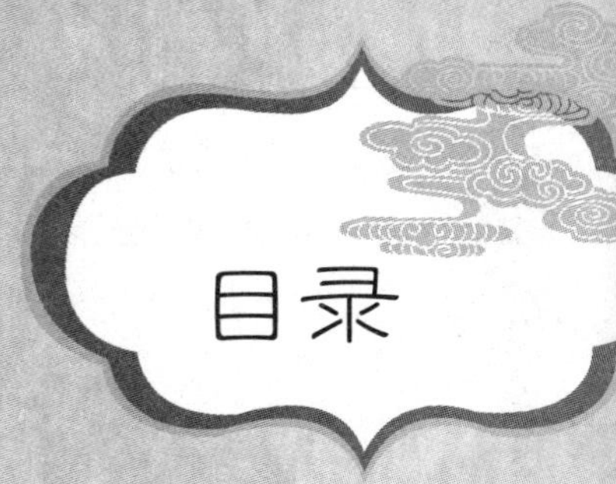
目录

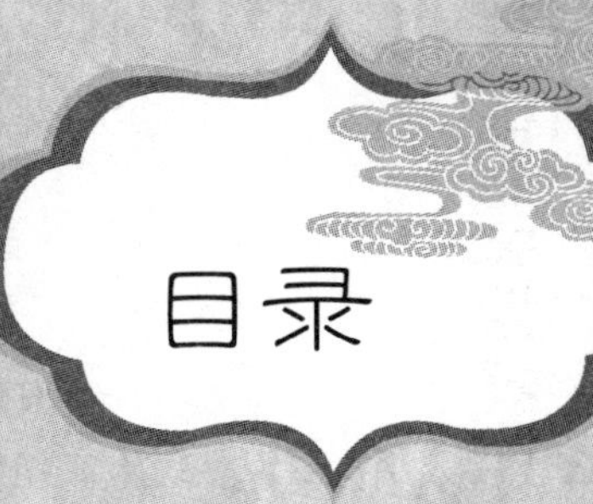
目录

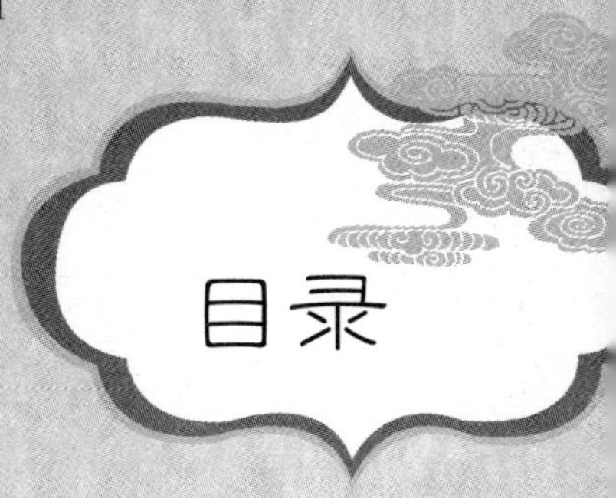
目录

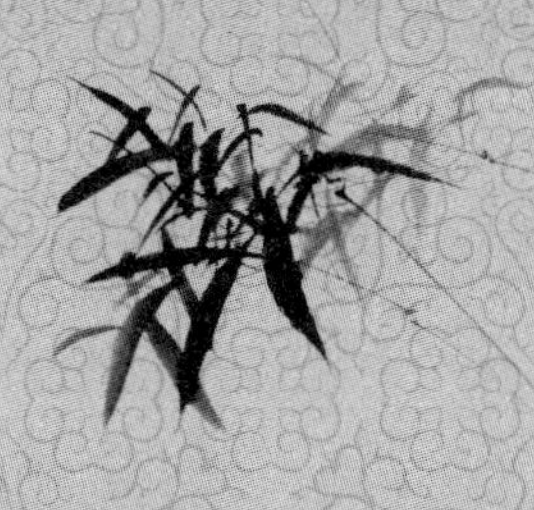
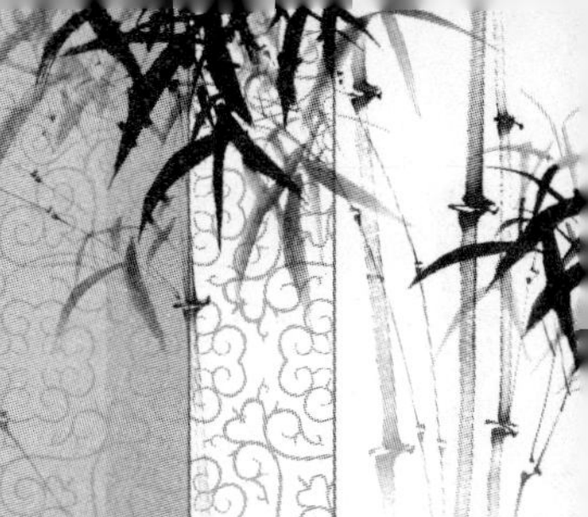

上篇

梁剑波学术思想和临证特色

广东省名老中医梁剑波主任医师是中国首批老中医药专家学术经验继承工作指导老师之一，从事医教研工作62年，学验俱丰，治学严谨，临床经验独具特色，自成风格。对中医内、妇、儿科疑难杂病皆可熟就，其学术精华堪为后学借鉴。

一、严治学，承前启后

梁剑波教授不仅自身治学严谨，而且平常课徒授学，一丝不苟。自始至终贯串着继承发扬，承前启后的做法。

（一）细读书，尊经师古

梁剑波教授从小就博览群书，勤求古训，又善博采新知，手不释卷，《黄帝内经》《难经》《伤寒论》《金匮要略》等靡不背诵如流。早年又攻读经史子集，探流溯源，甚至连《周易》一书，亦能通本默诵，医林典故如数家珍，文史根基十分扎实。他常教导："学医要多读古书，开卷有益；要善读古书，触类旁通。"且又旁及汉唐金元各大医家流派学说，故诠释经义，明晰详尽。他特别注意中医典籍的研究和理论的探讨，称赞中国医药学是东方文化精粹的一部分，有其独特的完整的理论体系，《黄帝内经》《伤寒论》等的典籍，就是中医理论体系以辨证法为核心的结晶，应当认真继承和发扬，他反对那些认为中医只有经验没有理论，不珍惜祖国文化遗产的错误态度，他强调说，《黄帝内经》的基本理论是科学的，《伤寒论》遵循黄帝内经的理论指导实践，总结和提高了中医的理论体系，可见他对两部典籍有相当深刻的认识和研究。梁剑波教授十分珍视中医典籍，推崇其理论价值，但又不抱残守缺，故步自封，他对《黄帝内经》的某些解释，不落以前各注家千篇一律的见解，例如对“冬伤于寒，春必病温”和“冬不藏精，春必病温”的看法，他摆脱了冬日受了寒邪至春日病温的伏气论点，而从“冬不藏精”此语悟出，冬失固藏和冬病伤寒之人，其气必虚，则冬日邪伏藏如此之久而不发病，由冬历春始行发病的道理。其对古籍研究，学识渊博，可见一斑。例如梁剑波教授所著的《伤寒浅释》一文，就是在他平时熟读《伤寒论》的基础上，通过自己思考、鉴别、分类、归纳，再结合临床实践验证所写成。文中认为伤寒太阳经辨证治“太阳经证，病在表治应从汗解，这是大法。如果用桂枝、麻黄类方而未能达到治疗目的，这不是方药不当，而应从辨证方面考虑。以项强这一症状为例：项脊强痛，这是太阳经脉所过之处引起。误下成结胸，俯仰不舒，亦有项强，这些症状都各自不同”。又再以四肢拘急疼痛来辨：“四肢拘紧疼痛，多为感受风寒之邪，《黄帝内经》谓：‘寒则筋挛骨痛’，大意指此。若热则体舒，是不会拘急的。发热头痛而四肢拘急的，是为太阳证，用桂枝、麻黄是很中‘的’的。如果辨证不清，而归咎‘桂枝’‘麻黄’，那就错了。”其对古籍精髓的研究，可见一斑。

他诲人不倦，扶掖后学。在中医教学上也下了不少的工夫，当年在中山医学院授课时，旁征博引，深入浅出，令学生听来津津有味，印象深刻，这些都得力于他几十年来研读医经典籍的成就。

（二）勤著述，善于总结

梁剑波教授半个世纪如一日，在繁忙诊疗工作之余，仍坚持每夜灯下笔耕，将其临证心得、读书见解等，写成文字公之于世，因而著述颇丰，其中《医学津梁》一书为其代表作。全书介绍了梁氏家族数代真传的宝贵经验，总结了梁剑波教授数十年临床实践的心血结晶。全书50余万字，共分为：时病、杂病、妇科、儿科、附录五编，以及中风、伤寒、暑证等专论57个栏目。对于中医的理法方药、治疗原则、辨证求因、舌诊脉法均有较为详尽的阐述。书中内容既有前人的见解，又有作者独到的体会。如在《糖尿病与消渴辨治互参》文中论到：“名中医张隐庵治中消证的见解与众不同。张氏认为‘脾不能为胃行其津液，肺不能通调水道而为消渴者，人但知以凉润之药治渴，而不知道脾喜燥而肺恶寒，试观泄泻者必渴，此因水津不能上输而泄，故尔。以燥脾之药治之，水液上升即不知矣。故以凉润治渴，人皆知之，以燥治渴，人所不知也’。张氏治消渴证用七味白术散，这真是知常知变的好例子。”行文中还说到：“近年来对于三消或糖尿病，都是采用西医辨病、中医辨证的方法，无分上中下，先以治肾为急……所谓‘降其心火，滋其肾水，则消渴自止’。采用理中汤送服八味丸，乍看这一法则似乎不太近理，可是却每能中病。”真是旁征博引。这在书中比比皆是，且文章条分缕析，句斟字酌，不愧为后学之“津梁”。

梁剑波教授所有撰写著作中，还具有善于总结前人、今人和自己经验的特点，如在《痰饮求源》一文中论到：“记得朱丹溪氏的治痰方法为：善治痰者，不治痰而治气，气顺，则一身之津液亦随气而顺矣。在上者吐之，在下者下之，中气虚者固中气以运之，痰生于脾胃，宜实脾燥湿。痰随气而升，顺气为先，分导次之。”如果按朱氏的见解，梁剑波教授的经验体会是，痰火相煽于膈上，胸中时觉痞满，眩晕，大便或结或泻，小便或赤或清，这就是痰饮或聚或开的缘故，宜健脾气以运痰、清肺气以润燥，予六君子汤加全瓜蒌、天花粉、竹沥、姜汁。肥盛的患者多湿痰或热痰，胶固胸膈间，初则喘满眩晕，“顺气为先，分导次之”，宜运痰丸。顽痰不化，喉中常觉哽塞咯之不出，或喉中如有物咯不出、咽不下，或做痰痹。这种现象仍属郁痰，先用四七汤以顺气（厚朴、法半夏、紫苏叶、茯苓），后有清痰饼子以分导（瓜蒌仁、浮海石、杏仁、芝硝、桔梗、连翘）。脾肺气虚不能运化而有痰的，六君子汤加木香；脾胃虚不能清化而有痰的，六君子汤加桔梗；痰饮结聚腹胁间，有似积聚，但按之不甚坚，患者常口吐涎沫的，宜六君合五苓散加枳实；平居无事，但常有痰数口或清稀或坚实的，宜小半夏加茯苓汤。这些都是治痰以“顺气为先”的例子。

如在《儿科百例》中《急、慢惊风的辨证施治》一文，对古代医家如《婴童百问》《幼科发挥》等有关儿科惊风的理论和经验，都做了全面的研究和探讨。最后分别总结出急惊风的分型为外感惊风、感暑惊风、挟湿惊风、疫邪惊风、痰食惊风和惊恐惊风。慢惊风则分为脾虚慢惊、阳衰慢惊，明确指出各型的病因病机、治疗原则和方药，并结合自己的临床予以介绍。如论述急惊风的痰食惊风，按中医儿科的见解是小儿肝有余，脾常不足。脾虚易生痰，食积。如果饮食不良，或误食污染的食物，均可导致痰食郁滞，使气机失于调达，容易发生惊风。治疗宜消食导滞，涤痰镇痉。他所拟的消积镇风汤，效果颇良。方为黄芩、栀子、大黄、连翘、钩藤、薄荷、厚朴、陈皮、莱菔子、焦山楂、麦芽、龙齿、天竺黄、川贝母、甘草、人工牛黄。痰涎较盛的则早晚服1次。神昏、惊厥、痰鸣较重的则兼服玉枢丹，以辟秽消导。从此可见他整理总结的学术经验、提纲挈领，有利于后学的继承和学术的交流。

（三）探规律，指导临床

他在治学上还善于探讨疾病的辨证治疗规律，并以之指导临床实践。如他认为：温病虽是一种热邪，但有轻有重，有虚有实。病证也有表有里，有上、中、下三焦，卫气营血之分。再加上患者的体质、年龄、性别、环境和发病时间以及其他因素。因之辨证求因、审因论治、依法选方，是中医必须掌握的治疗规律。在探讨规律过程中，往往抓住症候本质，简单明了地提出新的见解。在《温病约述》一文中分析了冬温、风温、暑温、湿温、秋暑、温毒、秋燥的症候特点，从而探求其间辨证要点和治疗方法。如提出“湿温是夏秋之间常见的一种温病，病势缓而病程长。这是由于温邪与湿邪互相纠缠，最不易去。治疗要有耐心，过投寒凉反伤正气。治法应以化湿为主，清热为辅。”“伏暑是发生于深秋以至冬天的温病……故起病即有大便秘或溏，小便黄浊而热，烦躁，胸腹灼热等内热很重的症状，亦即所称之伏邪，治疗就须以透伏邪、泻里热为主。”“温毒是热毒壅盛，或由伏毒而发，或因温病误治，有头面肿大，咽喉溃烂，两颐肿痛等特点。初起须以辛凉疏散风热，中期须苦寒解毒，后期若有变证，就须凉血清心。”从而明确指出：“各种温病的症候虽然有温病的普遍规律，但同中有异。而各种温病又各有其特殊的辨治规律，因此在治法中就不能一概而论了。”这些规律的掌握，能起到执简驭繁、易学易用的作用。

根据慢性病的变化发展规律，他往往制定守方治病的原则，应用于临床疗效甚佳。他常说：“辨证明，治则定，守其方。方药不宜随意更换或浅尝辄止，这样治病难以奏效。”如对经年累月不愈的脾虚型慢性结肠炎，常应用参苓白术散酌加黄连、焦山楂、炒谷芽、白芍、防风，长期服用3~4个月，取得显著效果。

（四）贯中西，兼收并蓄

梁剑波教授早年在西医院校深造并任教，接触和学习西医学知识的机会较多，从而为中西医结合开阔了视野，逐渐地摸索出中医对西医某些疾病的辨证施治规律。他反对中医故步自封，主张在坚持中医特色前提下，尽量吸收现代科学知识，包括西医检验和治疗手段来充实、提高、发展中医，认为现代中医的自身内涵应当进一步发展才能适应时代的要求。所以他在日常诊疗时，除重视和精于舌、脉、望诊外，同时也熟练地运用西医的视、触、叩、听，化验等检查手段。在中西医汇通和结合方面做了各方面的探讨，提出了不少见解，如治疗再生障碍性贫血、地中海贫血，他体会到本病虽然以“贫血”“虚劳”为主证，但临床上每见血气同病或气血阴阳同病，在辨证时，应根据病情的轻重，脏腑气血，阴阳虚损的主次，区别不同症候，在治疗本病时既应补血，又要重视补气以生血，应通过培补脾肾以加强血液生化的源泉，从他多年来治疗本病的经验，以鹿茸加入人参养荣汤中内服，结合少量多次输血，可获满意疗效。如在《诸虫新义》一文中指出：“虫证应以实验室检查来做主要参考，然后拟方治疗。这样比较科学。因为中医治诸虫的用药经验虽然丰富，但确诊还有赖于实验室检查，若单靠脉证，似不够全面……中医学因历史条件所限，对于诸虫的生活史与中间宿主等问题的认识，不如现代医学详备，中西医结合辨病、辨证施治，则二者的优势都能体现。”他还认为，卫气营血的辨证论治，在现代医学的流行性感冒、流行性脑脊髓膜炎、流行性乙型脑炎、肺炎、肠伤寒、痢疾、败血症等病的治疗运用上，效价很高。如果是中西结合治疗的话，施予营气或营血阶段的处方，其效果常优于单纯以现代医学的补液方法治疗。

他还强调中西医结合，在病机上不能牵强附会，而应实事求是地反映西医辨病与中医辨证的关系，这样才能学习和运用现代医学知识，又不至埋没中医治疗经验。因此，他常将卒中、风痱和脑血管意外互参，消渴与糖尿病辨治互参。治系统性红斑狼疮高热不退时用黄芪鳖甲汤或黄芪三石汤；治疗地中海贫血、再生性贫血用人参养荣汤加鹿茸内服结合少量多次输血；在中药辨证施治加化疗治疗恶性肿瘤，以及妇科经、带、胎、产期的各种西医疾病治疗方面都做了长期有益的探索和积累了较为成功的经验。

二、贵整体，尤重脾胃

梁剑波教授对李东垣《脾胃论》研习颇深，对《黄帝内经》及前贤们有关脾胃的论述亦甚有心得。其在临证治疗方面，崇尚脾胃学说，认为脾胃健运则水谷能化，水湿能运，从而正气得助，邪气自无由入，正如李东垣所谓“元气之充足，皆由脾胃之气无所伤，而后能滋养元气，若脾胃之气既伤，而元气亦不能充，而诸病之所由生也”。因而在临床方面，对内科杂病尤其是慢性病的调治，梁剑波教授擅长从脾胃着手。

他治病除强调人身整体性外，尤其重视脾胃的论治。因为“后天之本在脾，脾为中宫之土，土为万物之母”（《医宗必读·肾为先天本脾为后天本论》）。又“土为万物之本，脾胃为脏腑之本”（《类经·脏象类》）。李东垣主张的“人以胃为本”“脾胃一伤，五乱互作”和“治肝、心、肺、肾，有余不足，或补或泻，唯益脾胃之药为切”这些见解，是非常服膺的，故在临床上但见有脾胃症状，即从调理脾胃着手，师古法而不拘泥，执中央而达四旁，匠心独运，予以调治，每多中窍。

（一）临证诊治，重视后天

正如明·吴琨在《医方考》中指出：“治杂证者，宜以脾胃为主”。梁剑波教授于此实有共识。且善使中医隔一隔二的治法。

1. 肝病证治培脾土

梁剑波教授根据心为脾之母，补心即可以补脾，补脾即所以养肝的理论，运用养心健脾法治疗中心性网膜炎。本病中医传统习惯多从肝肾论治，他认为补土可益母，脾旺则肝安，肝血旺则能视。如广州客运司机李某某患视瞻昏渺，视力减退，并视直为曲。经某医院检查：左眼0.2，右眼0.4，确诊为中心性视网膜炎。遂令停驾驶职务。经中医治疗3个月，效果不明显。梁剑波教授投予归脾汤去木香，加蕤仁肉、金蝉花、珍珠母，7剂后症状改善，21天后视力开始恢复，宗前法再进药。2个月后症状全失，视力恢复正常。又继续担任驾驶工作，追踪3年未见复发。

梁剑波教授还常常根据“脾升胃降”特性，“见肝之病，知肝传脾，当先实脾”，运用扶土抑木法治疗慢性传染性肝炎，采用参苓白术散加黄芪、灵芝菌、二至丸、桑葚、丹参以长期服用，调动和增强患者机体免疫功能，扶助正气以排除病邪，亦取得一定疗效。他认为胃病和肝病密切相关，无论是情志伤肝，或饮食劳倦伤脾，久病均可导致木郁克土，或土壅木郁，而出现肝脾失调，肝胃不和，形成脾虚、肝郁、胃滞。因此，因虚至实，因实至虚，虚实交错是胃病的主要发病机制，所以他提出治疗胃病时脾宜健，胃宜和，肝宜疏，一定要标本兼治，综合治疗，并根据这一原则，创立了治疗胃病的寒积胃痛汤（党参、白术、茯苓、炙甘草、陈皮、法半夏、砂仁、广木香、海螵蛸、吴茱萸、川黄连、台乌、延胡索）临床应用疗效颇佳。

2. 运脾祛湿消水肿

多年来，他多运用脾胃理论指导临床治疗慢性肾炎，根据“脾主运化，肺主气化，肾主五液，凡五气所化之液悉属于肾，五液所化之气悉属于肺，转肺肾二脏之气液以制水生金者，属于脾”的理论。认为水肿的关键在于脾，脾主运化水湿，为后天之本，其气血生化之源，脾虚则无以运化水谷精微，反聚水湿，五脏六腑失养，水湿留而成水肿，水湿停于脾胃，更碍脾之运化，影响消化功能，因此，他在辨治水肿时，着重调理脾胃、固护后天，使气血精微化源充足，一方面可以改善机体的营养状况，充养先天之本，使正气来复，肾虚诸证向愈，促使肾主水功能的恢复，另一方面，脾气健旺得以运化水湿，使水肿之证易除，遣方时喜用参苓白术散加猪苓、泽泻、白通草、蛤蚧、益母草，取其健脾益气利湿之功，每能获良好效果。

病案：温某某，女，38岁，2年前出现尿少、浮肿、疲乏、气短、腰酸、食欲不振，检查尿蛋白（PRO）（+++），血压偏高，舌淡红，苔白，脉弦。梁剑波教授诊此乃脾肾两虚，水湿内停，治宜健脾补肾，化湿利水，处方：①党参、茯苓、白术、山药、薏苡仁、炒扁豆各15克，桔梗、猪苓、泽泻、白通草各12克，陈皮5克，蛤蚧1只，益母草30克，清水煎服。②高丽参10克，泽泻15克，灯心草5扎，清水炖服。服药16剂后，腰酸、疲乏、气短显著好转，浮肿减轻，舌脉同前，按原方续服7剂，症状消失，尿常规检查正常。

3. *癥瘕癌肿顾胃气*

梁剑波教授认为中医中药治疗癌症有很大的潜力。尤其是患者体质这一内因，决定本病的发展演变和转归。而体质是以脾胃为根本，因为他比较推崇程国彭《医学心悟》之说："治积聚者，当按初、中、末之三法焉……若块消及半，便从未治，即住攻击之药，但和中养胃，导达经脉，俾荣卫流通，而块自消矣。"医者应竭尽全力以照顾患者一分生机，希望以中药提高患者免疫力以达到带病延年的目的。根据临床经验实践，他观察到凡经化疗或放疗后的癌疗患者，多有"土衰"症状，如胃纳呆，口干咽燥，肢肿等。应注意用中药调理阴阳，健运脾胃，保养阴津。根据"有胃气则生，无胃气则死"（《医宗必读》）的明训，强调有一分胃气便有一分生机。因而常运用花旗参、冬虫草、黄芪、白术、党参、女贞子、旱莲草、玉竹、山药、莲子和养胃汤、沙参麦冬汤、参苓白术散等方药补土养阴，扶正生津，增强患者机体免疫功能，改善消化道症状，使其迅速恢复体质，以配合西医抗癌治疗。经过中医积极的辨证治疗，每使一些重危癌症患者转危为安，延长寿命。

（二）调治诸疾，尤善调脾

《慎斋遗书》云："诸病不愈，必寻到脾胃之中，方无一失。"唐·孙思邈曰："五脏不足调于胃。"梁剑波教授对此亦深有体会，如平素常善用宋代严用和归脾汤化裁，广泛应用于"内伤脾胃，百病由生"的虚劳、胁痛、胃脘痛、血证、儿科疳积、妇科闭经崩漏等病，以至20世纪60年代即有"梁归脾"的美称。他认为许多病证虽病因症状各殊，而归于脾病则一，故从调理脾胃枢纽入手可取得较好效果。

1. 痫证健脾竟全功

梁剑波教授治疗痫证，在家传验方基础上，结合现代医学的分型，通过几十年时间的研究，总结出一套较为成功的治疗经验。他一反临床中医传统分型方法，而采用癫痫大发作、小发作、局限性发作、精神运动性发作以及发作后调摄的分类施治方法，使辨病与辨证互参，界限明确，取长补短，更有利于临床取效。他概括癫痫的病因为：肾阴不足致水不涵木，木动则生风，风动则挟木势而害土，土病则聚液而成痰，痰并于心则为痫痉。痫病的发生虽与心肝脾肾有关，但与脾的关系最为密切。尤其小儿痫证，更是如此。原因是痰既为癫痫的病因，又是病理产物。而各种病因引起的脾胃损伤，均会导致脾胃功能失调，水液运化失常，而蕴湿成痰，酿成发病内因。由于痰为本病发生的先导因素，故治疗时先予化痰息风开窍以治标，待抽搐控制后，即改用参苓白术散、陈夏六君汤等方剂以健脾祛痰、培土抑木作为巩固调理之方。因本病患者每多有纳呆厌食，胸闷痰多症状，越是反复发作，越难复原，故只有调治脾胃，升清降浊，一可杜绝生痰之源，二可抑肝木息风以防抽搐发作。他据经验总结出“祛痰、涤热、镇惊、健脾、宁神”的十字治疗法则，以此治疗痫证，每能奏效。他常告诫痫证的患者经发作期治疗后，须防间歇期再发，并根据“痫证必经年峻补，才保无虞”的经验，认为痫证的患者在控制病情之后，仍须坚持服药6~12个月，使体质改善，营卫周流而疾病乃得根治。对常服抗癫痫西药的患者，在用中药治疗的同时，不宜立即停服西药，而应逐渐减量，或服维持量，最后过渡到完全改用中药治疗。

又患痫证，小儿为纯阳之体，多见食欲不佳，面色无华，心烦吵闹，宜健脾益气，和胃化浊，兼以清心凉肝，方选参苓白术散或六君子汤加黄连、川贝母、钩藤、白芍等。成人多有记忆力减退、失眠多梦、腰酸便干，可予滋阴宁神汤：川芎、当归、白芍、熟地黄、茯苓、人参、紫河车、山萸肉、远志、炒枣仁、山药或左归丸等以滋养肝肾、益阴安神，以增疗效，亦即缓图其本的含义。

2. 哮喘证治重脾胃

梁剑波教授对哮喘的辨治有独到之处，他根据朱丹溪提出“未发以扶正为主，既发以攻邪气为急”的治疗原则，认为哮喘在发作时，急宜解痉定喘，以控制发作，常喜用定喘汤合小陷胸汤。哮喘久延，不仅肺脏受损，亦常累及脾肾，脾为肺之母，肺虚则子盗母气而致脾虚，按虚则补母之法，宜补脾为治，并以此杜绝生痰之源。肾为气之根，久病不已，穷必及肾，肾虚不能摄纳而上逆作喘，则又须补肾以纳气，故调补脾肾。梁剑波教授以陈夏六君汤或金水六君煎，培土生金以治本，既助肺气恢复，又使肾精有所充养，使疾病渐趋痊愈。他还主张遵照《黄帝内经》的“春夏养阳、秋冬养阴以从其根”的古训，春夏治疗哮喘，即大剂固脾肾之阳，常运用参苓白术散加蛤蚧、海马、补骨脂、沉香，以求治本，切中病机，患者遇冬寒之候，即不复发。

至于重症哮喘或哮喘持续状态，且体质尚好者，可投以皂荚丸：皂荚6克、黑白丑头末各3克，紫菀、甘草、桑白皮、石菖蒲、法半夏各6克，胆南星5克，百部10克，上药共为极细末，蜜为小丸。每服30丸，每日2次，开水送服。本方治久哮不已，也有一定疗效。又梁剑波教授治疗哮喘发作或因新感引动伏邪者，还常喜用《医学心悟》的止嗽散合小陷胸汤为基础方，取其温润平和，不寒不热，既无攻击过当之虞，又有启门驱贼之势，是以客邪易散，肺气安宁，故为新久哮喘、咳嗽咸宜之便方。

（1）缓解期实脾消痰：喘控制后，可实行扶正治疗，根据《金匮要略》“四季脾旺不受邪”之指导思想，他常以参苓白术散或陈夏六君子汤、金水六君煎加蛤蚧、海马、款冬花、紫苏子等以培土生金，实脾益肺。此外，还当注意虚中有实的情况，即脾虚湿自内生，聚为痰浊，上贮于肺。故治疗时除实脾以杜绝生痰之源外，还应补虚不忘实，补而不壅；扶正不碍邪，滋而不腻。补中兼疏，方有利于提高扶正固本方药的效果，如长服六君子汤和三子养亲汤加紫菀、款冬花等。

（2）巩固期理虚固肾：梁剑波教授认为虚而致喘，当责之肺肾二经，治疗之大法，虚者补之以甘温。肺虚而致哮喘，平素短气，语言乏力，并见自汗或畏风为辨证要点。治以自拟方虚喘宁肺汤：白芍、黄芪、人参、甘草、茯苓、当归、五味子、阿胶、法半夏、沉香。临床上对肺虚致哮喘，甚至面目周围浮肿者，本方有一定疗效。哮喘若因于肾虚，平素动则喘促、气不接续，肢冷浮肿，治宜温肾壮阳，纳气平喘。予加味人参蛤蚧散：人参10克，蛤蚧2对，五味子、补骨脂、沉香、石菖蒲各30克，核桃肉60克，砂仁25克，白术30克，黄芪45克，泽泻60克，细辛20克，炙甘草15克。制法：除人参、沉香外，余均以盐水润湿，饭面蒸过，蒸研为散剂，瓶贮。每次6克，开水送服。此症平素若发，亦可用苏子降气汤加蛤蚧、海马、紫河车治之。上述诸药均为血肉有情之品，温补肾阳，填补奇督，培体内精血，祛痰凝之滞。内则温煦脏腑，外而止咳平喘，豁痰化饮。对于肺肾两虚的哮喘，取效较捷，故其治疗虚喘时常喜用之。

综上所述，梁剑波教授认为哮喘证的治疗，凡哮喘未发以扶正为主，已发以平喘祛邪为主。扶正系以《素问·四气调神大论》的“春夏养阳，秋冬养阴，以从其根”的理论为指导，于哮喘未发作的春夏期间，即予养阳的方法，用人参蛤蚧散以扶阳壮肾或参苓白术散加蛤蚧、海马以温壮脾阳，长期服食一段时间，则到寒露季节或初冬就少发或不发作，即使发作亦变轻而易治。如若在秋冬，则养肺肾之阴，予六味地黄汤加紫苏子、沉香、五味子等治疗。

三、求本源，长于辨证

《素问·至真要大论》曰：“谨察阴阳所在而调之，以平为期”。梁剑波教授在临床上取得较显著疗效，除熟谙医理外，还和他精于辨证有关。他常谓：“辨证要端的，见病要知源。”强调重视临床辨证论治，认为辨证论治是祖国医学精华。又常教导：“临证辨证明，方不至于开口动手便错；辨证明，才不致治好了病亦不知其所以然。”他的许多著作，都体现了辨证施治的特色。如在《发热辨治的经验谈》一文中就将内伤发热总结为阴虚火旺发热、气血亏虚发热、肝郁化火发热、肾虚火不归元发热、瘀血内结发热、痈毒发热六大证型，治疗时必须注意阴阳、虚实、内外、寒热的互相转化。原则上要掌握下列几点：就是小便的清赤，口中的燥润，舌苔的深浅，一一问个明白，就不致有误差了。又认为大部分疾病的开端或预后都以发热来显示病程和生理、病理现象，并为诊断和治疗提供了辨证的依据。同时在辨证方面要多掌握前人对发热的见解和诊治经验，以供临床辨证参考。

（一）辨证求因，循因索源

梁剑波教授很赞同张景岳的“起病之因，便是病本”

（《景岳全书·求本论》）的见解，亦即是《素问·至真要大论》所指出的“必伏其所主，而先其所因”的教导，临床上通过寻找致病原因，以求制定的治疗措施切中肯綮。如治疗一梁姓女工，产后患舞蹈病2个月，表现为四肢及眼球颤动不休，摇头弄舌，身不由己。查血沉（ESR）40毫米/小时，抗“O”1 250单位。经数医以产后血虚投以八珍汤、人参养荣汤无效，病日见严重。就诊时梁剑波教授察其面色虽苍白，但舌红干而苔薄黄，脉弦细而数。根据《黄帝内经》理论分析，阴静阳燥，风胜则动。病由产后阴血骤虚，肝不藏血，又突然受热邪乘虚入侵，遂成肝风内动之证，清·唐容川谓：“肝体阴而用阳”。应遵叶天士养肝之体、清肝之用为法，以羚角钩藤汤治之，并重用丝瓜络60克以上，取其入络为先导以解热邪，1剂效显，守方连服2周而沉疴遂去。

梁剑波教授认为中医的各种辨证均以脏腑辨证为核心。无论何病，寻因溯源，最终均落实到脏腑，所以临床辨证当以脏腑辨证为先。他在治疗郁证时，就总结出一套按脏腑虚实进行辨治的经验。

郁证的产生，总由七情所伤导致肝气郁结，心神失常，脾失健运，脏腑阴阳气血失调，五脏失养而诸病乃出。病变多涉及肝、心、脾三脏，而又从脏腑阴阳失衡进而演变成“气、血、痰、食、湿、火”六郁之证。

郁证的治疗，历代医家立论颇多，足以取法。如《素问·六元纪大论》首先提出“木郁达之，火郁发之，土郁夺之，金郁泄之，水郁折之”的治则。至今仍具有临床指导意义。梁剑波教授认为由于郁证从童年到老年的任何阶段都可发病，尤以青春期、孕期、产后、术后、离别癌恐以及更年期等为多见。所以在诊断上必须全面诊察，了解患者的境遇，综合分析。在治疗上则应当分辨脏腑虚实。实证多见郁证早期，可出现郁而聚热化火，生湿生痰，多病在肝、心、脾、肺四脏；虚证多见于郁证后期，可出现血虚，多病在心、肾两脏。此外，还有久郁致瘀的虚实夹杂证。根据前人经验和临床实践观察，即使病情牵涉到多方面，处方用药也较中肯。其中“舒肝理气，补益心脾”八字是治郁的基本法则。具体辨治方法如下：分早期实证，后期虚证，虚实夹杂证的治疗。

上述各证病情缓解之后，必须予以巩固治疗，可用养神补心丹。处方：党参、茯苓、远志、炒枣仁、五味子、炙甘草、石菖蒲、当归、黄连、柏子仁、珍珠母、川贝母、桔梗、煅龙齿、莲子肉，众药共为极细末，炼蜜为丸如绿豆大，朱砂为衣。每次6~10克，开水送服。

此外，对郁证的治疗，辨证要准，然后守方长期服则效果自见。同时除药物使用外，还应结合精神、心理上的治疗，方能臻全功。

（二）谨守病机，各司其属

梁剑波教授认为运用中医理论进行辩证，当谨守病机，既不悖于前贤理论，又要有所分析创新，凡治病要各司其属，令其调达，以致和平。他著有《黄帝内经病机十九条释义及临床经验》一篇，见解独特。举其所论例如

“诸寒收引，皆属于肾”条，梁剑波教授认为因寒主收引固然属肾经为主，亦有属于寒凝肝经而引起收引的疾病，又不可一概而归属于肾，否则胶柱鼓瑟，拘于成法，导致辨证治疗错误。治疗冠心病心绞痛，他根据多年临床经验总结归纳出芳香温通、宣痹通阳、补肾扶正、活血化瘀及含黄体酮类中草药应用等途径，并且强调：“采用辨证论治的原则，重视每一个患者的各种症候表现进行治疗。如在治疗中，遇到冠心病合并有明显胃肠道症状，可以辨心脾气虚型。根据中医脏腑相关，心胃（脾）同治的原则，进行辨证施治，有的用香砂六君汤，有的用参苓白术散，有的用温胆汤加瓜蒌、薤白、枳实等加减，不但心绞痛减轻了，而且胃肠道症状也好转，心电图有明显改善。因此说辨证施治的途径至为重要，且其他的途径，也都是在辨证论治的基础上产生的。”

在儿妇科病辨证施治方面，梁剑波教授更是根据儿童和妇女生理特点，分别采取相应的方法。

1. 夏季热治分四型

小儿夏季热是我国中南地区及东南沿海地区夏季婴幼儿特有的疾病，梁剑波教授对本病发病机制和辨证治疗均有独到见解和经验。

梁剑波教授认为本病的成因除与体质因素有关外，尚有下列四个方面：一是脏腑娇嫩、气血未充，入夏后，每因断乳后伤食停痞，蕴而发热；二是禀赋不足或病后体虚尤其是气阴不足，入夏之后，不耐暑热熏蒸，遂致伏燥、伏火，发为本病；三是小儿素体肺胃热盛，盛夏暑热蒸迫，肺气与胃阴受损而致本病；四是夏季发热缠绵日久，蒸热不止，阴损及阳，肾阳运化失职，脾肾两虚也可发病。

根据小儿“阳常有余、阴常不足”的生理特点，梁剑波教授认为本病属本虚标实，故治疗时须刻刻注重维护阴津阳气，即挟其他因素，仍当以此为原则。同时，小儿体质娇弱，易虚易实，而汗与小便俱属阴津，异物同源，故应以益气生津为大法，又小儿“脾常不足”。治疗时当顾护脾胃功能，使其气血津液生化之源旺盛，正气渐强，方能早日祛邪外出。热退之后，预防来年再发，可用自拟经验方蒿皮四物汤作巩固治疗：生地黄、沙参、炒鳖甲、当归身、白芍、青蒿、地骨皮、牡丹皮、甘草。本方益气补阴，轻透余热，热退后连服1~2周，效果良好。

2. *子宫肌瘤治行四法*

子宫肌瘤是女性生殖器中最常见的良性肿瘤，属中医妇科学中的“癥瘕”“石瘕”等范畴。梁剑波教授认为：本病以胞宫受寒邪所侵，气血凝结，脉络不畅为主因，而又常兼夹肝气郁结和痰湿阻滞。临床表现多见月经变化，月经量多或经期延长，或阴道不规则出血，子宫部可触及或查到包块，下腹或胀，或痛，或满。伴腰酸、带下增多、小产、不孕等症。子宫肌瘤形成后，往往导致正气日虚，邪气愈盛，故本病后期，正伤邪恋，患者往往虚实夹杂，痼疾缠绵。给妇女在生理和心理上带来极大影响。本病由于有B超等现代医疗先进技术检查手段，诊断并不困难，但治疗上应充分运用中医辨证论治，视邪正双方具体因素而拟方用药，以温经散寒消结、舒肝解郁除癥、破血逐瘀软坚及豁痰行凝消块为四大法则。

对于妇科崩漏，梁剑波教授有独特见解，认为暴崩多血热，久崩多肾虚。辨证上着眼于出血的量、色、质，小腹疼痛程度和舌象脉象的变化等。治疗上，总则止崩为先，喜用甘草二炭汤：甘草15克、棕榈炭30克、荆芥炭10克，清水煎服。梁剑波教授体会，中药甘草对崩漏有良效，但在运用时应生用重用。崩漏缓者则按心脾两虚、气滞血瘀、血热内蕴、肾虚火旺4个证型，分别应用养心健脾、补气摄血、活血化瘀、清热凉血止血和滋阴安冲等治法，运用归脾汤、逐瘀止崩汤、滋阴安冲汤加减治疗。

他指出，古之“塞流、澄源、复旧”六字法确能概括治疗崩漏大法，但应用时不宜截然分开，常互为因果。澄源以塞流为先着，而塞流离不开澄源；澄源为固本，而固本亦当要澄源；而某些病例，固本即起塞流作用。所以三法宜互参互用，方为万全。崩漏之证，除心脾两虚型可少量施用当归外，其他型证，必须慎用，因当归气厚味浓，易于动血兴阳助火，以免出现违反“实实”之戒。中医典籍如《张氏医通》《济阴纲目》都曾经提及当归不宜用于止血，这点卓识，实经验之谈，值得借鉴。此外，鹿茸在崩漏证中，亦不宜滥用，同样谨防其动气血兴阳，造成崩漏不止。

崩漏证止血之后，善后巩固治疗实为重要环节，因患者往往因出血量过多，造成体虚难复，甚者旧病复发，或变生他症。此时应针对不同情况，坚持长服巩固药物，或辅以食疗一段时间，以臻全功。

（三）奇难杂病，洞察病机

梁剑波教授认为，奇难杂病，病情复杂，顽固难愈，辨治时要细心分析，注意疾病的标本缓急和先后主次。他常谓："辨证要端的，见病要知源。"如辨治慢性再生障碍性贫血，他认为本病多与脾肾两脏损伤有关，因为本病的病候以一系列精气不足症状为特征，精、血的生成与脾肾密切相关，"肾主骨生髓""肾主藏精"，精血可以互相转化，脾为后天之本，气血生化之源，是五脏六腑功能活动的原动力，脾气健运则气血生化有源，肾精充足则髓有所养，骨有所在，血有所生，造血功能正常。而本病由于脾肾虚损，气血化生无源因致气血虚损不足，因此梁剑波教授根据《黄帝内经》"阴生阳长""阳先阴后"的理论观点，立培补脾肾、补益气血之法，用人参养荣汤加鹿胶、菟丝子、补骨脂、山药，坚持久服，疗效颇佳。

又如运用温阳蠲痹汤治疗风寒型的类风湿性关节炎，也取得较好疗效。

类风湿性关节炎属于中医"痹证"范畴。他认为本证的发生机制是正气不足，营卫气血失调为其内因，风寒之邪为其外因，风寒之邪搏结肌肉、经络、筋脉及关节，导致局部气血运行受阻，经脉不通，而成痹证，日久则骨骼也受其害，致关节变形，屈伸不利。其运用温阳蠲痹汤治疗，是根据本病为风寒之邪痹阻，关节气血不利而设，并立祛风散寒、养血通络止痛作为治疗原则，此方由当归补血汤合阳和汤加川乌、乳香、没药、浙贝母组成，方中熟地黄、当归大补气血，黄芪、鹿角胶补益阳气、强筋壮骨；姜炭温中散寒，肉桂入营温通血脉；麻黄达卫散寒，协同姜、桂，使气血宣通；川乌、乳香、没药活血镇痛、行瘀消肿，浙贝母祛痰散结，甘草协和诸药，合而成之，可见其运用古方起到协同作用之妙。至于风热型的类风湿性关节炎，其常喜用加味四妙散（黄柏、苍术、薏苡仁、炒牛膝、金银花、桑枝、丝瓜络、川萆薢、泽泻、延胡索、甘草）治疗，效果也甚佳。

案1：周某某，男，42岁，1991年4月20日初诊。

患者起病半年多，四肢关节肿痛，腰部时痛，痛处固定，遇寒更甚，皮色不变，漫肿，屈伸困难，曾在当地治疗未效。血常规检查示白细胞（WBC）11×10^9/升，中性粒细胞（N）0.59，ESR 35毫米/小时；血尿酸（UA）714微摩尔/升。X线片示四肢关节软骨破坏，关节腔变窄，关节面不规则。舌淡苔白，脉弦紧。审察此证属于寒痹，乃寒邪偏胜，气血为邪所闭，不得通行。治宜祛风散寒，养血通络止痛。用温阳蠲痹汤，连服7剂，四肢关节痛减。1周后复诊，照上方服21剂，半月后再来复诊，症状全部消失，复查类风湿因子（RF），ESR正常，停药3个月后未见复发。

案2：陈某某，女，26岁，1991年6月24日初诊。

患者四肢关节疼痛，屈伸不利。功能受限2年多，尤以天气变化疼痛加剧。诊见两掌指关键，趾间小关节变形。血常规检查示WBC 12×10^9/升，N 0.70，ESR 50毫米/小时，

RF测定阳性，UA 596微摩尔/升，X线片示右手多个指关节改变，符合类风湿性关节炎表现。舌淡、苔白、脉弦。诊为痹证。属风寒凝经滞络。治取祛风散寒，养血通络止痛。投温阳蠲痹汤，嘱其连服6剂，1周后来复诊，症状减轻，续原方再进14剂后，因下雨路途往来不便，在家自持原方续进6剂，前后共服34剂，1个月后复诊，症状消失。RF、ESR恢复正常。

（四）察色决脉，四诊合参

梁剑波教授常强调平素要熟练掌握好四诊基本功，因四诊为辨证论治的基础，对临床治疗疾病至关重要。要求医者做到临床必须四诊合参，互相佑证，取真舍伪，方才确诊。他常引用清·吴谦语曰："明斯诊道，识病根源，能合色脉，可以万全。"（《医宗金鉴·四诊心法要诀》）其在小儿望诊方面经验尤为丰富。他认为小儿为哑科，惟望色审窍至为重要。如小儿夏季热，舌质多红而干，间或有数例舌红苔干而白，在舌中心见拇指大苔不易剥落或刮去。麻疹有轻重之别：神气清爽、疹色红润为轻；气喘息粗，烦躁不宁、疹隐不透为重。疹色暗黑不鲜，收散紧速、神昏谵语为治疗失当，麻毒内陷；疹色淡红，肌白肤冷，为里虚外托无力等。再如小儿疳积必见头皮光急，毛发焦枯，腮缩鼻干，口馋唇白，两眼昏烂，揉鼻寻眉，脊耸鸡胸，斗牙咬甲，消瘦体黄，尿白泻浊等症状。

对于杂病诊断，梁剑波教授善于运用脉诊，如哮喘病脉象多滑弦，常为两寸有力而独虚大。其脉弦紧有力为实，短促短数为虚。证虚而脉实兼缓的易治，证实而脉虚兼缓的难治。而胃痛的脉象，当以左右关为准，因为关脉充中焦，故肝脾二经与胃腑之病无不以关脉之诊为最可靠。关紧则为寒，关实多为热；沉涩为血瘀，沉微为里虚，促亦属里虚。胃大出血则关动如豆或显芤象，临证时一一辨明，自然无所遁形。又黄疸脉象以缓大为顺，弦急而坚为逆。黄疸初期，表证出现，脉必浮，此即“浮则为风”的含义；到了加深黄疸阶段，“四肢苦烦，瘀热以行”为湿热交争局面，脉多缓，亦即“缓则为痹”之义。凭脉辨证，他曾治愈许多疑难杂病。

病案：吴某，男。

患者低热9个月，自觉手心烘热、体温37.4~38摄氏度，且多发于午后3时许，眩晕耳鸣，烦躁易怒，面色潮红、腰酸、夜尿三四次，唇红舌绛苔薄。西医检查无特殊发现，诊为低热原因待查，曾住院以抗生素和抗结核药试验治疗无效。又迭经中医或作气虚或作阴虚治疗亦无效。细诊其脉象细数而弦。此乃肾阴虚导致肝阳旺的虚热。投以清肝润水、育阴潜阳之剂，用知柏地黄汤加龙胆草、柴胡、牡蛎、龟板，12剂而愈。

四、广立法，擅遣奇方

梁剑波教授常引用《古今医鉴·明医箴》谓：“医者宜审病虚实，因病制方、对证投剂、妙法在心，活变不滞。要做到立法处方，知常达变。”所谓常者，乃按中医一般规律处理常见、多发病证；所谓变者，乃对付疑难、少见特殊病例，要根据实际采取变通的办法，即“以变应变”“活法活用”，或一法独用，或多法并施，擅遣奇方以制胜。他治病立法周详，如将妇女先兆流产的治疗经验归纳为清热益阴、举元固摄、固肾益精、补气和血四大安胎法。而临证用方遣药，不拘一格又为其临床经验特色之一。他强调在辨证论治中既要有一套首选成熟的前人经验，又要有个人见解，才能灵活运用，提倡道：“方亦不可执一，必以中病为度。”因而只要切合病情，无论经方、时方、验方、单方，运用起来皆能得心应手。如中医师孙某患腮腺炎，注射青霉素兼自服中医常规治疗腮腺炎处方普济消毒饮，5天后病情未减反增剧，两颐红肿蔓延至颈胸部，疼痛难忍。梁剑波教授会诊后认为颐肿有借毒成疮之势，投仙方活命饮，加白酒50克同煎温服，不3剂而肿消痛止。梁剑波教授同时亦反对治病时马虎了事应付患者，对《医学入门》所指出的“论方用药，潦草而不精详者，欺也”颇有同感，谓其一针见血，发聋醒聩。

（一）肿瘤癥瘕，坚者削之

梁剑波教授一直对肿瘤的中医药治疗进行着不懈的探索，尤其在消化系常见肿瘤的治疗方法拟方选药方面，积累了不少成功的经验。梁剑波教授将辨证与辨病相结合，多年来应用中医中药治疗肿瘤，减轻了许多患者痛苦，提高其生存率，达到带病延年的目的。他认为中医防治癌症确有其独特优势，尤其是中医理论体系指导下的整体观念和辨证论治的运用，在提高肿瘤的疗效、延长患者的生存期和生存质量方面，是确有成效的。

肿瘤除病因治疗外，解除患者疼痛和具有重要临床意义，因其可改善患者精神状态，增强患者战胜癌病的信心。其指出肿瘤患者的痛主要缘于各种原因导致的气滞血瘀、经络阻滞。所谓痛则不通，或虚不胜痛，治疗大法是宣通止痛。临床上重用健脾益气药以防痛抗痛，用活血祛瘀、软坚化痰药以宣通，行气降气药以止痛，并喜用虫类药以加强其镇痛效果，常能取得较为满意的效果，且一般无成瘾性作用。

使用抗癌中成药是中医药治疗肿瘤的优点，但应用时仍应注意辨证施治。如治疗胃癌、甲状腺肿瘤、淋巴恶性肿瘤等喜兼用犀黄丸、小金丹等解毒镇痛的中成药；治疗肺癌、肝癌喜欢用扶正的花旗参、丹参、三七常规炖服或增强免疫功能的六味地黄丸、陈夏六君丸等。此外，还重视辨病下应用民间中草药单方治疗肿瘤，认为单方具有疗效肯定、简单易行、效专力宏、经济廉便的特点。

（二）钩体脑炎，清营退热

梁剑波教授在《医学津梁·温病约述》写道：“若热邪深入，走窜包络，使神明瞀乱，时时谵语，急宜清心开窍，清宫汤合牛黄丸并用。并是咸寒甘苦，芳香开窍的方法，初起逆传心包，亦可选用。”此实为临床经验之谈。

病案：梁某某，男，22岁，工人，1987年7月16日初诊。

患者于1987年5月12日突然发热、抽搐，旋即昏迷，不省人事。于当地医治无效，乃转省某医院留医。经检查确诊为钩端螺旋体脑炎。持续发热昏迷70余天，喉中痰声辘辘，行气管切开术，靠鼻饲补液维持生命，曾遍用中西药及进口药物，效果不显，耗资近10万元。患者单位与家人被通知为其准备后事，后抱一线希望聘梁剑波教授前去会诊，察其舌红绛苔黄腻，脉细滑数，断为暑热内陷心营，痰热蒙蔽心窍。认为此证诚如雷少逸在《时病论》所说："凡邪入心包者，非特一火，且有痰随火升，蒙其清窍。"治宜清心开窍为先，拟清宫汤化裁：正犀角3克磨汁（先煎兑入），玄参20克，莲子心、竹叶、麦冬、川贝母、天竺黄各15克，丹参、黄连各12克，方中并重用正牛黄3克（冲服）。每日2剂鼻饲。药后次日患者竟热退神清，霍然苏醒，第3天已能坐起呼饥索食。见者无不震惊，谓其神效如斯！后考虑其久热耗损真阴，予梁剑波教授弭风汤（自拟方）：牡蛎30克、白芍12克、熟地黄15克、天麻10克、钩藤15克、龟板20克、女贞子12克、太子参15克、山萸肉12克、白蒺藜10克等养阴生津、益气健脾方药调治3周而痊愈出院。

（三）老年眩晕，举元建瓴

证诸临床，老年性眩晕多与精髓不足、心肾不交，气血亏虚、清阳不升，肝阳上亢，肝风上冒等因素有关。而临床上又多兼以痰浊中阻，湿遏清阳，血瘀经脉等症状表现。正如《养老奉亲书》所说："殊不知上寿之人，血气已衰，精神减耗，危若风烛，百疾易攻。”举元建瓴法乃梁剑波教授根据眩晕病，尤其是老年人的脏腑衰退，正气不足，五劳七伤，抗病力弱，气机失调，经脉壅阻，虚羸难复等生理病理特点，重点针对老年眩晕病每多兼夹错杂，且以升降失调为主矛盾的特点而立法处方的。

举元建瓴法是梁剑波教授在张锡纯《医学衷中参西录》建瓴法和张景岳《景岳全书》举元法基础上创立的治疗老年性眩晕病独辟蹊径之法。本方具有燮理升降，升陷者升清，降者潜降，各得其宜，阴阳互根，各适其位的特点。

举元建瓴法由黄芪、怀牛膝、升麻、代赭石、生石决明、生地黄、白芍、山药、丹参组成，功能止晕定眩，益气濡脑，镇潜息风，调节血压。具体加减法：兼耳聋项强，本法加葛根、白蒺藜；若头重如裹，胸闷恶心，加法半夏、天麻；若面红目赤，烦怒口苦加菊花、钩藤；若腰酸膝软，加龟板、山萸肉以补阴，杜仲、蛤蚧以助阳。严重的如见半身似有动作不遂，或指梢麻木，或语言一时性不利，又当急以本法加龙骨、牡蛎、鳖甲、阿胶以滋阴息风，以防中风之虞。

他又强调高龄眩晕一证，在具体运用举元建瓴法时，仍应本辨证加减为先，临床上反对以偏概全，务应抓住眩晕症状与各种因素的内在联系，“调整阴阳，补偏救弊”，使之恢复新的动态平衡，达到预期治疗目的。

病案：马某，男，93岁，1992年7月16日初诊。

患者既往有冠心病病史8年，今年5月曾因脑血栓形成入院治疗40天，出院后转门诊就医。刻诊时症见头晕目眩，气短懒言，行走尤甚，右手抬举无力，右足麻木，步履不稳。查血压20/13千帕，舌暗边有齿痕，苔白薄，脉左眩右沉细涩。诊为中风后遗症眩晕，辨证属风阳上扰，脉络瘀阻，治宜滋阴潜阳、息风通络。投以举元建瓴法加桑寄生、秦艽各15克，赤芍12克，清水煎服，每日1剂。

7月22日二诊：自服药1周后，头部眩晕明显好转，右手抬举较前有力，右足气力渐增。仍宗前方继进，前后共服药30剂，眩晕消失，血压平稳。右手功能恢复接近正常，右足麻木消失，步履稳定。

（四）类风湿症，温阳蠲痹

类风湿关节炎属中医痹证范畴，是临床疑难杂病之一。《古今医鉴》谓："夫痹者，手足痛而不仁也。盖由元精内虚，而为风寒三气所袭，不能随时祛散，流注经络，入而为痹。"梁剑波教授认为本证的发生机制是正气不足，营卫失调为其内因，风寒之邪为其外因。由于外邪乘虚搏结肌肉、经络，深伏筋脉，流注关节。导致局部气血运行受阻，经脉不通，遂成痹证。迁延日久，则骨骼亦受其害，致关节变形，屈伸不利。本证临床可概括为风寒型和湿热型两大类型，而以风寒型为多见。

风寒型治宜温阳散寒，祛风通络止痛，其自拟温阳蠲痹汤治之：熟地黄、白芥子、麻黄、鹿角胶、肉桂（冲）、制川乌、姜炭、甘草、乳香、没药、黄芪、当归、浙贝母。若见经久不愈，或见关节肿大变形者加姜黄治之，本方由《外科证治全生集》阳和汤合李东垣的当归补血汤加川乌、乳香、没药、浙贝母组成，功能温阳散寒、养血通络止通。

湿热型治宜清热利湿，祛风通络止痛。方用加味四妙散加龙胆草。若疼痛剧增可加正羚羊骨或乳香、没药，若筋痛甚，亦可予龙胆泻肝汤加羚羊骨、桑枝治之。

他还指出治疗类风湿关节炎，医者认清症候，要谨守病机，恪守治疗原则，不要随意更改方药。

（五）癫狂静躁，或损或益

关于癫与狂，《杂病源流犀烛》曾有“癫狂心与肝胃病也，而必挟痰挟火”之说。梁剑波教授认为癫病应责在心、肝、肺三经：大抵因为心神受扰，肝气不舒，致脾失运化，为痰气，为惊惧，为神气瞀乱。狂病应责在肝、心、胃与包络。因为心藏神，肝藏魂，神志不得发越，郁而化火，心与肝火压迫阳明，阳明实火上扰包络，则为神魂不守，邪乘于胃，则为横暴刚强。加以火郁痰生而病情更加增剧。治疗方法上，癫为五脏不足之阴，狂为六腑有余之阳，必须补不足损有余方是正治。补不足之阴者可予归脾汤、养心汤、归神丹等；损有余之阳者可予黄连解毒汤、调胃承气汤、龙胆泻肝汤，或自拟二阳煎（黄连、礞石、大黄、龙胆草、山栀子、青黛、风化硝、正胆南星、地龙、石菖蒲、远志、生石决明）。二阳煎泄二阳之实火，涤包络之痰热。其施用多年，效果极好。如癫狂属肝郁化火，瘀热内结者，又常使用王清任的癫狂梦醒汤加减治之：桃仁、柴胡、香附、木通、赤芍、法半夏、大腹皮、青皮、桑白皮、龙胆草、紫苏子、甘草。清逐瘀热，则患者自安。若妇女月经适期，热入血室，发狂，有近于现代医学的感染性精神患者，则予小柴胡汤加入桃仁、红花、苏木、远志、茜草根，以疏肝凉血化瘀，此又是治癫狂的另一法门。

此外，少女青春期综合征多因肝失条达，思慕不遂，情怀抑郁，郁极化火，熬炼成痰，于是出现幻觉迷惘，自语哭笑、妄想狂燥等症状，亦可从癫狂论治。他常予龙胆泻肝汤合犀角地黄汤治之，若有痰蒙心窍，又宜加礞石滚痰丸同服。又有近年来的小儿多动症、学校恐惧症等属脑功能轻微障碍综合征者，正如《皇汉医学·儿规鉴》有“四五岁小儿多动静者，为小儿所欲不遂，肝郁化火，故多动烦惚，清肝之阳，烦动自除”的见解，他亦每予龙胆泻肝汤合导赤散化裁治疗，且常嘱患儿家长于药中加入金银器物，如戒指、耳环类同煮。取其微量元素，阴阳离子交换原理，重以镇逆，有“舒肝气、定心智、安魂魄、滋肾水、行经络、利关节、破积消痰、治小儿惊痫”（《本草再新》）等作用。

（六）呃逆久病，补益心脾

呃逆通常是一种短暂现象，但又可能是许多疾病的一种症状。重要的是辨清其病因，据其经验，本无病而暴呃的，多属实证；久病而作呃的，多为虚证。临床上，有些患者经检查排除器质性疾病，属于胃神经官能症者，梁剑波教授每针对其病因从补益心脾立法，予归脾汤或补心汤加柿蒂、代赭石等治疗，以止其呃，常投药效现，呃解病除。

病案：张某某，女，46岁，1991年6月1日初诊。

患者原因不明呃逆已半年多，终日气上喉，呃逆不绝，声低短而频，经中西药多方治疗未见效果。近来更形体消瘦，精神疲乏。经常彻夜难眠，气短心悸，目布红丝。呃逆甚时进食则呛，甚为痛苦。舌淡苔白，脉细弱。细辨其为心脾两虚，胃失和降，前医或作肝郁或作痰食，治未及本，故而弗效。针对其因，法拟补益心肺、和胃降逆止咳，投予归脾汤合丁香柿蒂汤化裁，一以补益心肺，以治其本；二以温中镇逆，以止其呃。处方：黄芪20克、白术10克、茯苓12克、党参15克、炙甘草5克、熟枣仁12克、木香5克、丁香3克、柿蒂30克、代赭石30克、龙骨30克、沉香5克、大枣4枚，生姜3片，拟7剂，每日1剂，水煎温服。

6月8日复诊：服药1周后，呃逆渐平，唯久久始有一二声，夜已能睡三四小时，精神好转，胃纳增加，舌脉尚无变化。既效不更方，守原方继服14天。药后诸症悉愈，身体亦有所改善。

（七）治疗糖尿病，培补脾肾

糖尿病是一种常见的内分泌代谢疾病，现代医学认为是由于神经液体功能紊乱，机体阴阳失衡失调，胰岛素分泌减少而引起的以糖代谢障碍为主的疾病。其特征为血糖过多及糖尿，临床上早期可无症状，发展到症状明显时期可出现多尿、多饮、多食“三多”病征。本病在中医中属“消渴病”范畴，早在《黄帝内经》中已有关于本病的记载，称之为“消渴”或“消瘅”。唐代初期记载了“消渴病尿甜”。宋代以后又将本病“三多”症状按轻重不同，分为上、中、下三消。

梁剑波教授在60多年的临证生涯中，其治疗糖尿病积累了丰富的经验，认为糖尿病的特点，久之阴损及阳，导致肾阳亦虚，治疗上强调固本，固本尤重补肾，滋肾阴以制阳亢，因此治疗多以益气生津为主，常喜用生脉散。处方：花旗参10克、麦冬15克、五味子3克。若出现大渴多饮，舌上赤裂，梁剑波教授主张用润肺兼清胃热的方法，选用二冬汤或人参白虎汤。二冬汤方：天冬15克、天花粉15克、黄芩15克，知母12克、荷叶12克、麦冬15克、甘草5克、生晒参10克。人参白虎汤方：太子参15克、生石膏30克、知母12克、甘草10克，粳米15克。若血糖检查正常，而出现大渴引饮不止，烦热，食后即觉饥饿，脉大滑实，舌质绛红，又主张降其心火为法，选用甘露饮加味治之。处方：生地黄15克、熟地黄15克、茵陈15克、枳壳12克、枇杷叶15克、石斛12克、甘草10克、天冬15克、麦冬15克，水牛角10克、牡丹皮12克。若烦渴引饮、饮一溲二，小便浑浊如膏，耳轮焦干，此又属于肾消范围，常运用六味丸加生脉散。处方：山萸肉15克、生地黄15克、山药15克，牡丹皮12克、茯苓15克、人参15克、五味子10克、麦冬15克。若渴欲引饮，不能多饮，这是中气虚寒，寒水上迫，浮游之火升腾所致，也是叶天士所说的“渴不欲饮，阴上承也”的道理，即使患者面红烦躁，其也喜欢用反治与正治同用，理中丸送服八味丸。若消渴日久，出现肾阳虚的症状时，治疗当以补肾固本为主，则又选用还少丹加桑螵蛸、益智仁，均获良好效果。

（八）治不孕症，调冲固任

不孕症是临床常见病之一，治疗颇为棘手。梁剑波教授认为肾虚是发生不孕的重要机制。人体的生长、发育能力，均有赖于肾气的作用，所以古人称“肾为生殖之本”。《黄帝内经》谓：“女子二七肾气盛，天癸至，月事以时下，故能有子。”肾气乃先天之真阳，天癸乃先天之真阴，肾气盛肾阴足，于是月事时而潮，乃能得子。所以不孕的病因病机，首先责之肾虚。其功能失调，多因为禀赋素弱、先天不足，或房事不节、肾精耗伤所致，《圣济总录》说：“妇人所以无子，由于冲任不足，肾气虚寒故也。”肾为先天之本，主藏真阴真阳，肾虚真阳不足，命门火衰，不能温煦胞络冲任，胞宫因之不能摄精成孕。故患者往往婚后多年不孕，月经初期推迟，经行后，又常周期延长，经来量少，色淡，面色灰暗，形体消瘦，腰膝酸软，带下绵绵如水，如此，他擅用加味毓麟珠合五子衍宗汤补肾调经治疗不孕症，常收到满意的疗效。

病案：陈某某，女，26岁，工人，1992年7月12日初诊。

患者已婚3年，同居未避孕而不孕。自14岁月经初期，每35~40天一行，量中等，色黯黑，有瘀块，持续4~5天。经行下腹冷痛，得温则减，平时白带量多而稀，常全身乏力，精神疲倦，头昏眼花，恶寒畏风，每至经前后则感冒，曾在某医院妇科检查，除宫颈轻度糜烂外，余未发现异常。经服中西药未效而请梁剑波教授诊治。检查：形体一般，面色苍白，精神萎靡，气短懒言，四肢欠温，舌淡，苔白，脉细弱，尺脉沉迟，辨证为肾气衰弱，冲任失调之不孕症，治疗宜补肾调经，摄精助孕。

处方：熟地黄15克、当归10克、丹参12克、鹿角胶12克、山萸肉15克、紫河车15克、炙甘草5克、女贞子12克、五味子10克、覆盆子12克，水煎服，服至21剂后月经按期而至，继用上方加川续断15克、山药5克，每月1剂，调治半年即孕，顺产1男婴。

（九）疗慢性病，善于守方

诊断准，辨证明，守其方，尤其对慢性疾病在诊断清楚，辨证准确，用药对症的基础上就要守方，这是梁剑波教授通常采用的一种行之有效的治疗方法，也是他临床治病的一大特点。

例如他治疗腰椎间结核和冷性脓疮，常喜用阳和汤加大剂黄芪，坚持久服，常收满意的疗效。

案1：刘某某，女，53岁，工人，1992年12月18日初诊。

患者素体虚弱，腰脊疼痛已10年。4年前曾在某医院摄片确诊“第1～3腰椎结核”。1980年春，在腰部出现一个瘘管口，渗液、微痛，长期服用各种抗结核药及中药，未见效。近3个月来感腰疼痛无力，夜间尤剧，腰及下肢畏寒，经友人介绍，遂找梁剑波教授诊治。症见：身体偏瘦，面色苍白，舌质淡红，苍白，脉细缓。检查：第2腰椎微后突，腰部肌肉板硬，第2腰椎左侧旁开3厘米处有一眉豆大瘘管口，渗液清稀，四周肌肉微凹陷，皮色苍白，按之不痛，辨证为寒邪凝滞于腰椎骨间，治宜温补和阳，散寒通滞，以阳和汤加味，处方：熟地黄30克、鹿角胶12克、姜炭5克、黄芪60克、乳香6克、肉桂（冲）3克、麻黄5克、白芥子12克、炙甘草5克，连服21剂，腰脊疼痛，腰及下肢畏寒明显减轻。再按原方去乳香，治疗近2个月，溃口生肌，凝寒腰脊疼痛消失。为巩固疗效，嘱再服21剂，溃口渗液少时，再按原方治疗1个月，溃口生肌肉，余症消失，疗效满意。

案2：陈某某，女，62岁，1993年8月24日初诊。

患者于1993年6月中旬发现腰骶部有一鸭蛋大之肿块，疼痛伴恶寒发热，曾到某医院注射青霉素，疗效不显，遂转肇庆市中医院治疗。就诊时症见：患者面色苍白，痛苦面容，恶风怕冷，口渴而不欲食，舌淡苔白，脉沉细，辨证为阴寒痰结，气血凝滞，阻于筋骨之冷性脓疡疮症。治宜温经散寒，和阳解凝。药用：黄芪60克、鹿角胶12克、肉桂（冲）3克、熟地黄5克、麻黄5克、白芥子12克、炙甘草5克、姜炭3克、胆南星10克，水煎服，连服12剂，恶寒发热消失，疼痛减轻。舌脉同前，再守前方服至18剂。诸症消失而愈。3个月后随访，患者一切正常。

（十）耳鼻喉疾，遣药精当

在耳、鼻、喉疾病的治疗上，梁剑波教授亦甚有心得。如饮停内耳引起的梅尼埃病眩晕，他认为“此证属痰者多，无痰则不能作眩”，痰为阴邪，乘于清阳位，导致眩晕、耳鸣、呕吐等症状。治疗以芳香化湿、祛痰止眩为主，选用藿香正气散加天麻、钩藤。而风热上壅和饮停中耳引起的卡他性中耳炎和分泌性中耳炎，则认为其耳鸣、鼻塞等症状为风热挟痰，邪聚耳窍所致，常告诫：“鸣声大、鸣声浮，风热也；鸣声小、鸣声远，肾虚也。”二病均宜宣窍泄浊。

慢性过敏性鼻炎，常由于脾肺气虚，外卫不固，故反复流涕、喷嚏、感冒。可予补脾益气通窍开闭的参苓白术散加苍耳子、辛夷花、防风，坚持服用，标本兼顾，每可收效果。慢性咽炎，喉间似有异物，即梅核气，乃心脾亏虚，心肾阴虚所导致，梁剑波教授认为这主要是精神虚耗原因形成。治以天王补心丹，或自拟方正心宁神汤：党参、玄参、丹参、天冬、麦冬、生地黄、熟地黄、五味子、远志、白芍、延胡索、杜仲、龙骨、牡蛎以治疗。

五、力创新，功效卓宏

梁剑波教授既精于医，且专于药，年青时期曾当过药工，对中药品种、质量、性能、鉴别、加工炮制和贮藏技术等均了如指掌，20世纪六七十年代对民间草药的应用研究和剂型改革做了大量工作，提出新见解，积累了较为丰富经验。他认为医不创新，不能适应时代要求，医学则无所发展。为医者需具有勇敢开拓精神与求实的科学态度，“其宗旨是不悖于古而又希望有所发挥”。

（一）审证因时制新方

梁剑波教授在古方、家传方，民间方及现代名医方剂的基础上，通过医疗实践中的经验和筛选，总结创制出许多行之有效的自拟方和验方。他力主“食古期乎能化，裁制贵乎因时”。

其具体制方途径有三：一是活用古方。根据临床病情阶段性变化或增减药味，或加减剂量，甚至师其法，而不泥其方，这类方剂甚多，常用的宁神正心丹、更年康汤，两方均化裁于天王补心丹。前方在补心丹基础上加煅龙齿、珍珠母、龙眼肉，功能养心宁神，益阴镇静，主治心脏神经官能症。后者加白芍、延胡索、龙骨、牡蛎，功能养心益阴、安神镇痛，主治妇女更年期综合征。又如治疗暑瘵证咯血、衄血的双清饮：生地黄、玄参、竹叶、麦冬、丹参、金银花、连翘、牡丹皮、鲜荷叶边，即为清营汤去黄连加清络组成，取清暑清肃肺金的含义，故名之双清饮等等。

二是在原来家传验方基础上，扩大其使用范围。例如兰洱延馨饮：佩兰、普洱茶、延胡索、素馨花、厚朴、炙甘草。本方原为梁剑波教授家传验方，功能芳香解郁，行气止痛，原治妇人肝郁气滞之太息、嗳气、腹痛诸证。现经临床实践适用于慢性胃炎、胃痛、胃神经官能症、慢性结肠炎肝郁脾虚型等。加减法如痛甚加白芍、广木香，兼胁痛加炒麦芽、郁金，吐酸嗳气加海螵蛸、佛手花，纳食不馨加炒谷芽、鸡内金。又如原治疗心痹的家传妙香丸：黄芪、远志、山药、茯苓、炒枣仁、人参、桔梗、炙甘草、辰砂、麝香、沉香、丹参、降香，共为极细末炼蜜为小丸，功能益气安神镇心，缓解心痹。拓宽其使用于风湿性心脏病、冠心病、甲亢而心悸自汗，手足震颤等症。

三是经验学识升华而成的自拟方，这类方剂为数甚多，几乎各大病种均有。例如治疗虚实夹杂的心血瘀阻型冠心宣痹汤：丹参、土鳖、全瓜蒌、红花、当归、桂枝、人参、石菖蒲、台乌药、失笑散。又如素馨养胃汤：素馨花、沙参、麦冬、石斛、白芍、女贞子、旱莲草、川楝子、牡丹皮。本方适用于治疗胃阴不足型胃痛、慢性胃炎或十二指肠溃疡等。痛剧可加沉香，呃逆呕恶加竹茹、焦栀子，有良效。此外，尚有治疗反胃病气阴两虚型的反胃救阴煎，治疗糖尿病上消证清心连子饮，治疗黄疸湿热并重的三物化疸汤，以及肺炎清解汤、胃炎清解汤、肝炎清解汤、肾炎清解汤“四炎” 清解汤等。

（二）中医科研结硕果

多年来，梁剑波教授还十分重视中医药科研工作，其中，肇庆市中医院研究中心课题组在他的指导下完成的《梁剑波学术思想辨证论治方法的研究》课题获广东省中医药局1998年度中医药科技进步一等奖，其主持的“痫得安治疗癫痫的临床研究”“抑阳转阴法治疗乙肝的临床研究”“普济消毒饮治疗红斑性狼疮的临床研究”等科研课题均曾获肇庆市科技进步二、三等奖。

（三）产品开发拓新路

梁剑波教授认为我国中医中药历史悠久，是民族文化精华结晶，应当在世界传统医药学占有重要的一席位，对中草药的研究和应用开发具有广阔前景和深远意义。中药的剂型改革是中医药走向世界、适应时代要求的一大课题。同时又特别强调指出，搞中医药研究，包括剂型改革等，必须坚持在中医理论指导下，辨病与辨证论治相结合的原则。

早在20世纪50年代，梁剑波教授就在《星群月刊》发表《关于中药剂型改革之我见》。在20世纪70年代，梁剑波教授就运用民间草药组成菊梅合剂、新型感冒片、上清糖浆、四黄片、消滞宁泻片以及参菊白芍晶等施用于临床，对门诊常见的感冒咳嗽、泄泻、咽喉炎、扁桃体炎等疾病取得较为满意的效果，为肇庆市工矿企业的医疗保健工作提供方便。他还亲自对新剂型作效观察和总结，其中发表于各种期刊的有《新型感冒片治疗感冒457例的临床观察》《菊梅合剂治疗感冒60例与银翘散的对比》《消滞宁泻片治疗160例急性肠胃炎的临床观察》等。

20世纪80年代，梁剑波教授献方上清糖浆、四黄片，现已为药厂所采用，改名为解热清肺糖浆、复方黄芩片，大批投产，远销海内外。而专治脂溢性脱发、早秃的黑发宝、治疗暗疮粉刺的雀斑粉刺露、剑波凉茶王、祛湿茶、紫背天葵露、龙虎补酒、首乌巴戟天酒等一批献方，亦为各保健品厂所采用生产，并以其卓有疗效而不断拓展市场，为国家赢取外汇，取得较好的社会效益和经济效益。

（四）防治病重食疗功

梁剑波教授既重药疗，亦重食疗。孙思邈《备急千金方·食治》云："食能排邪而安脏腑，悦神爽志以资血气，若能用食平疴、释情、遣疾者，可谓良工"。梁剑波教授认为饮食疗法是祖国医药学中不可缺少的一个组成部分，尤其对于久药不愈或慢性病体弱患者，或畏药厌食的婴幼儿食疗尤其适宜。饮食疗法可辅助药物治疗，促进患者体力复原，从而达到提高疗效、缩短疗程的目的，又可防预疾病，起到"治未病"的目的。正如秦伯未老中医所指出："患者饮食，借以滋养胃气，宣行药力。故饮食得宜，足以为药饵之助。"临床上，各种癌症、乙型肝炎、慢肾综合征、糖尿病、地中海贫血、哮喘、系统性红斑狼疮等疾病，都可致患者正气受损或体内气血亏虚，阴阳失调。因此在应用药物治疗同时，他常告诫患者应以食疗方法调养身体，增进食欲，扶正祛邪，以便早日康复。

梁剑波教授运用饮食方法时常因病因证，因时因地而制合。如自创花旗参常规和高丽参常规：花旗参或高丽参10克、麦冬10克、五味子5克、精瘦肉或鸡肉30克，炖服。此为最常用的益气固阳之食疗方。冬虫草常规：冬虫草5～10克、枸杞子15克、山药15克、精瘦肉或鸡肉60克，炖服佐膳，有滋补肝肾、增强机体免疫功能作用，亦可用于肿瘤治疗放疗后白细胞下降者。白花胶常规：白花胶15克、枸杞子15克、山药15克、精瘦肉或鸡肉30克，炖服，有补肾益精作用，常用于虚证、不孕症作食疗。人参粳米粥：人参3克，粳米1撮，人参与粳米同炖4小时，冲入姜汁1汤匙炖15分钟，候微冷却，温徐服，效果极优。本方宜用于手术前作培元之用，有强壮体力、兴奋胃肠机能的作用。

此外，尚习惯应用花生猪蹄汤、鹿筋（猪筋）杜仲汤、附子巴戟天煨狗肉、黄芪糯米粥、五豆粥及小儿的淮莲芡实薏苡仁粥等，临床观察有较好的食疗效果。

六、精妇科，博采众长

梁剑波教授的学术思想源于中医经典著作和历代医家学说，而尤精研《黄帝内经》《伤寒论》《金匮要略》《脾胃论》等各家学说，并撷取众长，有所继承发展和创新，形成自己独特学术思想。其勤求古训，博采众方，并且着重临床实践，尤其是在妇科杂病的辨证论治方面，疗效卓著，别具特色，实堪为后学借鉴。

（一）脾肾为本，气血为用

梁剑波教授对《黄帝内经》《金匮要略》等中医经典著作深有研究，对陈自明的《妇人大全良方》《傅青主女科》亦研习颇深，在妇科临证方面，注重调补脾肾和调理气血。肾藏精，主生殖，为先天之本；脾司运化，脾胃互为表里，主升降，为后天之本，气血生化之源。而女子之经、孕、产、乳皆以血为用，故治疗妇科疾病当以调理脾肾气血为主。如他认为妇科闭经、崩漏、不孕症、胎漏、滑胎、经行浮肿、经行泄泻、产后浮肿、子满、子肿等许多病证虽病因与症状各不相同，但大多与脾肾亏虚有关，故从调理脾肾入手均可取得较好治疗。此外，梁剑波教授对行气活血的治法也颇有研究，认为妇科疾病主要分为虚实两大类，虚证大多与脾肾亏虚有关，实症大多与气血瘀滞有关，如对于气滞血瘀有关的月经量多，选用《医林改错》的少腹逐瘀汤治疗，治疗妇女肝气郁结导致经前期紧张症、经前乳胀等症，运用《女科撮要》的丹栀逍遥散和《景岳全书》的柴胡疏肝散治疗等等。

（二）探求本源，精于辨证

梁剑波教授在临床上取得较显著疗效，除孰谙医理外，还与精于辨证有关。其一，梁剑波教授强调熟练掌握四诊和中医基础理论是辨证论治的首要条件和坚实基础，因四诊为辨证论治的基础，对临床治疗疾病至关重要。他要求医者做到临床必须四诊合参，互相佐证，取真舍伪，方才确诊。

正如对于带下病的诊治，要全面观察带下的量、色、质、味，结合舌脉进行分析，从而辨证施治。如脾虚型带下多表现为无色透明黏性白带，外观与生理性白带基本相似，量多无味，患者面色㿠白或萎黄，腰痛神倦，舌淡质白，脉沉缓，可用健脾益气，除湿升阳的完带汤治疗。而湿热型带下则表现为带下量多，色黄，甚至黄绿如脓，有腐臭气，伴有外阴瘙痒，甚或痛痒难忍，坐卧不安，或伴发热，尿短赤，口苦咽干，舌质红，脉滑数。治宜清热解毒，化湿止带，可拟银甲丸口服以及大黄苦参汤外洗。

其二，中医基本理论以"脏象学说"为核心，他主张中医辨证也应以脏腑辩证为核心。无论何病，寻因溯源，最终均落实到脏腑，所以临床辨证以脏腑辨证为先。如他认为经行口糜多属心胃火，治疗宜清胃泻热；将经前期紧张症辨证分为肝气郁滞、肝阳偏旺、脾肾阳虚、水湿停留或心阳损伤、心脉失养等。

其三，梁剑波教授还注重中西医互补，摸索出中医对西医某些疾病的辨证施治规律，强调中西结合在病机上不能牵强附会，而应实事求是反映西医辨病和中医辨证的关系，从而学习和运用现代医学知识的同时，丰富中医治疗经验。他将宫颈炎按照急性宫颈炎与慢性宫颈炎两大类分别进行辨证施治，总结出急性子宫颈炎多与肝经湿热为主，主要症候为带下淋漓不断，色黄或赤白相兼，黏稠臭秽，时伴低热，舌苔黄腻，脉弦滑，治宜舒肝解郁、清热利湿，可拟龙胆泻肝汤治疗。慢性子宫颈炎主要症候为白带量多，色白或淡黄，质稀清冷，气味腥臭，腰酸胀痛，小肠胀坠冷痛，舌淡苔白，脉沉而缓，纯由脾虚湿盛，肾气受损，致带脉受累，滑脱不止，治宜温肾健脾、除湿消炎，可拟《傅青主女科》的完带汤加味。此外，对于功能失调性子宫出血、宫颈炎、异位妊娠等的治疗都体现了中医辨证与西医辨病的结合。

（三）月经病临证经验

1. 痛经

妇女在经期前后或者行经期间发生腹痛或者其他不适，称为痛经。其临床表现大多于月经第一、二天出现，常为下腹部阵发性绞痛，有时还会放射至阴道、肛门及腰骶部，同时可伴有恶心、呕吐、尿频、便秘或腹泻症状。疼痛剧烈时，患者可能出现面色苍白、手足冰冷、出冷汗，甚至晕厥。

痛经的发病原因较为复杂，中医学认为与气滞血瘀、寒湿凝滞、肝肾亏虚、气血虚弱、湿热瘀阻等有关，梁剑波教授常将痛经分为寒凝气滞、肝肾亏虚、下焦湿热3型进行治疗。根据他治疗本病的经验，认为妇女的痛经，大多数由寒湿凝滞、气滞血瘀而来，常用《傅青主女科》的加味四物汤化裁：熟地黄20克，白芍、当归、川芎、白术各15克，牡丹皮、香附、延胡索、柴胡各10克，甘草、郁金、栀子各5克，清水煎服。

还有部分妇女因肝肾虚亏导致痛经，多见于生育过多的妇女或人流后的妇女，痛常涉及腰骶部，两膝酸楚乏力，或兼潮热盗汗，舌质淡，苔白或薄黄，脉象多见弦细。他总结出本证应属冲任俱虚，肝阴肾精亏怯，可用《傅青主女科》的调肝汤：山药15克，阿胶、当归、白芍、山萸肉各10克，巴戟天10克，炙甘草3克，清水煎服。

下焦湿热的痛经，从症候分析多为暴发疼痛、经前痛，系属实证，治则应以清热除湿、化瘀止痛为主，用

《古今医鉴》的清热调血汤加味，效果较好。方为：生地黄、白芍、香附各10克，牡丹皮、黄连、延胡索各6克，川芎、红花、桃仁、莪术、当归各5克，红藤、败酱草各12克，清水煎服。如湿热下注、便秘、疼痛不已，亦可用《素问病机气宜·保命集》的芍药汤：芍药、槟榔、黄芩、黄连各8克，大黄、茵陈各10克，木香、当归、甘草各5克，肉桂1.5克，清水煎服。

2. **月经先后不定期**

（1）月经先期多实热。月经先期是指月经周期提前7天以上，甚至十余日一行，连续2个周期以上者，亦称为“经期超前”或者“经早”，在中医妇科学中属于“月经不调”的范畴。梁剑波教授根据自己的临床经验将该病主要分为实热证和虚热证两大类型。实热证临床所见为月经提前7天以上，量多，色深红或紫红，质黏稠夹有血块，乳房、小腹胀痛，面赤口干，大便干结，舌深红，脉数。治宜清热凉血，常用《医宗金鉴》的芩连四物汤化裁：黄芩、当归、牡丹皮、地骨皮、知母各10克，生地黄15克，黄连、川芎、甘草、橘叶各5克，清水煎服。

虚热证临床所见为经行先期量少，色红质薄，面赤颧红，手心灼热，身体消瘦，舌红少苔，脉细数。治宜养阴清热，常拟加味地骨皮饮，疗效亦佳。方为：地骨皮、牡丹皮、桑葚、女贞子、白芍、生地黄、熟地黄各10克，黄连、川芎、当归各5克，清水煎服。上二方系《医宗金鉴·妇科心法》的良方，经化裁后更为理想。

（2）月经后期多血寒。月经后期是指月经周期延后7

天以上，甚至3～5个月一行的，一般认为需连续出现2个周期以上者方可确诊。对于本病梁剑波教授认为主要与寒凝血瘀有关，主要症候为月经量少色黯，腹痛绵绵喜按，面色青白，畏寒肢冷，舌质淡红，脉沉紧。治宜温经散寒，活血调经。常用《妇人大全良方》的温经汤化裁：党参、白术各15克，当归、白芍、炒牛膝、牡丹皮、香附、台乌各10克，川芎、炙甘草各5克，肉桂3克，清水煎服。

还有部分患者为血虚兼寒，症见经行过期兼量少，腰酸乏力，面色萎黄，纳少便溏，腹痛喜暖，舌质淡，脉沉弱。治以养血温经，扶阳散寒，选用《景岳全书》的大营煎加减。处方：枸杞子、当归、炒牛膝各10克，杜仲12克，肉桂3克，炙甘草5克，清水煎服，12剂为1疗程，连用2疗程效佳。

3. 月经量多

月经量多是指月经量较正常明显增多，而月经周期基本正常者。妇女平素思虑过多，或劳累过度，或大病久病，损伤中气，经行时中气更虚，不能摄血以固冲任，以致经量过多，称为“气血月经过多证”。亦有平素心情抑郁，使气滞血结，或经期产后，瘀血停留，积于冲任。瘀血不出，新血不得归经，月经因而蓄溢不循周期，致经量过多，称为“血瘀月经过多证”。

气虚而月经过多的临床表现为经来量多，色淡红，质清稀，面色晄白，气短懒言，肢困无力，心悸，小腹有空坠感，舌质淡白，脉弱。治宜补气摄血，可拟《景岳全书》的举元煎化裁：党参、黄芪、海螵鞘、益母草各15克，白术、升麻、炙甘草、艾叶、炒蒲黄各10克，清水煎服。

血瘀而月经过多的临床表现为经行量多，持续难净，色紫黑，有血块，小腹疼痛拒按，舌有瘀斑，脉涩。治宜活血化瘀、安神止血，可拟《医林改错》的少腹逐瘀汤：小茴香、干姜、没药、当归、川芎各5克，延胡索、赤芍、蒲黄、五灵脂各10克，肉桂3克，清水煎服。

4. 经期延长

导致经期延长的原因，在中医妇科学的分析中，认为与血热、气虚、血瘀3种因素有关。梁剑波教授总结出因血热而经期延长者，纯由素体阴亏，多产多乳，症见经来持续不断，十日半月不止。量少色红，五心烦热，腹痛，舌红苔腻，脉数。治宜滋阴清热，止血固涩。宜予《医学入门》的加味固经汤。如兼湿热，带下黄色，可加地榆、苍术、炒贯仲各10克，泽泻12克，同煎。对于气虚所致者，治宜益气固冲、升阳摄血，予梁剑波教授自拟的益气固冲汤。血瘀型则症见经行迁延日久，淋漓不断，量时多时少，色暗红，挟有瘀块，腹痛拒按，舌紫红，脉涩。治宜祛瘀行滞、止血生新，予《傅青主女科》的逐瘀止血汤。

5. 崩漏

梁剑波教授将崩漏辨证分为血热、气虚、血瘀、肾虚进行治疗。认为血热型崩漏系由于素体阴盛，或感受热邪，或好食辛辣之品，或情绪过激、怒气伤肝、肝火内炽、热扰冲任。部分患者症见阴道突然大出血或出血淋漓，色深红，日久不净，头晕面赤，口干咽燥，烦躁不寐，舌质红，脉洪数。治宜清热凉血、固漏止崩予自拟清热固经汤：生地黄、藕节、牡蛎、龟板、益母草各15克，焦栀子、黄芩、地榆炭、棕榈炭、荆芥炭、阿胶、麦冬各10克，清水煎服。另有部分患者症见出血量或多或少，淋漓不止，血色深红或有血块，胸胁胀满，心烦易怒，舌红苔薄黄，脉弦数。治宜平肝清热，佐以止血。拟《医宗已任篇》的滋水清肝饮化裁。气虚型崩漏症见经血非时而至，暴崩淋漓不净，色淡质清，气短神疲，面色㿠白，舌质淡，脉弱。治宜益气健脾、固摄止血。可拟《傅青主女科》的固本止崩汤化裁。血瘀型崩漏症见经血非时而下，或停闭日久，又突然崩中下血，淋漓不断，色紫有血块，小腹不时疼痛，舌紫黯，脉涩。可拟《陈素庵妇科补解》的红花桃仁煎，偏于肾阴虚的崩漏症见经乱无期，量多淋漓不净，色鲜红质稠，头晕耳鸣，腰膝酸软，舌红苔少，脉细数。治宜育阴滋肾、止血固摄。梁剑波教授自拟益阴止漏汤：生熟地黄、山药、桑葚、旱莲草、乌贼骨各15克，枸杞子、山萸肉、牡丹皮、菟丝子、龟板胶、女贞子、川续断各10克。清水煎服。偏于肾阳虚的崩漏症见经来无期，出血或多或少，淋漓不净，色暗质淡，面色暗晦，腰骶绵绵作痛，形寒畏冷，小便清长，舌质淡白，脉细弱。治宜温肾填精、固冲涩血。可拟《景岳全书》的加味右归饮。止血处方中，梁剑波教授常用生脉饮：人参15克，麦冬10克，五味子5克，清水煎服送服云南白药。

6. 闭经

梁剑波教授认为妇女最常见的闭经为气血虚亏，致冲任脉虚，无血下达胞宫，使经闭不行。临床表现为经水量少色淡，渐至经闭，面色㿠白或萎黄，心悸气短，头晕眼花，舌淡苔少，脉细弱。治宜益气养血，滋补心脾。常拟方为《济生方》的归脾汤加味。对于肾水虚亏的闭经，临床表现，多为继发性闭经，或月经迟到18～20岁初潮，行经后又出现经闭。或早婚多产、房事不节，损伤肾气，以致精亏血少，冲任空虚，遂成闭经，舌苔薄白，脉沉细。治宜补益肾精、养血通经。笔者的常用方为《景岳全书》的当归地黄饮加味，以22剂为1疗程。若见五心烦热，潮热盗汗为肾阴虚，上方去当归，加龟板胶、麦冬、牡丹皮、地骨皮；若见形寒肢冷，夜尿量多，为肾阳虚，上方加肉桂、鹿角胶、巴戟天。

（四）带下病临证经验

1. 量多色白多脾虚

表现为无色透明黏性白带，外观与生理性白带基本相似，只是量多些、无臭味。患者面色㿠白或萎黄，腰痛神倦，舌淡质白，脉沉缓。辨证属于脾虚不运，湿注下焦，伤及任脉，影响带脉。治疗可用健脾益气，除湿升阳的完带汤，气血两虚可加当归、黄芪。

2. 量多色黄宜从湿毒医

黄带的临床表现，多为带下量多，色黄，甚至黄绿如脓，有腐臭气，外阴瘙痒，甚或痛痒难忍，坐卧不安。全身症状或见发热在38摄氏度以上，尿短赤，口苦咽干，舌质红，脉滑数。治宜清热解毒、化湿止带。选用《王渭川妇科经验选》的银甲丸或者大黄苦参汤，如查见滴虫，加乌梅；若带下如豆腐渣样，阴痒，查见霉菌，可加硼砂、朴硝同煎。如老年性妇女带下黄色或挟血色，检查属阴道炎的，可加椿根皮、甘草同煎，均熏洗坐浴。

3. 血带病情应警惕

若症见赤白带下，量多黏稠，气味臭秽，少腹胀坠，下阴瘙痒，舌红苔黄，脉濡或滑数。多因怒气伤肝，肝旺脾弱，致成湿热下注，治宜泄肝温脾，可用《妇科玉尺》的二黄三百汤加味。若症见带下杂现五色，色随秽液而下，脐腹阴部疼痛，舌苔黄腻，脉弦滑。用解毒四扬汤加减。

（五）妊娠病临证经验

1. 妊娠恶阻的治疗

本着胃气以降为顺，胎元以和为安的原则，治宜调气安胎，和胃降逆，常拟香砂六君子汤；如症见呕吐酸水或苦水，嗳气泛恶，头胀眼花，饮食不进，舌苔白腻，脉弦滑，用橘皮竹茹汤。

2. 怀孕心烦的辨治

主要分为痰火、肝郁、阴虚3大类。痰火心烦症见素体肥胖，妊娠胸胁胀闷，烦躁不安，心悸胆怯，呕吐痰涎，舌黄腻，脉滑数。治宜清涤痰、除烦镇怯，可予栀豉温胆汤。肝郁心烦症见妊娠心烦不乐，口苦咽干，头晕眼花，两胁胀痛，唉声叹气，舌尖边红，脉弦滑数。由于素有肝郁气滞，孕后胎体渐大，影响气机升降，致肝郁化热，扰及心神。治宜疏肝解郁、清热宁心，选拟越鞠丸加味。阴虚心烦证见妊娠心烦，手足心热，坐卧不宁，口干渴不多饮，舌红少苔，脉细数。治宜养阴安神、除烦清热，可拟《妇女秘科》的人参麦冬汤。

3. 妊娠并发症

（1）妊娠感冒分寒热：主要有风寒感冒和风热感冒2大类。感受风寒的妊娠感冒症见恶寒发热，头痛鼻塞，流涕，四肢酸楚，无汗，舌淡红苔白，脉浮紧或浮滑。治宜辛温解肌、发散表邪，可拟加味香苏散加减。感受风热的妊娠感冒多因孕妇体质虚弱，感受风热时邪。症见发热恶风，头痛咳嗽，口干咽痛，有汗，舌尖边红，苔薄黄，脉浮数。治宜辛凉透表、疏解风热，常拟方为《温病条辨》的银翘散。

（2）妊娠中暑宜清热：临床表现为孕妇于盛暑烈日之下，突然昏倒，不省人事，壮热无汗或自汗，烦躁闷乱，气粗喘促，或呼吸微弱，唇红舌干，脉洪大滑数。治疗要急将患者移置阴凉通风的地方，改变高热环境。宽解衣服，灌服西瓜汁或凉盐开水。中暑苏醒之后，如无发热烦渴，舌红脉虚。宜清暑益气、育阴安胎，可拟清暑益气汤。如无汗，可加香薷。中暑苏醒之后，如心烦懑闷，疲倦乏力，胎动不安，舌红苔白，脉细，宜宁心生脉、和胎安神，可拟清暑和胎饮。中暑苏醒后，如壮热不退，口渴引饮，不断出汗，舌红光绛，脉洪数。宜生津救阴、安胎清热，可拟白虎加人参汤，清水煎服。

（3）子淋实热与阴虚：梁剑波教授将子淋辨证分为实热与阴虚2大类。实热子淋表现为妊娠期小便短少，灼热刺痛，尿色黄浊，头重胸闷，舌红，舌根部苔黄腻，脉滑数。本病由于孕妇素体阳旺，或怀孕之后过食辛燥煎炒之品，使心火偏亢，湿热下注而致子淋。治宜清热利湿通淋，常拟方《医宗金鉴》之加减五淋散。阴虚子淋证见妊娠小便频数淋沥，尿短赤，五心烦惚，不寐，舌红少苔，脉细数。多由于肾阴素亏，孕后肾以养胎，阴精益亏，阴亏则火旺，津液涩少，移热于膀胱而致子淋。治宜滋阴润燥通淋，常拟方知柏地黄汤加味。

（4）妊娠腰痛重安胎：妊娠期间，出现腰部疼痛为主症的，称为“妊娠腰痛”。主要有肾虚、风寒、血瘀3大类型。肾精虚损腰痛症见妊娠期间，腰痛如折，俯仰屈伸不利，头晕耳鸣，夜尿频多，眼眶色黑，舌质淡嫩，脉沉细，尺弱，治宜滋肾强腰，佐以安胎，常用归肾丸。风寒乘袭的妊娠腰痛症见妊娠体虚血弱，一感风寒，经脉受阻，腰部疼痛，转动屈伸困难，热敷痛处感到舒服，舌苔白，脉弦紧。治宜祛风散寒、养血安胎，可拟加味肾着汤。血瘀腰痛表现为妊娠期间，因不慎跌仆闪挫，或负重行走，以致腰腹凝瘀作痛，痛处如锥刺刀剜，转侧不便，舌白，脉弦。治宜散瘀止痛，佐以安胎，予五斗饮治疗。

（5）清金降火除子嗽：主要因痰火犯肺或者阴虚肺燥所致。痰火犯肺子嗽症见妊娠期咳嗽，初为干咳，胸部紧闷，1～2天后咳出少量黏痰，此后咳嗽咯痰常延续1～2周，如妊娠在5个月后，常咳出小便。舌红苔黄，脉滑数。治宜清金化痰、止嗽安胎，常拟《古今医鉴》的清金降火汤。阴虚肺燥子嗽症见妊娠期间咳嗽，干咳无痰，手足心热，咽干口燥，舌红无苔，脉细滑数。治宜养阴润肺，止咳安胎，常用清金宁燥饮。

（6）子晕应要辨三因：妊娠中、晚期，出现头晕目眩，视物不清，顷刻恢复的称为“子晕”或“妊娠眩晕”。常见的子晕有气血两虚，肝阳上亢，痰浊壅盛3种原因。气血两虚子晕症见妊娠期间，头目经常眩晕，面色萎黄而无光泽，心悸不寐，舌淡嫩，脉细弱。治宜气血两补，可予安妊十补汤。肝阳上亢子晕症见妊娠中、后期头目昏眩，甚至突然不省人事，醒后神志如常，面色目赤，胸胁满闷，耳鸣耳聋，四肢发麻，舌红少苔，脉弦细滑数。治宜育阴平肝，常拟方加味杞菊黄汤。痰浊壅盛的子晕多因孕妇素体脾虚，孕后胎体渐大，影响气机升降，易成气滞痰郁，上扰清窍，致成眩晕。症见妊娠后，经常头晕眼花，胸闷欲吐，吐多痰涎，舌苔白腻，脉缓滑。治宜健脾祛痰，常拟加减法半夏白术天麻汤。

4. 妊娠腹痛辨三因

指气血不足、血寒、气郁这三因。气血虚弱型症见妊娠腹痛，时作时止，休息欠佳，则疼痛更频，头晕乏力，四肢疲倦，舌质淡，脉细弱。治宜补气养血则腹痛可止，常拟八珍汤加味。血寒型症见妊娠小腹冷痛或绞痛，乍食生冷，更使阴寒内结而疼痛更甚，面色苍白，舌淡白，脉沉弦。治宜温寒养胞，可予艾附暖宫汤。气郁型症见妊娠四五月后，每常觉胸闷而小腹满痛、心烦呕逆、肠鸣、舌暗红、脉弦滑。治宜舒郁行滞，常拟逍遥散加味。

5. 治疗子痫争分秒

妊娠24周后出现水肿、血压高、蛋白尿，并有头痛、眼花、胸闷呕吐等症状的称为先兆子痫。中医妇科学认为子痫发病的主要机制为阴虚阳亢，肝风内动。常见的子痫多为阴虚阳旺，症见妊娠后期或产时、产后，头晕目眩，心烦闷乱，忽然倒仆，人事不省，四肢抽搐，全身剧烈震颤，双目上视，面色青紫，少时自醒，醒后又复发作，舌红少苔，脉弦而数。治宜滋阴潜阳，息风定痛，可拟羚角钩藤汤。脾虚肝旺的子痫多见妊娠后期或临产、产后，头重而胀，胸闷欲呕，突然倒仆，不知人事，四肢抽搐，喉间痰鸣，舌苔厚腻，脉弦滑。治宜健脾息风，豁痰开窍，可拟加味钩藤汤。

6. 子满、子肿

又称“胎水肿满”，主要与脾虚而水湿停聚有关，表现为妊娠六七月间胎水过多，腹部异常增大，遍身浮肿，胸膈满闷，呼吸短促，小便短少，甚至四肢不温，头晕心悸，喘不得卧，舌白，脉沉滑。治宜健脾理气、温阳行水，常拟《医宗金鉴》的茯苓导水汤治疗。本病的病因病机，主要是脾肾阳虚，不能运化水湿，亦有因胎气壅阻，气机升降失调而致。脾虚为主者，症见妊娠数月，面目虚浮，四肢肿胀，神疲胃呆，小便短少，舌淡胖，脉缓而滑。治宜健脾利水，可拟《胎产心法》的健脾水汤。肾虚而致的子肿者，症见孕后数月，面浮肢肿，下肢尤甚，心悸气短，头晕目眩，小便不利，舌淡嫩，脉沉弱。治宜温肾行水，用自拟温肾消镇饮。气虚壅滞的子肿症见妊娠三四月后，先由脚肿渐至腿部，头晕痛而胸闷，舌苔厚腻，脉弦滑。治宜理气行水，选用《妇人大全良方》的天仙藤汤加味。

（六）产后病临证治验

1. 关节酸痛“产后风”

主要分为外感、血虚、血瘀3型。外感产后遍身疼痛多因产后气血大虚，稍有护理不当，风寒湿邪乘虚侵入经络、肌肉、关节而致。症见产后遍身关节疼痛、活动不便，恶风怕冷，头痛身热，面色㿠白、胃纳不爽，舌淡薄白，脉细缓。治宜养血益气、祛风散寒，可拟《妇人良方大全》的趁痛散。血虚产后遍身疼痛多因产后失血过多，经脉关节失养。症见肢体关节疼痛酸楚，头晕心悸，气短懒言，舌淡红，苔少，脉细无力。治宜补气养血、温通经络，可拟《金匮要略》的黄芪桂枝五物汤。血瘀产后遍身疼痛多因产后瘀阻经脉。症见产后遍身关节疼痛，按之痛甚，表情痛苦，恶露量少或时下时止，舌暗红，苔白，脉弦或涩。治宜养血活血、化瘀通络，选用《医林改错》的身痛逐瘀汤。

2. 恶露不绝辨诸因

气虚恶露不绝症见恶露淋漓不断，量多色淡，质稀而无臭味，产妇面色㿠白，疲倦，小腹有空坠感觉，舌淡，脉弱。治宜被气固冲、缩宫止血，可拟《景岳全书》的大补元煎。血瘀恶露不绝症见恶露淋漓，过期不止，量少色紫黑有块，小腹疼痛拒按，舌质紫，脉涩。治宜活血化瘀、益气生新，可拟《胎产心法》的蒲索四物汤。肝火盛而恶露不绝症见恶露量多，色紫黯或深红，产妇味觉心烦，性情易于激动，胸闷胁胀，舌红苔黄，脉弦。治宜平肝清热、凉血止血。选用《女科撮要》的丹栀逍遥散。

3. 产后血虚大便难

血虚产后便秘症见产后大便难解，或多日不通，面色萎黄，皮肤干涩，舌淡苔白，脉虚细。治宜益气养血、润燥通便，可拟润肠五仁丸加减。血虚火燥产后便秘症见产后大便数日不解，兼有内热口干，腹部胀痛，小便黄，舌质红，苔黄，脉数。治宜益气润肠，清热通下，可拟麻仁丸。

4. 产后尿潴留证治

主要分为脾肺气虚、肾虚、气滞3大类。脾肺气虚尿潴留症见小便不通，小腹急胀，欲解不下，精神萎靡，舌质淡，脉迟弱。治宜补气宁心、润肺行水，可拟《女科撮要》的补气通脬饮加味。肾虚产后尿潴留多因素体元气不足，分娩时损伤肾气，以致肾阳虚衰，不能化气行水，形成小便潴留膀胱。症见产后小便不通，小腹胀满而痛，腰部酸胀，坐卧不安，精神疲倦，舌质淡，脉沉迟。治宜温肾化气，补阳行水，选用《金匮要略》的肾气丸。气滞产后尿潴留症见产后小便不通，小腹胀满，影响两胁胀痛，烦惚易怒，舌淡边红，脉弦。治宜理气舒肝、利尿泌浊，选用《济阴纲目》的通气散加味。

5. 产后小便淋沥症

主要有虚热和实热2大类。虚热证多见产后三四天内，小便频数淋沥，尿多为黄赤色，量少，解时涩痛。全身症状为腰酸软倦，五心烦躁，舌红少津，脉细数。治宜滋阴清热、生津利尿，拟《医宗金鉴》的麦味地黄汤加味。实热证表现为产后三四天，感到尿频短赤，解时热涩刺痛，小腹疼痛急满，前后阴更感急坠刺痛难忍。全身症状为酸倦困乏，口苦黏胶，舌红苔厚，脉洪数。治宜清热通淋、生津解困，用梁剑波教授自拟的产后热淋汤：木通、车前子、射干、竹叶、黄柏、泽泻各10克，滑石、猪苓、生地黄、金银花各15克，小甘草5克，清水煎服。

6. 新产感冒和营卫

按风寒、风热2大类进行诊治。风热新产感冒症见头痛身热，微微怕风，时自汗出，口干咽痛，面赤头痛，舌苔薄黄，脉浮数。治宜扶正祛邪、固里解表，可拟《金匮要略》的竹叶汤。风寒新产感冒症见恶寒发热，头痛身痛，无汗出，不作渴，口淡，舌苔薄白，脉浮紧。治宜调卫合营、发散风寒，拟《医宗金鉴》的荆防四物汤加减。

7. 哺儿缺乳有良方

产后或哺乳期，乳汁分泌甚少或全无，称为“缺乳”亦称“乳汁不行”。中医妇科学认为缺乳的临床表现，多发生于产后第2天至半个月内，临床上以新产妇的缺乳最为常见，多为产后开始哺乳时，乳汁稀薄，乳房不感丰满，以后乳汁虽然增多，但不敷婴儿吮吸；亦有产后开始哺乳正常，因产妇患病后而乳汁骤减；或产妇肥胖，痰气壅盛，乳滞不来。它的见证有虚实之分：虚证，乳房松软不胀或乳腺细少，多由气血虚弱冲任不足所致，治宜补气养血、增液通乳，梁剑波教授常用的中药良方为《傅青主女科》的通乳丹。实证，乳房胀满而痛，乳腺胀硬，多由肝气郁结而致。如躯体肥胖，乳房丰满而松软，乳汁少，多由痰气壅阻而致。治宜疏肝解郁、豁痰通络，选用《清太医院配方》的下乳涌泉汤。

8. 漏乳多为胃气虚

中医妇科学认为本病的病因病机主要是气血虚弱，胃气不固，若产妇素性忧郁，郁怒伤肝化热，亦可使乳汁自出。胃气虚弱漏乳症见产后在哺育婴儿时发觉乳头未经吸吮而乳汁自流，乳房柔软，无乳胀感，精神疲乏，胃呆纳减，舌淡白，脉细弱。此属脾胃虚弱，中气不足致乳汁摄纳无权。治宜补气益血、固摄敛乳，自拟的福孩汤：当归、白术、茯苓、桔梗各10克，熟地黄、白芍、党参、芡实、麦芽各15克，炙甘草、五味子各5克，清水煎服。热伤乳络，迫使乳汁外溢症见乳汁经婴儿吸吮，经常自流，质稠浓，乳房胀痛。全身症状兼见头晕胁胀，口干胶苦，舌质红，脉弦数。治宜疏肝解郁、清热回乳，用自拟的凉肝回乳汤：生地黄、牡蛎、白芍、麦芽、牡丹皮、柴胡、焦山栀、青皮、当归、甘草。

9. 产后自汗和盗汗

主要的病因病机是由于产后耗气伤血。耗气则卫阳不固，伤血则阴虚内热以致自汗盗汗，常见的产后多汗有气虚和阴虚两种。气虚治宜补气固表、育阴止汗，常拟《济阴纲目》的黄芪汤。阴虚产后盗汗治宜敛阴益气、生津涩汗，用自拟的加味玉屏风汤。

10. 产后风痿养血源

本病临床表现为产后10天或半月，产妇四肢酸软，顽麻乏力，两足尤甚，活动困难。全身症状为面色萎黄，胃呆口淡，显贫血征，主要与气血亏虚和肝肾亏虚有关。气血亏虚产后风痿症见产后失血过多，手足酸软无力，面色萎黄，四肢不温，需人扶持方能步履，舌淡白，脉沉细。治宜大补气血、活络和营，可拟《和剂局方》的人参养荣汤。肝肾虚损产后风痿症见产后实感手足酸软无力，以手取物有震颤感，腰膝酸软，活动困难。全身症状为夜多小便，面目黧黑，舌淡白，脉弦细。治宜滋肝补肾、调养真元，可予《丹溪心法》的健步虎潜丸。

（七）梁剑波教授自拟妇科经验方

1. 家秘安妊煎

红参、地榆炭、艾叶炭、菟丝子、川续断、阿胶、糯米各10克，白术、熟地黄、白芍、杜仲、苎麻根各12克。主要用于怀孕期阴道流血，具有益肾固冲、止血安胎的功效。

2. 温脾健中汤

干姜、肉豆蔻（煨）、炙甘草各6克，党参、白术、茯苓、炒白芍各12克，肉桂1.5克，清水煎服。每周期服6剂。主要用于脾虚型经行泄泻。

3. 抑木扶脾汤

白芍、柴胡、防风各10克，茯苓、白术、泽泻各12克，陈皮、神曲、白蔻仁各5克，生葱3条，生姜3片，清水煎服。如泻后肝门灼热、小便短赤，可酌加黄连5克、车前草10克同煎。适用于经行泄泻属于肝气怫郁证。

4. 益气固冲汤

黄芪、党参、白术、山萸肉、白芍各12克，升麻、柴胡、棕榈炭、茜根炭、地榆炭、侧柏炭各6克，益母草、海螵蛸各15克，清水煎服。用于气虚所致经期延长，具有益气固冲、升阳摄血的功效。

5. 温肾消镇饮

补骨脂、茯苓、白术、生姜、菟丝子、白芍各12克，黄芪、泽泻各18克，清水煎服。适用于肾虚而致的子肿，具有温肾行水的功效。

6. 益阴止漏汤

生地黄、熟地黄、山药、桑葚、旱莲草、乌贼骨各15克，枸杞子、山萸肉、牡丹皮、菟丝子、龟板胶、女贞子、川续断各10克，清水煎服。适用于偏于肾阴虚的崩漏，具有育阴滋肾、止血固的功效。

7. 产后热淋汤

木通、车前子、射干、竹叶、黄柏、泽泻各10克，滑石、猪苓、生地黄、金银花各15克，小甘草5克，清水煎服。适用于产后小便淋漓实热证，具有清热通淋、生津解困的功效。

8. 益气摄血汤

黄芪、党参、白术、仙鹤草各15克，升麻、甘草、艾叶、血余炭各6克，山萸肉、柴胡、阿胶各10克，花蕊石、藕节各30克，陈皮3克，清水煎服。适用于气虚不摄的产后血尿，具有补肾健脾、益气摄血的功效。

9. 家秘育胎丸

黄芪、党参、熟地黄、白术各15克，当归、白芍、茯苓、菟丝子、阿胶各10克，川芎、炙甘草、艾叶各5克，本为丸剂，今改清水煎服。用于气血虚弱而胎不长，具有调补气血以促胎长的功效。

七、辨小儿，独具一格

梁剑波教授从事中医工作多年，医术精湛，学验具丰。临床对儿科疾病的治疗，经验丰富，现将其治疗儿科的经验综合简述如下。

梁剑波教授认为小儿生理特点主要表现为脏腑娇嫩、形气未充，生机蓬勃、发育迅速。病理特点主要表现为易于发病，易于变化，易于康复。具体表现为气血未充，经脉未盛，筋骨未坚，内脏精气不足，卫外机能未固，阴阳两气均属不足。脏腑娇嫩，虽五脏六腑形气皆属不足，但其中尤以肺、脾、肾三脏更为突出：小儿肺常不足，指肺主一身之气，外合皮毛腠理，肺脏娇嫩，则卫外不固，而易为外邪所侵，肺之气赖脾散发之精微充养，脾健肺卫则能自固，反之脾虚则肺气亦弱。小儿脾常不足，指脾为后天之本，主运化水谷精微，为气血生化之源，小儿生长发育迅速，生长旺盛，对气血精微需求较成人相对为多，但小儿脾胃薄弱，运化未健，饮食稍有不节，便易损伤脾胃而患病。小儿肾常虚，指肾为先天之本，肾中元阴元阳为生命之根，关系到人的禀赋体质与成长，各脏之阴取之于肾阴的滋润，各脏之阳依赖于肾阳之温养。小儿生长发育、抗病能力以及骨髓、脑髓、发、耳、齿等的正常发育与功能均与肾有关。小儿初生正处生长发育之时，肾气未盛，气血未充，肾气随年龄增长而逐渐充盛，此即小儿肾常虚的含义。

古代医家根据小儿这些机体特殊表现，提出了“稚阴稚阳”的观点，认为小儿机体是“稚阳未充，稚阴未长”，“阴”一般是指体内精、血、津液等物质，而“阳”是指体内脏腑的各种生理功能和活动。故“稚阴稚阳”说明小儿无论在物质和生理功能方面，都是幼稚和不完善的，处于不断生长发育过程中。小儿机体生长发育迅速，对水谷精气之需求格外迫切，在机体阴长阳生的新陈代谢过程中，常常表现为阳气的旺盛，而常常相对感到阴液的不足。

小儿病理特点：①易于发病。小儿由于脏腑娇嫩、形气未充，对某些疾病的抗病能力较差，加上小儿寒暖不能自调，饮食不知自节，故外易为六淫之邪所侵，内易为饮食所伤，肺脾两脏疾病发病率特别高。肺司呼吸，主一身之气，外合皮毛，由于小儿生理上形气未充，经脉未盛，卫外机能未固，故邪气每易由表而入，侵袭于肺，影响肺的正常功能，出现咳嗽、哮喘、肺炎等。脾胃为后天之本，主运化水谷和输布精微，小儿生长发育迅速，所需水谷较成人迫切，但又脾常不足，若饮食不节，饥饱无度，均能影响脾胃运化，出现呕吐、泄泻等。②易于变化。小儿不仅发病容易，而且变化迅速，寒热虚实的变化比成人更为迅速，更显复杂，具体表现为易虚易实、易寒易热的特点。若患病之后，调治不当，容易轻病变重，重病转危。邪气盛则实，精气夺则虚，由于小儿机体柔弱，感邪后每易病势嚣张，出现实证。但邪气既盛，则正气易伤，又可迅速转为虚证，或虚实并见。在易寒易热的病理变化方面，其产生和小儿稚阴稚阳的生理特点有密切关系。“稚阴未长”，故患病后易呈阴伤阳亢，表现热的症候群。而“稚阳未充”，机体脆弱，又有容易衰竭的一面，出现寒的症候群。③易于康复。由于小儿生机蓬勃，处于蒸蒸日上、不断生长的阶段，脏气清灵，活力充沛，患病以后，若能得到及时的治疗和护理，疾病的恢复较为迅速，早晚的变化十分明显。

结合小儿生理及病理特点，梁剑波教授在儿科辨证及治疗上独具一格：

（一）肝脏辨证，四诊合参

1. 精于辨证，脏腑为先

梁剑波教授认为中医基本理论以脏象学说为核心，他主张临床辨证应以脏腑辨证为先。临床上应用脏腑辨证应注意几点：①分析属何脏受损，即病位在何脏腑；②该病在不同阶段各脏腑受损程度；③分析受损脏腑的体用关系及该脏与其他脏腑的关系。只有这样，才能抓住辨证施治的中心。他认为小儿五脏各有所主，即肝主风，心主惊，脾主因，肺主喘，肾主虚。例如小儿慢惊风，梁剑波教授认为本病多因急惊风失治或温热病后耗伤真阴或大吐大泻，伤却脾阳，脾阳不振，继而损及肾阳，导致脾肾阳虚的，与肝脾肾三脏相关密切，治疗上多以益气、养阴、柔肝、温补脾肾为法。又如认为小儿肾病综合征是肾传热于膀胱，膀胱热盛，逆于脾胃，脾胃虚而不能制肾，水反克土，脾随水行，脾主四肢，故流走而身面皆肿，其本在肾，其制在脾。分为脾虚湿重、脾肾阳虚、肝肾阴虚等症型。

2. 精于望诊，明了诊断

梁剑波教授在儿科望诊方面经验尤为丰富，他认为儿科为哑科，唯察色审窍至为重要。诊察小儿疾病，望诊极为重要。小儿肌肤娇嫩，反应灵敏，脏腑的病症与气血阴阳的变化更易形之于外。如小儿夏季热，舌质多红而干，或舌红苔干而白，在舌中心见红绛苔如拇指大、不易剥落或刮去。又如麻疹有轻重之别：神气清爽，疹色红润为轻症，气喘息粗，烦躁不宁，疹隐不透为重症。小儿疳积必见头皮光急，毛发焦枯，腮缩鼻干，口馋唇白，两眼昏烂，揉鼻皱眉，脊耸鸡胸，斗牙咬甲，消瘦体黄，尿白泄泻等症状。

梁剑波教授也注重五色与面部脏腑部位相互结合，来指导疾病的诊断。如看面色，黄赤风热，青白主寒，青黑为痛，甚则痹挛，皖白脱血，微黑水寒，萎黄诸虚，颧赤劳缠。如天庭部位出现了青色，是将要发生惊风的表现；红色是内热证的表现；黑色则因水克火，则可能预后不良。太阳穴部位出现青色也是惊风的症候，若青色蔓延至耳郭，则病属恶候，病势凶险。眉下的风池和眼下的气池部位出现了青色多为惊风；若出现了紫色，则为呕吐。鼻头出现红色为脾胃积热，若出现黑色则属重症。左腮发红多肝经有热，右腮红赤多为肺经痰热。承浆穴部位出现青色主惊风，出现黄色主脾湿呕吐，出现黑色多为反复抽搐之慢惊风。

3. 辨病辨证，中西互补

梁剑波教授在日常诊疗中，除注重舌、脉、望诊外，同时也熟练运用西医的视、触、叩、听、辅助检查等手段，采用中西结合互补。如小儿肾病综合征，诊断上需行血尿蛋白测定以明确诊断，治疗上除中医辨证施治外，也采用西医激素治疗，效果更佳。又如小儿黄疸，经现代医学检验结果确诊后，再作中西结合治疗。

（二）重调脾胃，儿科之本

脾胃为“后天之本”，水谷精微之源，在人体脏腑中居于重要地位。由于小儿处于生长发育的旺盛阶段，对水谷精微的需要极为迫切，脾胃的地位显得更为突出。加上小儿“脾常不足”的特点，故无论外感还是内伤，诸病的发生、发展均与脾胃有密切关系。钱仲阳说：“脾胃虚衰……诸邪遂生。”在儿科内伤疾病中，气血、痰湿、食滞的病理改变是十分普遍的，其发生、发展与脾胃功能状态有密切关系。设脾胃有伤，运化失常，则生化无源，气血亏损；或升降失司，气滞血阻；或食不消化，反停为滞；或津不化气，反聚为饮；或液不输布，反凝为痰，从而导致伤食、疳积、喘咳、水肿、吐泻等多种疾病的发生。梁剑波教授在儿科临床治病上非常重视脾胃的论治，强调人身整体之中脾胃健运的重要作用，脾胃健运则水谷能化，水湿能运，所谓正气内存，邪不可干。

1. 喘咳诸疾，重视后天

梁剑波教授十分重视后天脾胃在儿科临床诊治的作用，对吴澄指出的“凡察患者，必先察脾胃强弱；治患者，必先顾脾胃勇怯，脾胃无损，诸可无虚” 及张景岳的“凡有先天之不足者，但得后天培养之力，则补先天之功，亦可居其强半，此脾胃之气所关于人生不小”的理论非常赞同。他认为小儿阶段，为脏腑功能由幼稚逐步发展完善的过程，精、气、血、津液的价值显得尤为突出。因此，就必须强调脾胃运化功能的旺盛。同时，脾胃为人体气机升降出入的枢纽。凡肺之肃降，肝之升发，心火下交，肾水上承，无不结合脾胃升降功能而实现。否则，脾胃升降失调，上则心乏君主之权，肺无相传之本；下则肝乏将军之性，肾无作强之能。因此，脾胃在小儿脏腑中的主导地位是毋庸置疑的。对儿科虚证的处理，调理脾胃尤属必要。凡气血不足者，调理脾胃之虚，即是补益气血之源，五脏虚损者，填补后天之亏，即是补益五脏之损，以“土旺则万物皆荣”。如脾胃虚弱，往往是喘咳发生的条件，而喘咳日久亦可导致脾胃亏虚。如治小儿支气管肺炎，症见发热、咳喘、鼻煽，用麻杏甘石汤合三子养亲汤加减后，喘热虽减，病体难复，面白无华，纳呆痰盛，舌淡苔腻，辨为咳喘日久，脾胃气虚，痰浊不化，投六君子汤加枳壳、前胡等调理数日而安。

2. 痫证顽疾，尤应调脾

梁剑波教授赞扬李东垣“以脾气为元气”的学说，他认为许多病证各殊，但归于脾病则一。故从调理脾胃入手可取得较好疗效。例如癫痫病治疗，癫痫的发生虽然与心肝脾肾有关，但与脾关系最密切。原因是痰既是癫痫病因也是病理产物，各种原因引起的脾胃损伤均会导致脾胃功能失调，水液运化失常，酿湿生痰，酿成发病内因。由于痰为本病发生的先导因素。故治疗时先于化痰息风开窍药以治标，待抽搐控制后，即予参苓白术散、陈夏六君汤等方剂以健脾祛痰、培土抑木。因本病患者多有纳呆厌食、胸闷痰多症状，越是反复发作，越难复原，故只有调治脾胃、升清降浊，一可杜绝生痰之源，二可抑肝木息风以防抽搐发作。他据经验总结出“祛痰、涤热、震惊、健脾、宁神”的十字治疗法则。以此治疗儿科痫症，每能奏效。根据这个治疗法则，研制成痫得安丸。

病案：王某，男性，14岁，于1年前突发昏仆于地，意识丧失，四肢抽搐，牙关紧闭，口吐白沫，小便失禁，持续2～5分钟后苏醒，后隔7～14天发作1次，经当地医院脑电图检查诊断为癫痫。先后口服卡马西平、苯妥英钠等药物，无效。后经人介绍来肇庆市中医院求诊，令其逐步停服卡马西平及苯妥英钠，改服痫得安丸，每日 3 次，一次 5 克，用药 7 天后即停止发作，继续用药 8 个月，未再发作。

3. 小儿低热，亦重治脾

梁剑波教授认为小儿低热特点为起病缓慢，病程较长，发热无畏寒，且手心热甚于手背，大多属于虚证，亦即表里俱虚，气不归元。治疗应采用温和的中药处方，以和里退热。凡小儿久病气虚，病后失于调理而出现低热症，或脾虚而低热自汗，活动后加剧则出现倦怠乏力，少气懒言，面色萎黄，舌淡苔白，指纹淡淡，低热又反反复复，治疗就要益气健脾、甘温除热，予补中益气汤口服。

（三）小儿夏季热治疗经验

梁剑波教授从事中医工作50余年，对儿科具有丰富的临床经验，对小儿夏季热的治疗尤有独到之处：

1. 发病原因

梁剑波教授认为，本病发病原因，目前尚无一致的结论，但据其多年来对本病的治疗探讨，小儿夏季热的发病原因可归纳如下：

（1）体虚伤食：婴幼儿，气血未充，禀赋不足，脏腑娇嫩，入夏之后，每因断乳后伤食停痞，气郁化火，蕴而发热。

（2）病后失调：小儿因患腹泻、肺炎等疾病，体虚不足，尤其气阴不足，入夏之后，不耐暑热耗阴，遂致病发。

（3）肺胃蕴热：亦有因小儿素有肺胃热盛，盛夏暑热熏蒸，肺胃为暑邪所迫，致肺气与胃阳受损而致本病。

（4）脾肾两虚：小儿夏季发热缠绵日久，蒸热不止，阴损及阳，肾阳不振，脾阳运化失职，则又可见脾肾两虚而致本病。

2. 辨证要点

（1）察症状：夏季热的主要症状是发热持续不退，甚者长达整个夏季。气候愈热，发热愈高。常暮热早凉，或早热夜凉。多数患儿皮肤灼热无汗、烦躁不安、饮水频频、小便特多。正如《医海酌蠡》所谓“暑热伤胃，肺胃阴虚，致成发热、渴、饮、多尿、汗闭之候”。一有以上诸症，即可确诊为本病。

（2）辨热型：发热持续，热势午后升高，或稽留不降，气温愈高，发热愈甚，多为气阴两虚。若高热不退，患儿兼见恶风流涕，又为暑热挟风。若低热不退，朝盛暮衰，并伴精神烦躁、食欲减退、面色苍白，或便溲溏频、下肢清冷，又属脾肾阳虚的征候。

（3）观舌脉：夏季热的脉象大多滑数，虚数为暑热伤气，细数多暑热伤阴。舌质多红而干，舌苔多为薄白微黄。但病程较长的多无舌苔，为伤阴所致。又有舌红苔干，在舌中心见苔拇指大小，不易剥落，又为胃阴亏虚，需养阴生津征候。

3. 分型证治

（1）伤食停痞型：症见入夏之后发热，持续不迁，无汗尿多，渴欲饮水，小腹胀实，便溏厌食，此型多见于幼儿夏天断乳，或过食冷饼饵，导致伤食停痞，痞积化热与暑热交缠致成此候，脉多滑数，指纹紫滞，舌红苔黄厚腻。治宜和中消导，清暑泄热，可予梁剑波教授自拟的地金保和汤加味之：地骨皮、鸡内金、独脚金、青蒿、莱菔子、连翘、神曲、山楂、茯苓、法半夏、陈皮，清水煎服。

若停痞腹部胀实者，可予蒿甲和中饮以和中消痞、清泄退热：青蒿、鳖甲、牡蛎、佩兰、枳实、茯苓、神曲、麦芽、水仙子、荷叶、白芍，清水煎服。

（2）伏燥伏火型：症见持续发热不退，蒸热无汗，作渴而小便如常，烦躁不安，夜睡不宁，或兼咳嗽，但双肺检查无异常病症，或夜热早凉。此乃去岁感于温燥，肺金未靖，又逢暑热，伏燥聚发为病；或体内湿热素蕴，暑热温火并发为病。察其脉数而疾，舌尖红，苔薄白干或黄干少津。治宜清金润燥，佐以清暑。可用梁剑波教授自拟的加味川贝母瓜蒌散治之：川贝母、瓜蒌皮、栀子、黄芩、枇杷叶、甘草、地骨皮、青蒿、橘红、天花粉、冬瓜仁。如伏火所致则可予梁剑波教授的自拟寒芩四逆汤：寒水石、黄芩、生石膏、柴胡、白芍、枳实、甘草、牡丹皮、玄参、金银花、灯心球。又有小儿肝火炽盛，症兼见目赤唇红，夜寐燥扰啮齿者，治宜泻肝清暑、降火生津，可予梁剑波教授的自拟方三石龙胆汤：生石膏、寒水石、石斛、龙胆草、栀子、生地黄、柴胡、黄芩、甘草。

（3）暑伤肺胃型：症见长期发热，持续二三个月，气温愈高，发热愈高，此型多夜热早凉，口渴多饮，小便清白而长。患儿患病，但精神尚好，玩耍如常，食欲无大变化。此为暑伤肺胃，气阴损耗。治宜清暑透热，益气养阴。可予王氏清暑益气汤加地骨皮、青蒿、白薇、荷叶、白莲；如症见烦躁不安，夜间哭闹，手足心转热，则可予梁剑波教授自拟的育阴清暑二至生脉散：花旗参、五味子、麦冬、竹叶、玄参、葛根、地骨皮、银柴胡、女贞子、旱莲草，清水煎服。

（4）脾肾阳虚型：症见长期低热不退，朝盛暮衰，精神萎靡，面色皖白，消瘦，甚或足冷便溏，食欲不佳。舌淡白苔净，脉细数乏力，指纹淡白隐约不清。此型见于本病的中后期，为久病及肾，上盛下虚之证。治宜温阳固肾、护阴潜阳。偏于肾阳虚，可用梁剑波教授的附桂缩泉饮：附子、肉桂、益智仁、桑螵蛸、乌药、补骨脂、龙齿、石斛、青蒿；偏于脾虚者，则可予举元煎或参苓白术散加地骨皮、白薇，长服一段时间，自然奏效。

根据梁剑波教授的治疗夏季热经验，上述分型用药，均为有的放矢，故多年来运用其自拟方，解决不少患儿的痛苦，特为之作详细介绍。

4. 体会

（1）小儿夏季热临床上以长期发热、口渴多饮、多尿、汗闭为特征。本病余无并发症，至秋凉多可自愈，但因发热不退，会对小儿体质造成损害，对家长造成严重心理压力，故仍需积极治疗。根据小儿“阳常有余，阴常不足”的生理特点，本病属本虚标实之病，故治疗时须时刻注重维护阴津阳气，即挟其他因素，仍当以此为原则。

（2）小儿体质娇弱，易虚易实，汗与小便俱属阴津，异物同源，故王纶《明医杂著》所说：“治暑之法，清心利小便最好”的治疗原则应用于本病时当慎重，仍应以益气生津为大法。又小儿“脾常不足”，治疗时当顾护脾胃功能，俾其气血津液生化之源旺盛，使正气渐强，早日祛邪外出。

（3）热退之后，须巩固体质，以防来年再发。可以梁剑波教授经验方蒿皮四物汤以巩固治疗：生地黄、沙参、炒鳖甲、当归身、白芍、青蒿、地骨皮、牡丹皮、甘草。本方益气补阴，轻透余热，热退后小服一二周，效果良好。

（四）小儿秋季腹泻治疗经验

小儿秋季腹泻，又称病毒性肠炎，是由轮状病毒引起的疾病，多见于6～24个月的婴幼儿，由于本病多秋季发生，故称为小儿秋季腹泻。本病属于中医学的“小儿泄泻”的范畴。古人对小儿泄泻一证，论述甚详，《素问·阴阳应象大论》说：“清气在下，则生飧泄。”又曰：“湿性则濡泻。”张景岳谓：“泄泻之本，无不由于脾胃”“脾失健运则泄泻随之”等。这些论述，已指出本病的基本病因和病机。

小儿秋季腹泻起病急，发病快，并发症多，传染性强，目前尚缺乏特效疗法。中医治疗原则多采用化湿、利水、健脾、止泻等方法。临床上常喜用藿香正气散或保和汤等中药治疗，但该方对于利水、止泻之力不甚显著。梁剑波教授认为本病多由感受外邪、脾胃失职所引起。《婴童百问》提出：“小儿脏腑脆嫩，藩篱不密，易为外邪所侵，若脾受邪困，运化失职，升降失调，水谷不分，合污而下，则为濡泻。”故认为治疗宜疏解外邪、健脾益气，用胃苓汤加紫苏叶、藿香、车前子治疗，效果满意。清，陈修园《医学三字经·泄泻》云：“湿气胜，五泻成，胃苓散，厥功宏。”胃苓汤（散）即平胃散合五苓散组成。平胃散，有燥湿健脾之功，五苓散具有解表祛邪、化气行水，利湿止泻之效。古人有“治湿不利小便，非其治也”之明训。清·程杏轩《医述·泻》亦谓：“泻多由于湿，惟分利小水最为上策。”故方中加车前子以增强利水祛湿之功效，加紫苏叶、藿香、解表、理气、化浊，全方合用，不但表邪得解，脾气健运，膀胱气化功能复常，而且能使水饮下行，小便通利，水湿之邪改道由小便而出，则泻自止。

案1：黄某，女，1岁半，1992年1月23日来诊。

患儿2天前发热，咳嗽，流涕，恶心呕吐，起病当日排出水样粪便，黄色，无腥臭味，每日10～12次，曾到医院打针服西药不效而来诊。就诊时症见烦躁，口渴引饮，但水入即吐，腹胀，肠鸣，小便少，眼窝轻度凹陷，口唇及皮肤干燥，舌淡苔白，脉浮紧，即用胃苓汤加紫苏叶、藿香、车前子，每日2剂，上下午各服1次，次日发热退，呕吐止，小便利，大便次数减少，每日4～6次。继续服上方3天，腹泻停止，大便成形，每日1次，病告痊愈。

案2：李某，男，14个月。

患儿母代诉，1992年3月20日下午患儿饮了一杯冻开水，次日晨起，泄泻3次，大便淡黄色水样，午后出现发热，至下午泻10余次，呕吐3 次，不思乳食，当日下午到当地卫生院求诊，经用抗生及静脉输液1天无效。患儿面色苍白，唇淡无华，口干小便量次少，大便呈淡黄色水样，每日8～9次，无异臭，无黏液，腹部微胀，肠鸣辘辘，体温38摄氏度，舌淡，苔白腻，指纹青紫。即拟胃苓汤加紫苏叶、藿香、车前子、肉寇、吴茱萸，煎汤口服，每日2次，上下午各1次，服3次后泄泻次数减，小便增多，服4次体温正常，泄泻已止，再服第5次以巩固疗效而愈。

小儿秋季腹泻，多属寒湿相搏，但小儿为纯阳之体，易寒易热，常因治疗不当或不及时而寒湿化热。病儿就会出现烦躁作渴，小便短赤，粪色深黄，泄泻时水样喷射而出，肛门红肿，这又属于热泄伤津，无论其发热还是不发热，梁剑波教授的经验常予升阳生津，清热利湿之加味玉露四苓汤治之，效果良好。《黄帝内经》说："暴注下迫、皆属于热。"加味玉露四苓汤是由四苓散合葛根黄芩黄连汤加三石散及白芍组成，四苓散化气利水，葛根黄芩黄连汤解表清里，三石散解热祛湿，白芍收敛止泻，合而用之，对小儿热泄伤津，效果显著。

案3：杨某，男，11个月，1992年6月16日来诊。

患儿2天前开始泄泻，每日10余次，腹痛，泻下急迫，势如水注，大便黄褐热臭，肛门灼热，心烦口渴，小便短少。先由西医诊治，打针服西药，泄泻次数稍减，仍腹痛，每日大便5~6次，稠黏臭秽，口渴欲饮，遂转中医治疗。就诊时，症见烦躁，口渴欲饮，腹痛，尿少，舌红，苔黄腻，脉濡数，即拟加味玉露四苓汤，3剂，大便次数减少，腹痛止，续原方再进3剂，大便正常，诸症消失，病遂告愈。

（五）麻疹明辨

麻疹是小儿最常见的一种疾病，多发于冬春季，形如麻子大，故名曰"麻"，因感的行疹戾经而发，故名曰"疹"，因地方不同称谓也各有别，一般称为麻疹。

本病产生的原因，历代医家均认为是胎毒蕴伏体内，复感时行不正之气而发。其病自脾肺出。《幼幼集成》

说："麻虽胎毒，多带时行，气候寒温非令，男女传染而成。"在现代医学中，本病为麻疹病毒感染，近年来由于免疫学的发展，预防接种麻疹疫苗，发病率已较低。

麻疹的初期症候，与伤风相似，发热口渴，眼胞肿，目红流泪，咳嗽喷嚏，精神不爽，鼻流清涕，手足指微冷。三四天后，先于耳后头面现点，继则胸背四肢，状如蚊咬，用火照，形如葡萄，色如桃花。以手摸之磊磊于肌肉外皮肤之上，初期稀疏，逐渐稠密，经三四日后依次隐退消失。

本病有轻重之别：轻者气血平和，神气清爽，疹色红润，来势和缓。重者表里夹杂，气喘息粗，疹隐不透，发热口渴，烦躁不宁。若兼风寒食滞，症见烦热渴饮、神昏谵语、溺涩便秘。疹色黑暗不鲜，收散紧速。若治疗失当，骤感外邪，或突惊恐等，可致麻毒内陷、气急鼻煽、烦躁谵语、神志不清，须立时急救，否则危及生命，临证尤当注意。

中医学对麻疹治疗积累了丰富的经验，对于麻疹皮疹的出现，认为是机体抵抗邪毒、将其外排的表现。依据麻疹的临床症状，结合患者的体质强弱，分辨阴阳、寒热、虚实，而采取透表、清热、解毒和养阴等方法。梁剑波教授的经验是：

1. 必须透表

适用于麻疹早期皮疹或出疹未透。有发热，无汗或少汗，口渴，咽喉充血，舌苔薄白，舌质红绛，脉浮数，面燥目赤及烦躁不安等症。表热表实者，可用辛凉透表药，忌着凉，常用麻杏石甘汤加味；若出汗较多，体质稍弱，可用银翘散或桑菊饮加味。内服上药后疹仍难透者，可另用西河柳、麻黄、紫浮萍、芫荽子等煎汤熏擦患者皮肤，效果良好，为透表发疹良方。临床曾观察到患者在出疹时期尚未出透而面色苍白，四肢厥冷，病情危急，经用上药熏擦后皮肤显现，病情渐趋好转，同时可利用水蒸气维持室内温度。使用过程中要注意保暖，不可将皮肤暴露，以防着凉。外用法之优点在于促进全身血液循环，加速麻疹透发，并能清洁皮肤，促进散势，防止高热惊厥的发生，减少肺炎等并发症。

2. 注意清热解毒

透疹后，麻疹遍布全身，但热未退尽，并有咳嗽、口咽发红、黏膜充血等症，舌质红绛，舌苔淡黄。表示体内余热未清，应以清热解毒为主。常用的方剂有桑菊饮，多汗者去薄荷，口渴加知母。亦可用银翘散，减去薄荷、荆芥、淡豆豉等辛散药物，佐以黄芩、栀子、牡丹皮、生地黄、知母等清热凉血药，以清内热。热势炽盛的可用白虎汤或犀角地黄汤加味。这一时期麻疹的变化最多，治疗上必须注意其病情变化，以防止热毒壅滞内攻。

3. 侧重养阴

当麻疹收回以后，舌质光红、干咳为高热后体液耗损、体虚肺萎的表现。以伤阴为主者，可用养阴药如琼玉膏，亦可给予芦根、竹茹、胡萝卜、紫草煎汤内服，效果良好。

（六）疳疾论治

疳疾是小儿常见的疾患，其证最为复杂，也最为难治。

根据古人文献，本病多为胃肠受伤，变生诸证。归纳起来有以下6种情况：①小儿出生后调护无方，长期饮食失节；②父母过于爱护，姿食肥甘，积滞既久，热伤脾胃；③小儿一两岁后犹恋乳食，谷肉果菜之营养不足，脾胃精微暗耗；④小儿脾胃虚弱，食不运化，积久生虫，虽能食而不能肥；⑤小儿吐泻之后，妄施攻伐，津液枯竭，肠胃虚惫；⑥由于乳母喜怒不常，饮食乖戾，儿食其乳，均可受其影响而成疳疾。基于上述六点，疳疾与现代医学之“小儿营养不良症”有共同的地方。

疳疾的主要症候为头皮光急，毛发焦枯，口馋唇白，两眼昏烂，揉鼻寻眉，脊耸体黄，斗牙咬甲，焦渴自汗，尿白泻清，肚胀肠鸣，癖结潮热，酷嗜瓜果酸咸，炭灰泥土，甚或饮水无度。临床尚须问明起病新久，辨清寒热虚实，然后施治。

疳疾，为现代医学的小儿营养不良症。小儿机体处于不断生长发育之中，需要复杂的营养物质，这不仅是为补充代谢的消耗，更重要的是为了生长发育。营养物质包括蛋白质、糖类、脂肪、矿物质、维生素等，是代谢旺盛的物质基础。正常乳儿每日蛋白质的需求量为每千克体重3～3.5克，糖类10～12克，脂肪5～6克。

中医学历代儿科典籍中早已指出造成疳病的原因：①主要与喂养有关，《幼科准绳》说：“小儿脏腑娇嫩，饱则易伤，乳哺饮食稍有失常，就形成疳。”又说：“婴幼缺乳，粥饭太早，或滥吃过分油腻生冷及甜食，积滞胃部，耗伤形体胃气，可产生疳。”以上说明营养不良的主要原因是婴儿长期缺乳，或过早增加淀粉食物。过饥、过饱和饮食不调亦为营养不良产生的原因。②长期慢性疾病如泄泻、慢性菌痢、结核病及迁延性肺炎等，使机体对热能和维生素消耗额外增加，亦可迅见消瘦。③早产儿或孪生儿，由于先天不足，脾胃功能较弱，易发生疳病。④外界环境不良、不讲卫生、缺乏户外活动等因素，亦能影响胃的消化功能，因而不能产生正常所必需的精微，同时也损伤了脾运化精微去营养全身各脏腑、四肢肌肉及生化气血的生理功能，于是产生了一系列的虚弱病状。所以《小儿药证直诀》说：“疳皆脾胃病，体内缺乏津液所引起。”《医宗金鉴》认为这种虚弱症状在15岁以下的小儿称为疳，15岁以上的成人称为痨。又说：“疳与痨皆气血虚惫，脾胃受伤所致。”归纳疳病的临床特点有三：①病程缓慢；②全身消瘦憔悴；③常伴有消化功能紊乱。

王肯堂提出：“凡是疳病皆属虚证，热者为虚中之热，冷者为虚中之冷，治热不可过分清凉，治冷不可用骤然温热法。”说明在饮食上必须先从淡薄饮食着手，而后逐渐增加。又说明疳病的治疗原则以调节饮食及补虚为主，必须逐步由少到多，由淡到浓，细致地加以调理。这些见解，是非常正确的。

（七）小儿杂病六种管见

1. 小儿多动症

小儿多动症，又称为脑功能轻微障碍综合征。患儿的智力接近正常或完全正常，但却有不同程度的行为、性格等方面的异常。它的临床表现多为好动，做猴脸，双手不停地握伸；扭腰，走路用另一只脚尖踢另一只脚的跟部；上课时注意力不集中，爱做小动作，无论做什么事情都难以持久；贪玩任性，不遵守纪律。有些患儿还兼有学习困难，成绩大多不好。体检检查没有明显的神经系统阳性特征，脑电图检查示约1/2患者脑电图有轻度或中度异常，但无特异性。绝大部分临床表现至青春期减轻或消失。

中医学没有小儿多动症这一病名，但对这些症状，有理解为先天因素的，如《四库全书医部全录·颅囟科》有："小儿三四岁，多作异常动静者，此先天或为不足之证，培养后天，多能自愈。"有理解为肝郁化火的，如《皇汉医学·儿规鉴》有："四五岁小儿多动者，为小儿所欲不遂，肝郁化火，故多动烦惚，清肝之阳，烦动自除。"这些见解，都很可贵。据梁剑波教授的经验：凡小儿多动，学习时注意力不集中，表现为动作笨拙，写字不端正，画图时，让画圆的画不圆，让画方的画不方等，多为先天不足，后天护理不当，宜用梁剑波教授自拟的滋肝肾、养心神、填脑髓的阴平阳秘散治之：煅龙齿、炙龟板、煅牡蛎、炙紫河车、生地黄、熟地黄各20克，钩藤、白芍、茯苓、枸杞子各15克，黄连、远志、熟枣仁、山萸肉、麦冬各10克，炙甘草6克，共为极细末，每次服3克，日服3次，白砂糖水送服，有良效。

如患儿多动，贪玩任性，不能满足要求时就大吵大闹，常与小伙伴打架等，多为后天护理不当，肝郁化火，宜用泻心平肝镇潜之息风导赤散治之：柴胡、白芍、竹叶、木通、生地黄、甘草各5克，茯苓、钩藤各10克，煅龙齿20克，龙胆草8克。清水煎服。

本病必须家长配合治疗，要了解上述表现是病态，不要惩罚责骂，应多予关怀；对患儿学习成绩不好，要耐心地反复讲解，稍有进步，应予以赞扬、鼓励。

2. 小儿颈部、颌下淋巴结核

颈部、颌下淋巴结核是小儿常见的一种结核病，以婴幼儿及学龄前儿童为多，故常常引起父母的忧虑。它的临床表现为颈部、颌下淋巴结肿大，有些成串珠状，发生于一侧或两侧，触之不痛。初起时较硬，互不粘连，并可以移动，如果淋巴结产生干酪样病变时，每致侵蚀周围组织，使淋巴结彼此黏连成团块。触诊时可以摸到不规则较大的而又不能移动的硬块。轻者可无症状，重者可长期低热并有慢性中毒症状。如淋巴结液化，则可由皮肤穿孔，形成难愈的瘘管并长期排脓，又极易继发细菌性感染。瘘管治愈之后，常留下不规则的瘢痕，大的还会影响颈部畸形。故早期诊断，正确用药，非常重要。

本病部分继发于肺结核，部分则为原发性结核。淋巴结核为慢性病症。X线检查可发现钙化灶；结核菌素试验阳性。瘘管排出的脓液中可找到抗酸杆菌或培养出结核杆菌，故诊断并不难。

中医儿科学称本病为小儿瘰疬、痰核。一旦发生，不易消散，如化脓溃破又较难收口。如果形成瘘管，又名鼠瘘。《灵枢》称："鼠瘘之本，皆在于脏。"它发生的原因，《幼幼集成》云："小儿瘰疬，由肝胆二经风热血燥而成。"《灵犀集》认为"肝经忿郁化火，火热灼津熬炼为痰，痰凝气结，遂结成肿核"。在现代医学中，采用抗结核药物治疗，如能再按中医学辨证施治，效果较为理想。如早期，仅局部淋巴肿核坚实，皮肤不红不热，为痰凝气结、筋脉瘀滞。治宜疏肝散结、豁痰软坚，可用《东垣十书》的散肿溃坚汤：知母、桔梗、三棱、莪术、升麻、柴胡各5克，黄连、黄芩、龙胆草、甘草各3克，葛根、天花粉、连翘各6克，昆布8克，清水煎服。

如淋巴结核日久，经用抗结核药物治疗，仍出现阴虚火旺，低热，手足心热，不论是否已成溃疡，梁剑波教授常用《证治准绳》的清骨散：炒鳖甲15克，地骨皮、青蒿、知母、银柴胡、胡黄连、甘草各6克，秦艽8克，清水煎服。痰多加川贝母5克，浮海石、牡蛎各10克，同煎。该方以18剂为1疗程，服至热退，方可停药。

如小儿形体清瘦，经治疗多月而结核块仍然不消，面色苍白，少气困倦，脉象细弱，舌淡苔白，此属于病久体虚，必须气血双补，化痰软坚，梁剑波教授的常用方为香贝养荣汤：香附、贝母、白术、党参、茯苓、桔梗各6克，川芎2克，当归、熟地黄、白芍、甘草各5克，生姜3片，大枣3枚，清水煎服。如已成溃疡或瘘管，经常排出脓液，上方加黄芪15克、白芷3克、金银花9克，同煎服。并有助于脓液吸收，创口收敛，促其痊愈。

以上各方剂量，适用于3～7岁患儿。

3. 小儿解颅

解颅是指小儿囟门逾期不合，或合而复开的一种颅囟异常疾患。正常小儿前囟一般在一岁半闭合，如过期不闭，囟门宽大饱满，颅缝开解，头围异常增大等，即为小儿解颅，和现代儿科学的脑积水病有许多相同之处。

解颅可发生于任何年龄，但多数在6个月内出现。它的临床表现为：头颅明显增大。这是最突出的症状，相比之下，小儿的面部和身体显得很小，颅骨缝裂开，前囟扩大膨出，头形变圆；由于头部重量很大，颈肌不能支持，患儿常不能将头抬起；又由于前颅凹的压力增加，使眼球震颤，颅神经麻痹，痉挛截瘫或四肢瘫痪，智力明显低下，发育迟缓。如果在囟门闭合之后起病，头围可不增大或增大不多，但颅内压增高的症状明显，出现头痛或呕吐等。

解颅证大多为进行性，上述症状往往日深一日而渐趋恶化。根据其临床表现，诊断并不难，但治疗常感棘手。亦有发展到一定程度时病情自行稳定，或经积极治疗预后尚称满意的。

中医儿科学认为，引起解颅的成因，主要是肾气亏损。《育婴家秘》谓："儿本虚怯，由胎气不盛，则神气不足，目中白睛多，其颅即解。"这是第一种原因。第二种原因是生后患病，肾阴亏损，火气上蒸于脑所致。《育婴家秘》又说："病后肾虚，水不胜火，火气上蒸，其髓即热，髓热则解。"第三种原因是病后湿浊内生，而在肾气不足、髓海空虚的情况下，湿痰浊气乘虚而入，亦能形成本病。

现代医学将脑积水病区别其属阻塞性与非阻塞性，

与解颅有共同的见解，湿痰浊气乘虚而入似于阻塞性脑积水，这种解颅病情严重。《幼幼集成》说“成于病后尤凶”，大概即指此。因肾虚髓海不足而成解颅，治疗以补肾益髓为主，用补肾地黄散：熟地黄、山药、山萸肉、牛膝、鹿茸、紫河车、人参、茯苓、肉苁蓉、泽泻、萆薢各15克，肉桂3克，共为极细末。6个月至1岁，每次服0.3克；1～3岁，每次服0.6克；3～6岁，每次服0.9克。每日3次，开水送服。如果患儿烦躁，手足心热，口干，舌红，属肾虚髓热之证，可加鳖甲、牡丹皮、麦冬各10克，煎水送服上方，缓以取效。

若头大异常，颅缝裂开，并继续增大增宽，面赤唇红，大便干秘，指纹红紫，必须兼用汤剂清热通络，除每日服补肾地黄散外，梁剑波教授常兼用化毒犀羚汤：水牛角、羚羊骨各3克，牡丹皮、赤芍、钩藤各4克，竹叶、麦冬、青天葵、金银花各6克。清水煎服，每日1剂。本方剂量适合于1～3岁小儿。

4. 小儿舞蹈病

小儿舞蹈病是小儿风湿热的一种特殊类型，是神经系统受累的主要表现。本病的发生年龄多在6岁以后，以8～12岁为最多，女孩多于男孩，且多发生于冬春季节，寒冷潮湿地区较为多见。（1/2）～（2/3）患者有风湿病史，部分患者多无其他风湿症状。一般病程为1～3个月，有时可再发，也有延续1年以上的。

本病的临床特点为程度不一的不规则地不自主运动，以四肢动作最多，患儿不能解、结纽扣，颜面肌肉抽搐，造成挤眉、弄眼、吐舌等异常面容；甚或语言障碍，进食困难，耸肩缩颈，四肢不随意舞动，并可出现走路不稳。在兴奋或注意力不集中时加剧，入睡后消失。本病多能治愈。

《黄帝内经》云：“风胜则动。”“诸风掉眩，皆属于肝。”“诸暴强直，皆属于风。”故将小儿舞蹈病，列入肝风内动证的范围。《医海酌蠡》指出本病的治法，有：“小儿舞蹈病，纯属肝风，患儿外受风邪，引动肝风，故手舞足蹈尔，治疗之法，应疏外感之风，熄内风之炽，则病可愈。”据梁剑波教授的治疗经验，本病可分为急性发作期与舞蹈缓解期。急性发作期出现风胜则动，外风引动内风，症见患儿手舞足蹈，情绪不稳，无意义的不自主的肌肉动作，如皱眉、努嘴、吐舌、眨眼、语言和咀嚼障碍等表现。舌质红，脉浮弦。证属外感风邪引动肝风内炽，治宜疏风养肝、平熄肝风，用梁剑波教授自拟的羚附姜防汤：羚羊角（先煎）1克，白附子、刺蒺藜、防风、羌活、天麻、胆南星各5克，珍珠母、钩藤、菊花各12克，桑枝、丝瓜络各15克，蝉蜕6克，甘草3克，清水煎服。如四肢动作障碍，语言、咀嚼、吞咽困难，又属于风邪化热入络，上方可加白芍、僵蚕、地龙各10克，全蝎3克，蜈蚣2条，同煎服。俟患儿情绪稳定，上述症状减轻，再以舞蹈缓解期辨治。舞蹈缓解期，系急性发作期过后，无意识及不自主的运动消失，间有眨眼、努嘴或摇头缩颈，睡眠不稳。舌质淡，脉沉缓，二便调。证属肝肾阴亏，筋脉失养，治宜养肝滋肾、舒筋育阴，用梁剑波教授自拟的滋阴二至汤：女贞子、旱莲草、生地黄、熟地黄、怀牛膝各10克，玄参、麦冬、牡丹皮、地骨皮各6克，黄连、甘草各3克，清水煎服。以上剂量适用于8～12岁儿童。

5. 小儿急惊风

惊风是中医儿科学的一个特有症候，以惊厥、抽搐、神智昏迷等症候群为其特征。本病多见于1～5岁的婴幼儿。

古代医家认为，惊风属儿科恶候。《东医宝鉴》认为，“小儿疾之最危者，无越惊风之症”，故又将“麻、痘、惊、疳”之惊证列为儿科四大证之一。

唐代以前，无惊风之名。惊风证较早见于《太平圣惠方》，并将惊风分为急惊风和慢惊风两大类。《古今医鉴》将惊风的症状归纳为“搐、搦、掣、颤、反、引、窜、视”八候。指出患儿在抽风时肘臂抽缩为“搐”，十指开合为“搦”，肩头相扑为“掣”，手足动摇为“颤”，身向后仰为“反”，手若开弓为“引”，目直似怒为“窜”，睛定不活为“视”。这八种征象为急、慢惊风的必见症，但惊风发作，不一定八候全都出现，因为发作时急慢强弱也不一定相同。《婴童百问》在临床上将病来急暴，症见实象，属阳属热证的，称之为急惊风；病来缓慢，虚证明显，属阴属寒的，称之为慢惊风。《幼科发挥》还列举了惊风变证的“惊久成痫”“搐后成瘫”的危重症候。从上述这些见解，可见历代医家对于惊风证的认识还是较为深刻的。

急惊风以外感致病为主。它的主要症状是高热持续，神智昏迷，两目窜视，牙关紧闭，颈项强直，四肢搐抽等，而发热、多痰、抽风、惊惕系它的特有征象。急惊风临床常见的有：

（1）外感惊风：这是因外感风邪或暑邪，或感受疫邪所引起的惊风证。

病多发于冬春季节，感受风邪，起病较急，症见发热、头痛、咳嗽、烦躁、神昏、惊厥，属于风邪在表的征象。治疗宜疏风清热、开窍镇惊，宜用银羚汤：金银花、连翘、竹叶、芦根、桑枝、钩藤各10克，荆芥、薄荷、牛蒡子、淡豆豉、桔梗、僵蚕、蝉蜕各5克，甘草3克，羚羊角（先煎）1克，清水煎服。病重神昏可送服安宫牛黄丸半丸，早晚各1次。如高热甚者银羚汤加石膏15克同煎，并送服紫雪丹1.5克，早晚各服1次，务求邪去热退，使惊风缓解。

外感惊风中的所谓“感受暑邪”，病多发于夏季，起病也较急。症见壮热汗多，头痛项强，恶心呕吐，昏睡时出现烦躁、四肢抽搐、惊厥不止。这属于暑热炽盛，热甚伤津，上扰清阳的征象。治疗要祛暑清热、开窍镇惊。宜用《疫疹一得》的清瘟败毒饮，方为：生地黄、玄参、连翘、知母、竹叶各10克，黄芩、黄连、栀子、牡丹皮、桔梗各5克，水牛角（先煎）6克，甘草3克，清水煎服。

这是一张泻火解毒、凉血救阴的处方。抽搐不已的加羚羊角（包，先煎）1.5克，钩藤、僵蚕各6克，同煎；如壮热无汗，上方可加香薷6克，厚朴5克，南豆花10克以消暑解表透汗；如昏迷抽风较重，可送服紫雪丹1.5克，早晚各1次。

有的患儿感受暑邪之后，由于挟湿较重，嗜睡昏迷，大便溏稀，身热足冷，就要清热渗湿，化浊息风，宜用加味三仁汤：杏仁、白蔻仁、厚朴、法半夏各5克，薏苡仁、竹叶、白通草各10克，川贝母、石菖蒲、佩兰、藿香各3克，天竺黄6克，滑石15克，清水煎服，送服至宝丹1丸，早晚各1次。

外感惊风的所谓“感受疫邪”，病情每较凶险，故起病急骤。疫邪在气分，患儿就出现高热烦渴；疫邪直迫心营，患儿就出现神昏、惊厥、谵言、两目上视、烦躁不安。这属于气营两燔、肝风内动的征象，治疗要清气凉营、息风止痉，宜用加减清营白虎汤：生石膏15克、生地黄、牡丹皮、玄参、连翘、金银花各10克，知母、黄芩、钩藤、天竺黄、莲子心、竹叶各6克，水牛角粉、羚羊角粉各1克（先以开水冲服），甘草3克，生龙齿20克，清水煎服。高热烦躁甚者，可早午晚各服紫雪丹1.5克；昏迷嗜睡者，早晚各服安宫牛黄丸半丸。

（2）痰食惊风：小儿肝常有余，脾常不足。脾虚易生痰湿、食积，如果饮食不节，或误食污染的食物，均可导致痰、食郁滞，使气机失于调达，容易发生惊风。这种痰食惊风，症状是先见胃纳呆滞、呕吐、腹痛便秘、痰多；继而发热神呆，迅即出现昏迷痉厥、喉间痰鸣、腹部胀满、大便稀臭，治疗宜消食导滞、涤痰镇惊。梁剑波教授自拟的消积镇惊汤，效果颇良。方为：黄芩、栀子、大黄、连翘、钩藤各5克，薄荷、厚朴、陈皮各3克，莱菔子、焦山楂、麦芽各10克，龙齿15克，天竺黄、川贝母各4克，甘草2克，清水煎服。另加人工牛黄1克，先用开水冲服。痰涎较盛的，宜早晚各服1次。如神昏、惊厥、痰鸣较重的，可再送服玉枢丹3克，早午晚各1次以辟秽消导，效果亦优。

（3）惊恐惊风：婴幼儿神气怯弱，禀赋不足，元气未充，或素蕴风痰，偶受外界强烈刺激，如乍见异物、乍闻异声或不慎跌倒等，突然受惊，气血阴阳发生紊乱，即中医学所谓的“恐则气下”“惊则气乱”。这就是惊恐惊风的成因。它的症状是不发热或发热不高，不能安眠，醒则时时啼哭，面色时青时赤，或大便色绿，颇易惊惕。治疗宜安神镇惊。梁剑波教授常以《济生方》的远志丸加味治疗。方为：远志、石菖蒲、甘草各3克，茯苓、党参、钩藤各10克，龙齿15克，清水煎服。并可兼服抱龙丸。

6. 小儿慢惊风

慢惊风，也是中医儿科学中的一个特有病名。它和急惊风不同，急惊风为风热、实证、阳证；而慢惊风则属寒证、虚证、阴证。慢惊风有由于急惊风失治、误治转变而成的；或温热病之后，耗伤真阴，肝肾阴亏，致筋脉失去濡养，成为阴虚风动者。或因大吐大泻、伤损脾胃阳气、虚风骤动；脾阳不振，继而损及肾阳，从而形成体内阳气的衰竭，导致脾肾阳虚。总的说来，慢惊风一证，实系小儿病久、虚极之候。

慢惊风多起病缓慢，形神疲惫，嗜睡或昏迷，手足时时抽搐；有时患儿仅表现摇头，或面部肌肉抽动，或某一肢体搐搦。体温不高，甚则四肢发冷。常见的患儿有虚寒、虚热之分，亦有正气大虚而实邪仍留恋未清者。

常见的慢惊风证有：

（1）脾虚慢惊：患儿因长期呕吐、腹泻，伤及脾阳；或急惊风证经治未愈，伤及脾阳，脾失健运。症状有神志不清，嗜睡露睛，面色萎黄，四肢不温，时或抽搐，大便稀溏而小便清长，这就是中医所说的脾虚、肝旺生风的慢惊证。治疗应以温中健脾为主，梁剑波教授常用《医宗金鉴》的缓肝理脾汤：炙甘草、人参各3克，白术、茯苓、山药、白芍、炒扁豆各5克，桂枝、陈皮、生姜各2克，大枣2枚，清水煎服。如有抽搐，时发时止，可加钩藤、天麻各5克，全蝎3克，同煎服。

（2）阳衰慢惊：患儿因大病久病之后，阳气衰微。症见精神极度萎靡，面色㿠白，额出冷汗，昏睡，四肢厥冷，手足蠕动震颤，大便水多澄冷。这就是中医所说的脾肾阳衰、肝虚风动的慢惊证。治疗应以温补脾肾、回阳救逆为主。梁剑波教授常用《证治准绳》的固真汤：人参、炮附子各3克，白术、茯苓、黄芪、山药各6克，炙甘草5克，肉桂（焗）1克，清水煎服。

阳衰慢惊，必须回阳固脱。梁剑波教授又常用逐寒荡惊汤加味：人参3克，煅龙骨、煅牡蛎、灶心土各15克，胡椒、炮姜、丁香各1.5克，肉桂（焗）1克，清水煎服，上二方治阳衰慢惊，有异曲同工之妙。

（3）阴虚慢惊：多系患儿在温热病之后，真阴耗伤，或急惊风经治未愈。症状为潮热多汗，手足心热，面颊㿠白或潮红，形体消瘦，抽搐时轻时重，肢体微呈拘挛或强直，大便或稀或干，小便时黄时清。这就是中医所说的肝肾阴亏，筋脉失养，气阴两耗的慢惊证。治疗宜益气育阴潜阳、柔肝息风，处方可用《温病条辨》的大定风珠加减治疗：生龟板、生牡蛎、生鳖甲各15克（均先煎），生白芍、生地黄、阿胶、麦冬、火麻仁各6克，炙甘草、五味子各3克，鸡子黄（冲）1枚，清水煎服。

又急惊风后之肝肾阴亏，耳聋，失明，亦可以大定风珠加山萸肉、枸杞子、菊花、女贞子各5克，当归3克，同煎服。

慢惊风并非不治之症。如果用西医辨病、中医辨证等医疗手段积极对待，或中西医结合治疗，患儿常能康复。

由于小儿服中药较为困难，如果把中药改为散剂、片剂、丸剂，就有利于婴幼儿服用。梁剑波教授的家传秘方犀羚珠珀散对于急惊风高热抽搐，慢惊风烦躁不安，筋惕肉瞤，痰浊蒙蔽，失语神呆等症都有很好的疗效。方为：犀角（用水牛角代）、正羚羊粉、琥珀、珍珠各3克，牛黄2.5克，川贝母、天竺黄、胆南星、龙胆草、黄连、全蝎、僵蚕、石菖蒲、蝉蜕各12克，熟枣仁、钩藤、地龙（焙）各10克，共研极细末，再入朱砂3克，麝香1.5克，拌匀，瓶贮备用。

1～6个月的婴儿，每次服1克；6个月至1岁，每次服1.5克；2～3岁，每次服2克；4～6岁每次服2.5克；6～10岁，每次服3克。每日3次，开水送服。

八、治疗肿瘤心法

（一）消化系统肿瘤治疗经验

梁剑波主任医师善治常见的消化系肿瘤，用药拟方。独具特色，既结合前人理论，又有个人的独特见解。整理介绍如下：

1. 食道癌

食道癌在祖国医学中属噎膈范畴，梁剑波教授认为，本病多因长期嗜饮烈酒，或嗜食辛辣燥热之品，积热消阴，以致津伤血燥，日久瘀热停留，阻于食道而成。诚如清·何梦瑶指出："酒客多噎膈，饮热酒此尤多"。《诸病源候论》又说："忧恚则气结，气结则不宣流，使噎；噎，此塞不通也。"故七情所伤，情志郁结，肝气久郁则津液不能输布，日久而成痰浊；气滞则血液不得流畅而为瘀阻。痰瘀交阻蕴于食道，以致饮食难于下行，甚则食入即吐，遂成食道癌。其辨证论治如下：

（1）瘀血凝痰，交阻食道。症见吞咽困难，继则水饮难下，胸痛，泛吐黏痰，大便坚硬，或吐下如赤豆汁。形体消瘦，肌肤甲错干燥，舌多青紫或纯红而干，脉细涩。治宜活血祛瘀、化痰解结。梁剑波教授以自拟消瘀解结饮治之：急性子、土鳖虫、石菖蒲、川贝母、郁金各10克，王不留行、丹参、南沙参各15克，当归、桃仁、红花各5克。清水煎服。本型还可辅以牛乳韭汁丹参饮，方用牛乳500克、韭菜250克捣汁、丹参30克同煮，微温频呷服，可活血行瘀，滋阴通便。

（2）痰瘀凝结，气虚津亏。症见面色皖白，形体消瘦，食物及水饮俱难咽下，或声音嘶哑，或大量出血，舌绛苍敛，苔光剥，脉细微涩或弦细数。治宜扶正育阴、化痰散瘀。梁剑波教授以自拟育阴消结饮治之：花旗参、当归、石斛、赤芍各10克，黄芪30克，生地黄、天花粉、丹参各15克，蜣螂虫3只，三七末（冲）、桃仁各5克。清水煎服，或可兼服急性蚤甘丸：急性子60克，蚤休15克，甘草10克，研末蜜丸，徐咽或含化，可有解毒祛痰散结作用。又可用生鹅血1碗，徐徐趁热饮下，每日1次。此物有通便开塞作用。梁剑波教授每治食道癌必用生鹅血，有用至3个月而能吞咽粗食者。

2. **胃癌**

胃癌为常见恶性肿瘤之一。多因饮食失调，情志不畅，伤及脾胃，脾胃损伤，毒邪侵袭蕴毒积聚而成，或嗜食酒酷厚味，肥甘辛辣，痰结内生，至胃内积热，郁久伤阴，络血瘀结，致成本病，辨治分型如下：

（1）邪毒蕴结，瘀血内阻。症见胃脘部疼痛拒按，或有肿块固定不移，呕吐如赤豆汁，大便黑如柏油状，形体消瘦，精神萎惫，舌质黯或瘀斑，脉细涩。治宜扶正解毒、活血化瘀。梁剑波教授以自拟化瘀扶正汤治之：五灵脂、凌霄花、枳实、赤芍、延胡索、三棱各10克，莪术、香附、山楂各15克，夏枯草30克、蜣螂虫3只。清水煎服。气虚加党参、白术各15克；阴虚有热加生地黄15克、石斛10克；大便秘结加大黄12克；吐血并黑便加仙鹤草30克，白及、侧柏叶各10克，槐花炭6克，另三七粉5克冲服，或云南白药2支冲服，每日2次。

（2）痰瘀内凝，蕴结成癥。症见心下癥结凹凸，上腹部胀痛拒按，食后更甚，或呕吐黏痰，或朝食暮吐，暮食朝吐，病成格拒。舌质红绛或紫黑无津，苔垢厚，脉沉伏涩或沉弦无力，若痰为蟹沫，粪为羊尿，多见于本病晚期。治宜化瘀消积、逐瘀养津。梁剑波教授以自拟逐瘀养津汤治之：沙参、鸡内金、山楂、丹参各15克，川贝母、当归尾、枳实、赤芍、杵头糠（筛净）各10克，桃仁、红花、甘草各5克。清水煎服。若粪如羊屎，可加生地黄、郁李仁、瓜蒌仁。煎成冲入生藕汁、雪梨汁或蜜糖1杯，温服。或加服下方：石见穿24克，土鳖虫、炒穿山甲、三七各30克，甘草12克，共为细末，每服3克，开水送服，每日3次，有消积祛瘀止痛之功。

3. *原发性肝癌*

本病甚为凶险，缘于肝热湿毒，长期浸淫，先至气滞血瘀，后则肝肾阴亏，气血壅塞，凝聚成癥。肝内肿物，日渐增大，或坚硬如石，表面高低不平；或结节压痛，推之不移。晚期黄疸加深，经久不退，色黯晦黧黑，或腹水显露，甚则出血昏迷。主要证治如下：

（1）气血瘀滞，胁下癥积。症见胁部胀痛，胁下有癥块，恶心纳减，倦怠乏力，肌肤甲错，或有腹水，舌紫黯有瘀斑，脉弦细涩。治宜疏肝理气、化瘀软坚。梁剑波教授以自拟行瘀除癥汤治之。处方：当归、赤芍、香附、郁金、三棱、莪术各10克，桃仁5克，丹参、炒穿山甲、牡蛎、八月扎各15克，土鳖甲3克，清水煎服。气虚重者加黄芪40克、白术15克；腹水加泽泻15克，车前子、葫芦茶各10克。

（2）火毒内盛，热扰心营。症见黄疸日益加深，发热口渴，心烦易怒，胁痛肿块日大，甚者鼻衄、牙宣，皮肤瘀斑，大便秘结，溺黄如浓茶或尿血。严重的神昏谵妄，舌深红、苔黄腻或干，脉弦急数或弦细数。治宜泻火解毒、凉血清营。梁剑波教授以自拟清火漏芦汤治之。处方：黄连、黄芩、漏芦、半枝莲、赤芍、山栀子各10克，土茵陈、白花蛇舌草、鳖甲各30克，生甘草6克。阴虚舌绛加生地黄、天花粉各15克；便秘加大黄12克、青黛10克；神志不清加用安宫牛黄丸、紫雪丹等凉营开窍。

以上2型均可兼服犀黄丸，每次1瓶，每日2次，有清热解毒活血之效。

4. 典型病例

案1：郭某某，男，64岁，1989年3月25日初诊。

患者患萎缩性胃炎7年，于1988年11月经胃镜及活检确诊为：①胃体早期中分化管状腺体胃癌；②慢性萎缩性胃炎。经中西医治疗3个多月，效果不显。患者形体消瘦，贫血征，上腹隐痛拒按，食欲不振，强食有恶心感，眩晕心悸，便干色黑艰涩难解，数日1行。舌黯，苔黄白干，舌下脉络瘀点，脉关尺细涩。证属瘀毒内结，气血虚亏。治宜益气养血、化瘀祛毒，自拟化瘀扶正汤加减。

处方：五灵脂、山楂各15克，凌霄花、当归各12克，赤芍、三棱、莪术、枳实、香附、延胡索各10克，黄芪45克，蜣螂虫6克。每日1剂，分2次温服。

连服4周后再诊，患者服药后上腹隐痛日减，食欲好转，大便每日均解少许，呈黄黑相间，舌脉如前。继前方再进，煎成冲服三七末6克。并用花旗参10克、丹参15克，隔天炖服猪瘦肉。定期复查病情。此后宗上方治疗1年，精神转佳、体重增加，贫血好转，黑便消失。1990年4月复查，胃镜诊为管状腺体胃癌，较前病灶略有好转。

案2：朱某某，女，59岁，1990年9月18日初诊。

患者1990年4月经胃镜和病理活检确诊为食道中段鳞状上皮细胞肿瘤，慢性浅表性胃炎，四处求医半年未效。症见形体消瘦，神疲乏力，精神忧郁，胸部疼痛，时泛黏涎，每日进半流饮食少许，便如羊粪，艰涩难下。舌质黯紫，苔白而腻，脉沉细涩。证属痰瘀凝结，气虚津亏。治宜益气养阴，通络化瘀。先予急性蚤甘丸通膈解毒随意含化，再予育阴消结饮加减。

处方：花旗参（另炖兑入）、赤芍、当归各12克，黄芪30克，生地黄20克，天花粉、石斛、丹参各15克，桃仁10克，炒穿山甲20克，蜣螂虫、三七末（冲）各6克，并嘱每日饮服鲜热鹅血300毫升。

7天后再诊，患者胸痛减轻，每餐能食稀粥1小碗，黏涎减少。药见小效，本上方再进。

3个月后精神气色均好转，能食米羹，咽下时仍有轻微胸痛，大便2～3天一行，色黄褐臭秽。嘱停服鹅血，以中药增减治疗。

1991年4月复查纤维胃镜，癌灶基本控制，体检未发现锁骨上窝淋巴结转移。继进益气养阴、通腑化瘀中药调治，患者后能带病延年生活自理。

案3：艾某某，男，67岁，1987年5月11日初诊。

患者1986年9月前经CT、B超等检查确诊为原发性肝癌，同年11月行右叶癌灶切除手术，随后进行化疗。至1987年3月，肝左叶又发现包块，腹水剧增，身体羸弱，病情危重，其家属已准备后事。后经介绍请梁剑波教授会诊。诊见患者呈恶病容，语言低微，腹胀如鼓，腹水征（+++），青筋暴露，胁痛纳呆，肝脾扪诊不满意。脚肿尿少，舌质黯红边有瘀斑、苔黄腻，脉沉弦。证属臌胀，气亏血瘀，胁下癥积。治宜益气活血、消癥逐水，以行瘀除癥汤加减。

处方：黄芪、葫芦茶各60克，白术、郁金、丹参各15克，炒穿山甲20克，赤芍、香附各12克，莪术、三棱各10克，泽泻30克。水煎服，另每日早、晚服犀黄丸1瓶，高丽参10克炖服。

经治疗一个半月病情控制，腹水消退，纳增。此后，完全停服西药及化疗。上药与人参养荣汤、杞菊地黄汤交替调治，配合食疗等以扶正祛毒，增强免疫力。患者贫血好转，体力增强，每日能跑步并坚持冬泳，精神旺盛，判若两人。B超检查提示肝左叶肿块较前缩小约3厘米，腹水消失。如是带瘤生存近6年。后于1993年6月突发脑溢血，住院抢救3天，不治身亡。

（二）肺癌治疗经验

肺癌的形成，中医认为属正气先伤，邪毒犯肺，以致肺气滞郁，宣降失司，进一步导致脉络阻塞，气滞血瘀，日久形成积块。正如《杂病源流犀烛》中说："邪积胸中，阻塞气道，气不通为痰……为血，皆邪正相搏，邪既胜，正不得制之，遂结成形而有块。"肺癌早期患者可无明显症状，中期症状比较明显，因邪毒反复犯肺，久则化火伤阴；肺阴受损，则肺气随之而虚，或经化疗、放疗之后，出现气阴两虚。故在治疗上，梁剑波教授主张用益气养阴法，常喜用紫菀汤合百合固金汤以清金固母，或生脉散培土生金治本。根据《素问·平人气象论》所提出的"人无胃气曰逆，逆者死""人绝水谷则死，脉无胃气亦死"的古训，强调有一分胃气便有一分生机。故又常运用花旗参、麦冬、五味子、党参等以补土养阴扶正，增强机体免疫功能，通过益气养阴，培土生金等方法的治疗，使一些较为危重的肺癌患者带病延年。

病案：梁某，男，56岁，1991年11月15日来诊。

患者1年前因咳嗽中带血，右锁骨上淋巴肿大，经某医院胸部x线片、CT检查诊断为右肺癌，手术后情况良好。半年前出现咳嗽、气喘、痰中带血，遂于1991年11月15日延梁剑波教授诊治。诊见：面色皖白，咳嗽，气喘，胸闷，疲乏无力，烦热，舌红，苔少，脉细数。证属肺阴虚损，邪毒痰浊内扰，治宜益气养阴，解毒化痰。

处方：紫菀、川贝母、党参、茯苓、阿胶、生地黄、熟地黄、玄参、麦冬、百合、白芍各15克，知母、桔梗各12克，五味子、当归、白及、青天葵、茅莨花各10克，冬葵子、花蕊石各30克，甘草5克。清水煎服，每日1剂。另用花旗参、麦冬各15克，五味子3克，清水1碗炖4小时，睡前服。

服上药1周后，咳嗽、气喘减少，痰血消失。继用上方长期服用，病情稳定，能步行来院复诊。

（三）脑瘤治疗经验

脑瘤是指颅内原发性或继发性肿瘤。中医认为是髓海病变，与脏腑清阳之气相关。其临床特征多为头痛头晕，耳鸣眼花，眼球突出，对光反射消失，视物模糊，言语不利，胸闷呕恶，痰多胶腻，四肢震颤、麻木等。梁剑波教授认为，本病的发生，多由于体质虚弱，血行不畅，痰浊阻滞，髓海受损，痰瘀凝聚成块，阻塞脑络所致。治疗上主张化痰软坚，通窍息风。常喜用温胆汤合阳和汤加减，并结合临床症状酌加西黄丸，可获一定疗效。

病案：卢某某，女，49岁，1992年12月22日初诊。

患者2年前因头痛、视物模糊、颈转侧欠灵而到某医院作头部CT扫描，拟诊为右侧颞叶肿瘤，建议手术治疗。因惧怕手术，要求中医治疗。诊见：形体虚胖，面色㿠白，头痛，目光呆滞，言语欠清，四肢微颤、麻木，颈向左转侧欠灵，舌淡红、苔白腻、脉弦细。证属痰瘀凝聚阻塞脑络，治宜化痰软坚、通窍息风。

处方：麻黄、甘草、炮姜炭各5克，熟地黄30克，白芥子、鹿角胶、法半夏、制胆南星、天麻各12克，肉桂心（冲）1克，黄芪45克，当归、全蝎各10克、浙贝母、钩藤、僵蚕各15克，蜈蚣3条。水煎服，每日1剂。另用西黄丸每日1瓶。

服药2周后，头痛减轻，精神转佳，余症同前，舌淡红、苔白，脉弦。药已中的，效不更方。嘱按原方坚持服药半年，头痛不作，视力增加，四肢震颤、麻木减轻，言语较前清楚，病情稳定。

（四）治疗癌症疼痛心得

梁剑波教授老中医擅治疑难杂症，在50余年的医学实践中，对癌肿疼痛的治疗颇有心得。

梁剑波教授认为，肿瘤的产生，与人体正气虚损密切相关，如《医宗必读·积聚》篇曰："积之成也，正气不足，而后邪气踞之"。由于情志、饮食、环境等因素长期作用于人体，使其阴阳气血不足，正气衰退，脏腑功能失调，产生气滞、血瘀、痰结、湿聚、郁热等病理因素，为癌肿的生成创造了条件，而癌肿的迅速发展，又进一步耗伤正气，扰乱脏腑功能。癌肿形成后，阻滞经络，影响气血运行，不通则通，易产生痛症，患者受癌痛折磨，往往对治疗及生存失去了信心，而有效地止痛对减少患者的痛苦、控制病情的发展、提高患者生存质量、树立战胜疾病的信心具有积极的意义。

1. 重脾胃，培土扶正

梁剑波教授认为，人体以脾胃中气为要。脾胃乃后天立身之本，气血生化之源，气体升降之枢纽。脾胃功能失调，各脏腑气机升降失常，致气滞血瘀，痰湿火毒互相搏结于人体某一部位，形成癥积痞块。故在治疗癌痛患者中，强调："有一分胃气，便有一分生机。"处处注意调理脾胃，培土扶正，使患者胃纳旺盛，中土健运，气血生化之源不竭，营养充沛，得以耐受癌痛折磨，并通过健脾和胃，培本扶正，调整人体内部阴阳气血的平衡，增强机体抗病能力，控制肿瘤的发展，缓解癌肿疼痛。如《卫生宝鉴》曰："养正积自除……令真气实，胃气强，积自消矣。"常用生脉散，参苓白术散，抑阳转阴汤（为参苓白术散、六味地黄汤、二至丸及五子衍宗汤合方）。补土阴益气，使一些晚期癌肿患者增强机体免疫功能，提高对癌痛的耐受性。

案1：王某某，女，71岁，1996年9月来诊。

患者1995年11月出现腹胀，双下肢浮肿，1996年8月在广州市某医院实行彩超检查，发现：①右肝前叶占位性病变，考虑肝癌。②肝硬化。同年9月请梁剑波教授诊治，拟"积病"收入院。入院时患者消瘦、腹胀、肝区隐痛不适，纳差，少尿。体格检查示肝肋下触诊不满意，腹部移动性浊音。双下肢浮肿（++），入院B超提示肝内占位性病变，肝癌，巨块型。梁剑波教授认为，患者年已古稀，阳气渐衰，脾阳不运，湿痰内聚，阻滞气机，气滞血瘀，积块乃成。病机为脾虚瘀结，治疗上不可妄用下药，应保护其正气，解除症状，冀其带病延年，以治本补虚为原则，拟健脾和肝、活血散结为法。

方用抑阳转阴汤加减：山萸肉15克，牡丹皮15克，甘草10克，木香10克，女贞子15克，熟地黄15克、泽泻20

克，桔梗15克，炒龟板（先煎）20克，旱莲草20克，茯苓15克，党参15克，莲子15克，炒鳖甲（先煎）20克，桑葚15克，山药15克，白术15克，砂仁10克，溪黄草20克，丹参30克，水煎服，每日1剂。并配合使用白蛋白、利尿剂等对症支持治疗。

用药2月后，患者症状基本消失，B超复查示“肝内实性团块较入院时略有缩小”。病情稳定出院，继续门诊治疗。3个月后返院复诊，无肝区病痛，无腹胀，无下肢浮肿。

2. 审病机，立法遣药

梁剑波教授常说：“辨证要端的，见病要知源。”癌痛的产生，病机复杂。临证辨治时要细心分析，洞察病机，辨清癌痛的标本缓急，在扶正培本的基础上针对癌痛产生的病机，立法遣药，或行气止痛，或活血止痛，或泻火解毒，或豁痰散结，因其针对性强，每每收到良效。

（1）行气止痛，用木香、香附、郁金。

木香长于行胃肠滞气，有良好的止痛作用；香附长于疏肝理气止痛；郁金行气解郁，止痛作用明显，3药常合用于痛无定处，发无定时，胀痛不舒之轻度疼痛者。

（2）活血止痛，用乳香、没药、三七、失笑散。

乳香活血止痛较好，兼行气。《珍珠》评：“乳香能定诸经之痛。同没药合用，增强活血止痛功效。”《本草纲目》曰：“乳香活血，没药散血，皆能止痛，消肿，生肌，故二药每每相兼而用。”三七活血散结，消肿止痛。而失笑散乃治疗血瘀作痛之常用方，故对于痛有定时，固定不移，刺痛为主的患者，常予扶正培本方中加入这数药，以活血祛瘀止痛。

（3）泻火解毒，用羚羊骨、犀黄丸、罂粟壳。

癌肿晚期，病情急速发展，或合并感染，常表现为内热炽盛，火毒鸱张，癌肿疼痛也较为剧烈，此时梁剑波教授常用羚羊骨、犀黄丸，清热解毒，泻火止痛。梁剑波教授认为羚羊骨清热解毒力强，止痛功效亦佳，尤善止神经痛，癌痛剧烈而兼郁热者。常用此药，屡屡收到良效；而罂粟壳止痛功能明显，诸药合用于重度癌痛之患者。

至于一些痰浊湿聚所致皮下肿块，多为不痛不痒，如有疼痛，常兼挟瘀、热。在治疗中辨明癌瘀互结抑或痰火胶结，而于豁痰散结诸药中加入行气止痛药或泻火解毒止痛药，常用小金丹。

案1：黄某某，男，57岁，1996年6月来诊。

患者于1995年11月开始出现双侧胸胁疼痛，逐渐至腰痛，屈伸困难。在当地医院经胸部X线、胸部CT及脊髓造影检查，确诊为肺癌并肋骨、胸骨转移。1996年6月到梁剑波教授学术中心治疗，拟“肺积”入院。入院时胸胁腰痛，痛势较剧，痛处固定不移，伴咳嗽少痰，气短声低，面色㿠白，神疲乏力，口干纳差。体查中度贫血貌。桶状胸，双侧肋骨压痛明显。腰第4、第5椎局部压痛。

梁剑波教授认为，本病属中医“肺积”范畴。究其原因，乃年过半百，阴气自半。又平素嗜烟，灼伤肺脏，肺气肃降失调，郁滞不宜，继而壅塞血脉，渐至气滞血瘀，久则形成肿块，发为肺积，并衍生诸症。肺阴亏耗，失于清肃，气逆于上致咳嗽痰少；肺气不足，则气短声低；积块阻塞血脉，不通则痛，故胸痛；日久耗蚀精气，损伤骨骼，发为腰痛。病机为气阴两虚，气滞血瘀，症属本虚标实。治疗当标本同治，扶正祛邪，益气养阴，活血祛瘀，行气止痛。

方用百合固金汤加减，水煎服，每日1剂，组成如下：生地黄15克、麦冬15克、百合20克、白芍15克、熟地黄15克、川贝母10克、当归10克、甘草6克、玄参15克、桔梗10克、丹参10克、延胡索15克、炒鳖甲30克、川楝子10克、川续断30克。

另用西洋参10克、延胡索15克、丹参15克、罂粟壳10克炖服，每日1剂。加胶犀黄丸1支，口服，每日1次。

服药20天后，腰痛缓解，胸胁仍觉疼痛，但痛势较前缓解，效不更方，在原炖方上加小海马1条，以增强扶正祛邪功效。治疗40天后出院，出院时痛缓解，无咳嗽气短，精神好，胃纳可，二便调，带药继续治疗，定期返院复查。

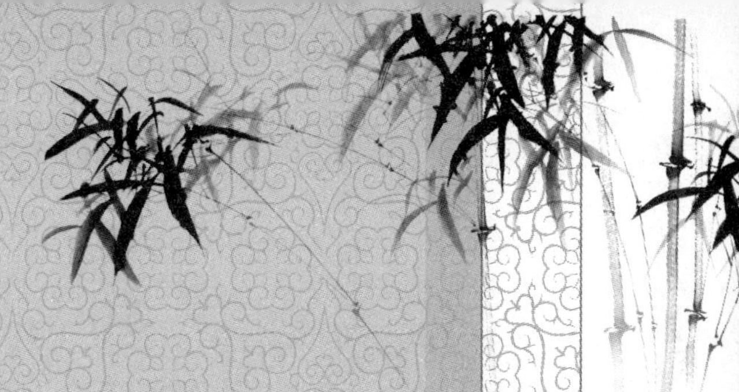

下篇

梁剑波临证验案选

一、呼吸系统疾病

（一）急性支气管炎（3例）

案1：风寒犯肺。

刘某，女，58岁，反复咳嗽20余天，1998年4月28日初诊。

患者20余天前因受凉后出现咳嗽，咯痰白稀，以晨起为甚，间有呛咳，胸痛，无发热，无鼻塞。至外院诊治，X线片示支气管炎。对症治疗（具体用药不详），症状未有改善，汗出较多，于1998年4月28日来诊。症见：咳嗽，咯痰白稀，以晨起为甚，间有呛咳，胸痛，无发热，胃纳一般，二便调，寐差；双肺呼吸音粗，未闻干湿啰音，舌淡红，苔白，脉滑。

辅助检查：外院X线片示支气管炎。

辨治：急则治其标，拟散寒解表，宣肺止咳为法。方药拟止嗽散加减：

紫菀20克　荆芥6克　白前12克　百部15克
橘红5克　杏仁12克　芒果核2只　桔梗12克
前胡12克　枇杷叶12克　瓜蒌皮15克　茯苓15克
布渣叶15克

10剂，水煎服，每日2剂。

二诊：药后咳嗽减少，已无胸痛，无痰，睡眠较前改善，胃纳一般，二便调，舌淡红，苔白，脉滑。效不更方，药物随症加减，方药如下：

紫菀15克　荆芥10克　白前12克　百部12克

陈皮5克　　桔梗10克　　前胡12克　甘草10克

瓜蒌仁15克　浙贝母15克　僵蚕15克　川黄连10克

10剂，水煎服，每日2剂，上下午各1剂。经治疗后症状消失，病情痊愈出院。

按：患者受凉后急性起病，病位在肺，病性属实。风寒犯肺，肺气被束，失于宣降，咳嗽而间有呛咳；肺不布津，聚而为痰，随肺气逆于上，故咳痰稀白；寒邪凝滞经络，经气不利，故胸痛；舌淡红，苔白，脉滑，为感受风寒之象。梁剑波教授治疗外感咳嗽，主张"宣肺祛邪"，使外邪能散，肺气清宣而咳嗽自止。大凡风寒犯肺，"治以辛温以疏散风寒，宣通肺气"，虽用药辛温而不主张过温，过温则易伤阴化燥，反伤肺气。因肺主宣降，故用药亦宣中有降，用《医学心悟》之止嗽散加减。止嗽散方是程钟龄所创订的经验方，对于多种咳嗽都有良效。因为"本方温润和平，不寒不热，既无攻击过当之虞，大有启门驱贼之势，是以客邪易散、肺气安宁，宜其投之有效欤"，故梁剑波教授在治疗各种风寒痰热咳嗽时喜用此方加减，"从此用无不效"！

案2：肺肾阴虚。

陈某，女，74岁，2000年3月12日初诊。

患者半月前因感冒后出现咳嗽，干咳痰少，伴咽干、腰膝酸软。外院X线片检查示支气管炎，对症治疗（具体用药不详），症状未有改善，于2000年3月12来诊。症见：咳嗽，干咳痰少，咽干，腰膝酸软，无发热，胃纳、睡眠一般，二便调，面色稍红，双肺呼吸音粗，未闻干湿啰音，舌淡红，苔少，脉细略数。患者平素操劳，为照顾丈夫劳神过度。有糖尿病史20余年，冠心病史4年。

辨治：中医虚则补之，治以养阴清肺、化痰止咳、固肾益精为法。方药拟沙参麦冬汤合还少丹加减：

沙参15克	麦冬10克	玉竹10克	天花粉10克
浙贝母15克	山萸肉15克	山药15克	茯苓15克
熟地黄15克	杜仲15克	炒牛膝10克	肉苁蓉15克
楮实子10克	枸杞子10克	益智仁10克	桑螵蛸10克
菟丝子15克	女贞子10克	旱莲草15克	

6剂，水煎服，每日1剂，复渣，上下午各1次。

二诊：药后咳嗽减轻，无咽干，无痰，仍觉腰膝酸软，睡眠、胃纳一般，二便调，舌淡红，苔少，脉细。效不更方，为加强益气养阴效果在原方基础上加用生脉散，方药如下：花旗参15克、麦冬15克、五味子3克，21剂，炖服，每日1剂。经治疗后症状消失，病情痊愈。

按：本病属本虚标实之证，病位在肺肾。患者平素操劳，劳神过度，脏阴暗耗，肺肾阴虚。感受外邪，肺失清润肃降而气逆于上，故见干咳痰少，咽干；其腰膝酸软，舌淡红，苔少，脉细略数为肾阴虚之证。梁剑波教授治疗咳嗽“凡肺肾双亏阴不足者，当用摄纳肾阴、滋养柔金”，喜用沙参麦冬汤合还少丹加减。用沙参麦冬汤加减以甘寒养阴、润肺化痰；用还少丹加减以固肾益精。按法投方收效后，二诊时恪守“效不变法，验不更方”，沿用沙参麦冬汤合还少丹，加用生脉散以益气养阴、敛肺止咳。诸药合用令气阴两复、肺润津生，诸症可平。

案3：风温外感，热郁于肺。

李某，男，2岁，1991年3月27日初诊。

患者5天前突然高热、咳喘，检查两肺满布大量干湿啰音，经X线透视和血常规检查，诊断为支气管肺炎。因病急，家人先就西医诊治，用抗生素联合治疗3天，病情未有改善，转梁剑波教授诊治。症见发热39摄氏度，咳嗽气促，喉间痰鸣，咳痰不利，面浮目红，口渴，小便短黄，舌红，苔黄，脉数，属风温外感，热郁于肺，治宜清热、止咳、平喘。处方：

麻黄10克	杏仁10克	生石膏30克	甘草5克
羚羊骨10克	车前子10克	川黄连10克	黄芩10克
瓜蒌仁12克	冬瓜仁12克	天竺黄10克	桔梗10克
连翘10克	天花粉10克	瓜蒌皮12克	

4剂，水煎服。

3月31日二诊：前方服4剂热退，精神转佳，仍有咳嗽，小便微黄，舌质正常，苔微黄，脉数，嘱按前方减去羚羊角骨，继续服3剂。

4月3日三诊：药后，咳止，吐痰利，精神安舒，胃纳正常，病告痊愈。

按：本例因风温外感，热郁于肺，肺失清肃，而气上逆。故用麻杏石甘汤加味以宣肺清热，止咳平喘。此例起病之急，而收效较快。可见梁剑波教授遣方用药，适中病机之妙也。

（二）慢性阻塞性肺疾病（2例）

案1：肺肾两虚，寒邪在表，痰热内蕴。

黄某，男，75岁，1999年2月19日初诊。

患者于1997年9月因感冒后出现咳嗽、气促，到肇庆市某医院住院治疗，诊为慢性支气管炎、肺气肿并肺部感染，经治疗后好转出院。其后每因天气变化或受凉后反复出现咳嗽、气促，多在门诊治疗后，症状能缓解。3天前因受凉后出现咳嗽、气促，痰多白黏，发热，胃纳差，夜寐一般，二便调，舌红，苔微黄，脉滑。入院查胸部X线片示慢支、肺气肿并双下肺感染。

中医诊断：肺胀（肺肾两虚，寒邪在表，痰热内蕴）。

西医诊断：慢性阻塞性肺疾病。

辨治：治以清热宣肺、化痰平喘，处方拟定喘汤加减：

甘草5克　黄芩15克　杏仁10克　炒白果15克
紫苏子12克　款冬花12克　法半夏15克　炙麻黄10克
桔梗10克　枳壳15克　蝉衣10克　桑白皮15克
防风10克　荆芥10克　瓜蒌仁15克

2月21日二诊：患者无发热，诉咳嗽减轻，痰少，无气促，胃纳好转，二便调，舌偏红，苔薄，脉滑。患者诸症均减，但内热未清，处方拟麻杏石甘汤加减：

麻黄6克　杏仁12克　浙贝母 15克　瓜蒌仁15克
石膏30克　甘草10克　法半夏 15克　瓜蒌皮15克
陈皮5克　川厚朴15克　桑白皮30克

守上方继续治疗后，患者于1999年2月26日治愈出院。

按：患者外感治疗不当，损伤肺气，病及脾肾，脾虚失于健运，湿浊内聚为痰，湿痰上渍于肺，影响气机出入而咳喘；肾虚不能化气行水，水气内停为饮，水饮上泛于肺，影响气机升降而咳喘。复感寒邪，引动伏痰，痰郁化热，阻滞气道，致咳喘加剧。然“肺为娇脏，畏热畏寒，其间毫发不容，其性亦以下行为顺，上行为逆。若为风寒外束，则肺气壅闭，失其下行之令，久则郁热内生，于是肺中之津液郁而为痰，哮嗽等疾所由来也。然寒不去则郁不开，郁不开则热不解，热不解则痰亦不能遽除，哮咳等疾何由而止？故必以麻黄、杏仁开肺疏邪，法半夏、白果、紫苏子化痰降浊，黄芩、桑白皮之苦寒除郁热而降肺，款冬花、甘草之甘润养肺燥而益金。数者相助为理，以成其功，宜乎哮喘痼疾，皆可愈也”。定喘汤清热宣肺，化痰平喘，配风药以加强解表之力，使外邪得散，内热以清，痰浊可化，逆气便降。二诊患者喘咳已缓，内热未清，投以麻杏石甘汤宣泄肺热，加瓜蒌、浙贝母化痰止咳。

案2：肺脾肾虚，痰湿内蕴。

谭某，男，70岁，住院号：15507，2001年5月2日初诊。

患者于2001年2月开始出现咳嗽、喘促，咯白色黏痰，曾到肇庆市中医院门诊治疗，用中药及西药对症治疗，症状稍好转。每因天气变化又反复发作。1周前自觉症状加重，咳嗽，痰多难咯出，色白黏稠，气促，活动后喘甚，伴低热，胃纳差，夜寐一般，二便调。遂到肇庆市中医院门诊检查，胸部X线片示慢性支气管炎并肺气肿。舌质淡边有齿印，苔薄白，脉滑细数。

中医诊断：肺胀（肺脾肾虚、痰湿内蕴）。

西医诊断：慢性阻塞性肺疾病。

辨治：治以化痰祛湿、宣肺降气止咳、健脾固肾，处方拟二陈汤合三子养亲汤加减：

陈皮6克　法半夏12克　茯苓15克　甘草10克
紫苏子15克　川贝母10克　白术15克　莱菔子15克
苍术12克　厚朴12克　砂仁10克　鱼腥草15克
桔梗10克　枳壳12克　前胡12克

5月8日二诊：患者自觉症状好转，步行3楼后稍觉气促，平路无喘促，间有咳嗽、咯白痰，无发热，胃纳好转，二便调，舌淡，苔白，脉细。患者诸症均减，治以健脾化痰、固肾平喘为法，处方：

麻黄10克　杏仁10克　补骨脂15克　桑白皮15克
茯苓15克　紫苏子15克　胆南星12克　紫河车20克
射干10克　款冬花15克　白芥子15克　五味子5克
橘红6克　沉香10克　甘草10克　蛤蚧1只

5月16日三诊：患者自觉症状明显好转，活动后咳喘不明显，胃纳可，二便调，舌淡，苔白，脉细。患者诸症均减，治以固肾平喘、益气化痰为法，处方：

麻黄6克　牛蒡子12克　桔梗12克　紫苏子15克
茯苓15克　白术15克　射干10克　紫河车20克
甘草10克　白芍15克　川贝母10克　五味子5克
蛤蚧1只

守上方继续治疗后，患者于2001年5月21日治愈出院。

按：患者年老体虚，脏气渐衰，卫外不固，外邪每易反复乘袭，久则伤肺。“肺虚为微寒所伤则咳嗽，嗽则气还于肺间则肺胀，肺胀则气逆，而肺本虚，气为不足，复为邪所乘，壅痞不能宣畅，故咳逆、短乏气也”。肺虚气失所主，津失于布，肺气郁滞，痰气壅阻。肺病及脾，子耗母气，脾失健运，痰湿潴留，痰气交阻，气还肺间而胀满；肺虚及肾，肾不纳气，上逆而喘。复感外邪，诱发伏痰，挟痰浊上逆而为咳喘。辨属肺胀，肺脾肾虚、痰湿内蕴型。先治以化痰祛湿、宣肺降气止咳、健脾固肾为法。梁剑波教授临证治疗，重视辨证求因，循因探源，以脏腑辨证为核心，治病求本，体现了中医辨证论治的基本原则。

（三）支气管哮喘（4例）

案1：风寒冷哮。

孙某，女，65岁，禄步镇退休工人，1995年4月15日来诊。

患者哮喘10年，逢冬春季节宿疾屡作，于1991年2月26日入肇庆市中医院治疗。诊断为哮喘急性发作、肺气肿合并肺部感染、陈旧性肺结核，心电图示窦性心动过速，作消炎抗结核治疗，经用抗生素、氨茶碱、激素、异烟肼、利福平、川贝母片等药物治疗，症状缓解，于1991年4月6日出院。1周前偶感风寒，引动宿疾，发作已持续5天，应用中西药治疗未能奏效，延请梁剑波教授会诊。症见头痛恶寒，胸闷气促，喘息不能平卧，喉间哮鸣，痰涎清稀而黏，体倦乏力，面部口唇紫暗，肢冷，纳呆，舌暗，苔白腻，脉浮细弦滑。体格检查示两肺布满哮鸣音。

辅助检查：血常规检查示白细胞（WBC）8.1×

10^9/升，红细胞（RBC）3.65×10^{12}/升，血红蛋白（Hb）102克/升。胸透检查显示：①双肺纹理粗糙；②双肺透明度增高，肺气肿征。

中医诊断：风寒冷哮。

西医诊断：支气管哮喘急性发作。

辨治：治以温肺散寒、豁痰平喘。方拟冷哮饮子加减：

麻黄10克　紫苏子10克　桂枝6克　陈皮5克
法半夏12克　茯苓12克　炙甘草5克　枳壳10克
白芥子6克　款冬花12克　杏仁10克　淡豆豉6克
生葱4茎

4剂。

4月19日复诊：头痛已止，喘咳哮鸣减轻，胸膈渐爽，痰涎仍多，胃纳欠佳，夜可平卧二三小时，舌暗苔白腻，脉弦滑。方药已初见疗效。风寒表邪虽解，病属年老脾阳不振，痰湿内停，纳谷不化，肺胃郁滞，宿邪乃作。正如《景岳全书·喘促》所谓："喘有夙根，遇寒即发。"经曰："治病必求其本，知标本者，万举万当，不知标本，是谓妄行。"故宜温脾涤痰、纳气平喘。用参苓白术散加减：

党参15克　茯苓12克　白术12克　炙甘草6克
山药15克　莲子15克　陈皮5克　桔梗10克
法半夏12克　五味子6克　黄芪15克
蛤蚧（包煎）1对　海马（包煎）1只

以姜枣为引。每日1剂，共服14剂。

5月3日三诊：服前药2周后，喘咳已靖，精神恢复，胃纳日馨，夜能成寐，唇淡舌淡，脉细，双肺哮喘音消失，药奏显效。继进固本除根治疗，以求远期疗效。本《黄帝内经》“春夏养阳”之训，改投人参蛤蚧散加减，以温补肾阳、纳气固督。处方：

五味子10克　补骨脂12克　沉香6克　核桃肉30克
砂仁6克　黄芪30克　鹿角霜12克　泽泻10克
细辛3克　炙甘草10克　蛤蚧（包煎）1对
高丽参（另炖兑服）10克

14剂。

半月后诸恙悉除，后用附桂八味丸、还少丹。花旗参常规服用（花旗参10克、麦冬10克、五味子5克、精瘦肉或鸡肉30克，炖服，此为梁剑波教授惯用益气固阴之食疗方），长服以巩固疗效。并嘱注意饮食起居调养，随访至今，即遇寒冬，亦未见复发。

按：本症由于久病年老体衰之躯，哮喘痼疾10年未愈，风寒之邪，深入肺俞，故久病反复，痰鸣喘促。故初用温肺散寒、豁痰平喘之剂，以祛标邪，邪退后本象表露，脾肾本虚，故改投温肾健脾、纳气平喘以治本，并辅以益气固阴之食疗方药，使多年痼疾悉除痊愈。故本病之关键在于抓住辨明标本缓急，有所侧重，而臻全功。

案2：肺脾肾虚，痰瘀阻肺。

胡某，女，34岁，1992年4月12日初诊。

患者在2年前曾患支气管哮喘，1991年3月，患重感冒后自觉体虚无力，稍劳动则心悸气喘，发作时需打针或服药才能好转。这次发作，在3天前夜间突然感到呼吸困难，逐渐加重，继则咳吐白沫痰液，心悸胸闷，不能进食，坐则尚能忍受，故已端坐2昼夜，未能入睡，面色紫暗，脉洪滑，舌紫如猪肝，体温38摄氏度，两肺布满干、湿性啰音。治宜补肾纳气、止咳平喘。处方：

党参15克　茯苓15克　白术15克　炙甘草5克
陈皮5克　山药5克　桔梗12克　炒扁豆15克
薏苡仁5克　莲子15克　黄芪20克　蛤蚧1只
海马1只　款冬花10克　胆南星10克

4月18日二诊：服上方6剂后，体温退，气喘减，药已对症，嘱继续按上方服7剂。

4月25日三诊：服药后自觉胸部舒畅，喘息渐平，沉沉入睡，直睡至次日方醒，醒后喘平，脉转缓和，唯觉神疲乏力。此后服参苓白术散加黄芪、蛤蚧、海马调理至今。

按：患者支气管哮喘虽然只有2年，但因发作频繁，自1991年3月已有虚象出现，这次发作，其势更甚，心悸气急，不能平卧。这些症状都是肾虚不能纳气的表现。梁剑波教授抓住其肾虚本质，脉象虽见洪滑，但这是一种假象，应舍脉从症，进行辨证，用大补肾气、纳气镇逆的方法取得了满意的疗效。

案3：饮停胸膈。

岑某，男，48岁，1991年10月24日初诊。

患者每逢天气稍寒，则哮喘发作，气喘痰多，不发热，胸胁发满，短气心悸，舌苔白滑，脉弦滑。曾用抗生素及中药化痰止咳、平喘之剂，症状不解。1991年10月24日请梁剑波教授会诊。患者气喘痰稠，中医认为属痰饮所致，证属脾阳不振，水饮内停。治宜泻肺涤痰、健脾渗湿，补泻并施，用苓桂术甘汤合葶苈大枣泻肺汤加小陷胸汤。处方：

茯苓15克　桂枝10克　白术15克　炙甘草10克

葶苈子5克　大枣15克　车前子15克　黄连10克

瓜蒌仁15克　枇杷叶15克　牛蒡子10克　紫苏子10克

二诊：前方服6剂后症状减轻，但仍气喘，倦怠，无汗恶寒、苔白、脉弦紧。治宜解表化饮、止咳平喘。处方拟小青龙汤加味：

麻黄5克　桂枝10克　白芍15克　干姜5克

细辛5克　五味子10克　法半夏12克　炙甘草5克

蛤蚧1只　小海马1条　炒花椒5克

服18剂，诸症悉愈。

按：本例因脾阳不振，水饮内停，聚湿成痰，阻塞肺气，以致气喘痰多，虽用补泻之剂而病势减轻，然据其恶寒、苔白、脉弦紧，知其病在表，乃风寒束表，正气闭塞，寒饮内伏，上逆迫肺而致气喘。治宜解表化饮、止咳平喘，用小青龙汤加味，痰喘止，表亦解，诸症皆平。服药18剂而获痊愈，说明必明其所因，才能治得其要。

案4：痰热壅肺。

郑某，男，58岁，农民，1991年10月13日初诊。

哮喘反复发作已10年，近2个月来病情加重，症见呼吸急促，痰鸣气紧，哮声响亮，咳痰黄稠而黏，难以排出。胸痛满闷，作渴引饮，便秘，溺短赤，舌质红，苔黄腻，脉滑数，治疗宜清热宣肺、化痰定喘，常用有梁剑波教授自拟的清热平喘汤：

桑白皮15克　麻黄10克　　款冬花10克　川贝母10克
莱菔子15克　全瓜蒌15克　法半夏10克　黄连10克
射干10克　　杏仁10克　　甘草5克

连服28剂，症状消失，仍痰少许。用参苓白术散加款冬花10克、前胡15克，连服2个月巩固疗程。奏效。

按：患者是由新感诱发旧病，痰热壅肺，肺失清宣，故痰鸣气紧，哮声响亮，咳痰黄稠而黏。痰火郁蒸，则胸痛满闷。病因于热，肺无伏寒，故不恶寒而口渴喜饮。便秘，溺短赤，舌质红，苔黄腻，脉滑数，均是痰热内盛之征。梁剑波教授认为先用清热平喘治其标，后用参苓白术散治其本。

（四）支气管扩张（2例）

案1：痰热壅肺络伤。

李某某，女，18岁，住院号：8505，1994年7月15日初诊。

患者于1994年6月8日开始出现咳嗽，咯白痰，气紧，曾于当地予中医治疗，症状无改善。6月22日到肇庆市中医院门诊诊治，检查胸部X线片示双下肺炎，予抗感染药物及中药治疗，症状稍有好转。5天前曾发热1天，1天前咯白痰，带血丝，胃纳差，夜寐一般，二便调。舌稍红，苔白厚，脉弦滑数。

辅助检查：胸部X线片示支气管扩张并感染。

中医诊断：肺络张（痰热壅肺）。

西医诊断：支气管扩张并感染。

辨治：清热宣肺、平喘祛痰。处方拟麻杏石甘汤合小陷胸汤加减：

麻黄10克　北杏仁15克　石膏40克　甘草10克
瓜蒌仁15克　川黄连10克　法半夏12克　苇茎15克
桔梗15克　薏苡仁20克　黄芩15克　冬瓜仁15克
款冬花10克　大黄15克

4剂。

7月18日二诊：患者诉气紧消失，偶有咳嗽，无血丝痰，胃纳好转，二便调，舌淡红，苔白薄，脉缓平。患者诸症均减，中药加茅根20克、茜根15克、白及15克以巩固止血。

7月23日三诊：患者无气紧，无咳嗽、咯痰，胃纳可，二便调，舌淡红，苔白，脉缓。患者病情基本稳定，中药加花蕊石30克、青黛10克以巩固止血。

守上方继续治疗后，患者于1994年7月25日治愈出院。

按：患者为鞋厂工人，工作环境不佳，空气中带有刺激性气味，肺为娇脏，异常气体吸入刺激肺脏，致肺气不利，痰液内生，肺气上逆。复感风热之邪，热伤肺络，血溢脉外而发为本病。辨属肺络张，痰热壅肺型。治以清热宣肺、平喘祛痰为法。

案2：痰浊阻肺、肺肾两虚。

招某某，男，52岁，住院号：9216，1995年5月8日初诊。

患者于8个月前开始出现咳嗽、咯痰带鲜红血丝，曾于罗定市某医院诊治，检查胸部X线片示支气管扩张，经治疗后症状有所缓解。但每因受凉感冒后症状加重。现患者仍咳嗽，咯痰稀白，间有血丝，头晕，胃纳差，夜寐一般，二便调，舌淡红有齿印，苔白腻，脉细缓。

中医诊断：肺络张（痰浊阻肺、肺肾两虚）。

西医诊断：支气管扩张。

辨治：治以固肺、止血、化痰为法。处方：

百合20克　生地黄15克　玄参15克　川贝母10克
甘草10克　桔梗10克　紫菀20克　麦冬15克
白芍15克　白及10克　茜根12克　仙鹤草30克
牡丹皮10克　款冬花15克　煅鹅管石30克

5剂。

5月13日二诊：患者咳嗽减少，痰中仍有少量血丝，无头晕，胃纳好转，二便调。舌淡红，苔白薄，脉弦。患者诸症均减，中药加茅花15克、青黛10克、侧柏叶10克以巩固止血。

守上方继续治疗后，患者于1995年5月22日治愈出院。

按：患者患肺系疾病日久，耗气伤阴，肺气虚不能主气化津而成痰，年老而肾气渐衰，故开阖不利，水湿上泛，聚而为痰，痰浊阻肺致肺失宣发肃降，引起肺气上逆而发为本病，证属痰浊阻肺、肺肾两虚。治以固肺、止血、化痰为法。

二、循环系统疾病

（一）冠心病（3例）

案1：阴虚火旺。

洪某，67岁，男，住院号：10400，入院日期：1997年

8月15日。

患者胸前区翳痛一周，加重1天。患者于1周前开始出现胸前区翳闷不适，夜不能寐，胃纳差，头晕，疲倦乏力，自服药物后未见明显改善。行心电图检查示频发房性期前收缩并阵发性室上速并心肌缺血而入院进一步治疗。现症见：胸前区翳闷不适，夜不能寐，胃纳差，头晕，疲乏，舌质红，苔薄黄，脉细数。

辅助检查：心电图检查示①频发房早发房性期前收缩并阵发性室上速；②不完全性右束支传导阻滞；③心肌缺血。

中医诊断：胸痹（阴虚火旺）。

西医诊断：冠心病心律失常。

辨治：治以滋阴降火、养心安神，以天王补心丹加减：

党参15克　天冬15克　酸枣仁15克　茯苓15克
玄参15克　生地黄20克　柏子仁10克　远志5克
丹参15克　五味子10克　夜交藤15克　桔梗12克
麦冬15克　熟地黄20克

8月17日二诊见：胸前区翳闷不适明显减轻，胃纳改善，仍夜眠不佳，舌质红，苔薄黄，脉细数。予加龙齿20克以安神。

8月20日三诊见：无胸前区翳闷不适，夜眠改善，去夜交藤，改党参为30克以益气。

8月28日四诊见：精神转佳，无不适。心电图检查示不完全性右束支传导阻滞。续予滋阴降火、养心安神以巩固，带药出院。

按：经曰：年四十，阴气自半，起居衰矣。本病患者年过六旬，阴气自半，肾之元阴渐衰，肾水亏虚，水不济火，虚火妄动，上扰心神，发为本病。本病病位在心，病性为虚证，热证。梁剑波教授治以滋阴降火，养心安神为法，以天王补心丹加减奏效。

案2：气阴两虚。

陈某，56岁，女，住院号：8394，入院日期：1997年12月20日。

患者间歇性心前区疼痛7年，心悸3个月。患者于7年前开始间歇出现心前区闷痛，伴头晕心悸，住院治疗后好转出院。3个月前症状再发，上月症状加重，曾于佛山市某医院住院治疗，症状未见明显好转，今到肇庆市中医院门诊诊治。患者诉胸闷，以夜间为甚，伴头晕，心悸，神疲乏力，口干，纳寐差，二便调。现症见：胸闷，心悸，头晕，神疲乏力，纳寐差，舌质淡红，苔薄白，六脉沉细，重按无力，偶有结脉。

辅助检查：心电图检查提示心肌缺血。

中医诊断：胸痹心痛（气阴两虚）。

西医诊断：冠心病心绞痛。

辨治：养心养血，安神镇潜，行血理气。以正心宁神汤加减：

玄参15克　丹参15克　党参15克　熟地黄15克
炒枣仁18克　柏子仁6克　天冬15克　茯苓15克
五味子5克　远志5克　白芍15克　龙齿15克

延胡索15克　炙甘草10克

12月21日二诊：诉夜寐稍有改善，但仍有胸闷痛，头晕，心悸，舌脉无变化。续原方。另取西洋参10克、麦冬15克、五味子3克、三七5克，炖服，睡前服，以补益心气。

12月26日三诊：心前区闷痛减轻，头晕，心悸，乏力，口干均减轻，但晚上仍有短时间心前区翳闷。守前方，并嘱患者舒怀宽胸，勿过于激动。

1998年1月1日四诊：心前区闷痛消失，心悸，头晕明显减轻，精神改善，心电图检查提示为大致正常。予带药出院。

按：本病患者胸痹日久，心气阴两虚，气虚运血无力，阴虚则脉络不利，致血行不畅成瘀，心失所养，心脉痹阻，而成胸闷不适诸症。本病病位在心，病机为气阴两虚。根辨证，配合食疗：以西洋参、麦冬、五味子炖服以益气固阴，达到了药物所不能达到的效果。

案3：痰浊瘀阻。

沈某，女，43岁，工人，1991年3月12日初诊。

患者自述3个月前患左胸膜炎，引起胸腔积液，咳嗽，胸痛。曾入院作抽液等治疗，症状好转出院，唯留胸痛隐隐。近1周以来头晕、气短、心悸，胸闷胸痛转剧，辗转难睡。咳吐白痰，舌暗，苔黄白相间，脉象濡滑。经X线检查、心电图检查未发现特殊病征。诊为痰浊痹阻，上扰心肺。予自拟方通痹宽胸汤加减治之：

黄连10克　全瓜蒌15克　桔梗12克　葶苈子10克

法半夏12克　川楝子15克　郁金15克　延胡索12克

杏仁12克　枳壳10克　枇杷叶10克

初服4剂，胸痛减半，咳嗽白痰亦大减。再服4剂，胸痛咳嗽若失。针对头晕、气短症状，三诊时原方去葶苈子、川楝子、延胡索，加入太子参15克、五味子10克，连服1周，疾患痊愈，后以参苓白术散等调治以巩固疗效。

按：本病例为痰浊壅塞气机，痹阻不通的胸痹证，缘患者数月前曾患“渗出性胸膜炎”，虽经抽液治疗，但胸中阳气受损，气机不畅，加以痰浊壅滞、痹阻不通而痛发。药用黄连、全瓜蒌、法半夏清热通结豁痰；葶苈子泻肺行水；川楝子、郁金、延胡索理气止痛；杏仁、枳壳、枇杷叶、桔梗顺气宣肺。诸药合用起通痹宽胸，豁痰宣肺，理气止痛的功效，故能药到病除，取得较满意效果。

（二）心律失常（3例）

案1：心气不足、心脉瘀阻。

刘某，49岁，男，住院号：14042，入院日期：2000年1月21日。

患者心悸3个月。患者于3个月前多在活动、登高后出现心悸不适，无明显心前区疼痛、气促、晕厥等，休息后能够缓解，曾在肇庆市中医院行心电图检查提示频发室性早搏。现症见：心悸，纳寐正常，舌暗紫，苔薄白，脉结代。平常工作紧张。

辅助检查：心电图检查提示频发室性早搏。

中医诊断：心悸（心气不足，心脉瘀阻）。

西医诊断：心律失常，频发室性早搏。

辨治："虚则补之"，以养心养血、安神镇潜兼行血理气为法，方药以天王补心汤加减：

玄参15克　丹参15克　柏子仁10克　炒枣仁15克

党参15克　生地黄15克　熟地黄15克　天冬15克

麦冬15克　五味子10克　龙骨30克　牡蛎30克

桔梗10克　远志6克　茯苓15克　白芍15克

延胡索12克　钩藤15克　石决明15克

1月24日二诊：无诉心悸、头痛、头晕，二便调，舌暗，苔薄，脉涩。考虑血瘀仍明显，在原方基础上加大活血化瘀药物的使用，加赤芍6克、川芎9克、当归9克。

1月28日三诊：未诉心悸不适，予带药出院。

按：本病患者长期工作紧张，耗损心气，而心主血，日久心气虚行血无力，血行不畅成瘀，致心脉瘀阻，心失所养，而成本病。《景岳全书》："虚微动亦微，虚甚动亦甚""速宜养气养精，滋培根本"。治以正心宁神，益气活血化瘀，疗效显著。

案2：心阴虚弱。

关某，68 岁，男，住院号：11094，入院日期：1997年12月17日。

患者心悸不安，胸闷不适3天。患者于3天前无明显诱因下出现心悸不安，胸闷不适，偶伴头晕、自汗，为进一步治疗而入院。入院时诉心悸不安，胸闷不适，睡眠欠佳，胃纳一般，二便正常。有高血压病病史。现症见：心悸不安，胸闷不适，头晕，自汗，面色不华，舌质淡暗，苔薄白，脉沉迟结代。

辅助检查：心电图检查提示频发室性期前收缩（呈二联律）。

中医诊断：心悸（心阳虚弱）。

西医诊断：心律失常，频发室性早搏。

辨治：中医以温补心阳、安神定悸为法，以桂枝甘草龙骨牡蛎汤加味，辅以生脉针补益心气。方药：

党参20克　生龙骨30克　生牡蛎30克　五味子5克
熟附片6克　麦冬10克　桂枝10克　远志5克
炒枣仁12克　炙甘草12克　丹参10克

12月18日二诊：胸闷不适症状消失，仍觉心悸不安，无头晕、自汗，舌质淡暗，苔薄白，脉结代。效不更方。

12月23日三诊：仍自觉睡眠欠佳，加花旗参15克、麦冬10克、五味子2克，炖服，睡前服，以补益心气。

12月29日四诊：患者无任何不适症状，精神好，舌质淡暗红，苔薄，脉缓和，心电图检查正常，予带药出院。

按：《证治准绳·惊悸恐》中指出："心悸之由，不越二种，一者虚也，二者饮也，气虚者由阳气内虚，心下空虚，火气内动而为悸也，血虚者亦然……"此患者年近七旬，心阳气虚，不能温养心脉，心失所养，而成心悸不安。治宜温补心阳，安神定悸，以仲景方桂枝甘草龙骨牡蛎汤治疗，取得较好疗效。

案3：心阳不足。

陈某，女，74岁，1991年3月11日初诊。

患者素有咳嗽，下肢浮肿，最近2天突然自觉心中悸然大动不安，头晕，喘促，肢冷，形寒，悸不得卧，小便短少，神倦乏力，脉细弱而数，舌淡苔白，拟温阳行水，定喘止悸。处方：

茯苓15克　桂枝10克　白术15克　熟附子10克

甘草5克　沉香10克　紫苏子10克　代赭石30克

磁石30克　牡蛎20克　石菖蒲12克　丹参15克

黄芪20克　橘红10克

3月18日二诊：服上方7剂后，心悸头晕、肢冷形寒减少，仍有喘促，药已对症，继续守前方进6剂 。

3月24日三诊：喘咳止，心悸、头晕消失，小便增多，下肢浮肿俱减，再进3剂。

3月27日四诊：药后诸症消失，患者精神，胃纳正常，停药后观察病未复发。

按：心悸一证，早在《黄帝内经》就有类似的记载。如《素问·平人气象论》说："胃之大络，名曰虚里……出于左乳下，其动应衣，宗气泄也。"《伤寒论》有"心中悸""心动悸"等记述。历代医家续有阐述，依据发病情况轻重程度的不同，将心悸分为惊悸和怔忡，认为二者的发生均有内虚的因素，但惊悸多因受惊而发，发作时间短暂，病情较轻；怔忡则与受惊关系不大，经常心悸、胸闷不舒、稍劳即至。所以无论其为惊悸或为怔忡，其出现的主诉都是"心悸"，心动不安。因而在许多中医学者的著作中恒合并之为一门，称之为心悸证。

前人谓："水停心下，心为火而恶水，故心悸跳动而不自安。"又谓："五饮停蓄闭于中脘，使人惊悸，属饮家。”梁剑波教授认为本病例为心阳不振，水气凌心，故心悸、喘促；清阳升，则头晕神倦；胸中阳气不布，则肢冷，形寒；肾阳虚，膀胱气化失司，故小便短少。梁剑波教授用温阳镇摄汤，温阳行水定喘，重以镇逆，共服16剂，而诸症消失，实为立法选方之准确也。

（三）风湿性心脏病（2例）

案1：心阴亏虚，寒水上泛。

蔡某，男，52岁，已婚，石工。

患者心施、气促、咳嗽，面及四肢浮肿5天。患者于来诊前1周稍活动即感心悸气促，伴咳嗽、咯白色泡沫样痰。5天前觉尿量减少，面部及双下肢浮肿，曾在某医院诊为风湿性心脏病，治疗未愈而来肇庆市中医院诊治。患者为采石工人，居住处潮湿，患游走性关节痛已10年。现症见：面色苍白、浮肿、唇绀，不能平卧，舌质淡，苔薄白而润，脉沉细。

辨治：此例属于心痹阳虚，寒水上泛而致的心悸，病情较重，由于病系阳虚，寒水上泛，致肺失肃降，不能通调水道下输膀胱，水气停留，上凌于心则悸动，肺失肃降则喘，溢于肌肤则肿。治宜肃肺温阳、强心行水，予椒附逐饮汤化裁：

桑白皮9克　葶苈子9克　川椒9克　熟附子9克
黄芪15克　干姜3克　茯苓12克　泽泻12克
白术9克　桂枝9克　石菖蒲9克　大枣5枚

清水煎服3剂，每日1剂，嘱复渣再煎。

二诊：患者自服药后第2天，气促心悸已有好转，其家人一日连给予煎服2剂，第3天尿量增多，下肢肿稍消，咳痰亦减少，舌质淡，苔微腻。因其病情好转，再予前方3剂。

三诊：患者自觉心悸减少，精神安舒，服完前方6剂之后，下肢肿消，脉仍沉细，舌淡白，苔净。来诊时已不用人陪。再拟肃肺温阳兼健脾固本，拟方：

附子9克　黄芪12克　干姜5克　白术15克

茯苓15克　炒川椒9克　桂枝5克　法半夏9克

杏仁9克　泽泻9克　炙甘草5克

3剂，分3日煎服。

四诊：下肢浮肿全消，已能平卧，脉细，舌转淡红，再与健脾固本，拟保元汤化裁：

黄芪15克　党参15克　白术15克　茯苓12克

炙甘草5克　陈皮5克　山药15克　法半夏9克

炒谷芽12克

姜枣为引，3剂，分3日服。

后又连诊4次，处方无大变动，共服中药30余剂，患者自感症状消失，遂未再来诊。最近随访，已恢复工作。

案2：心阳不振，水气凌心。

邓某，女，45岁，已婚。

患者心悸气促3年，近2周加剧并双下肢浮肿。患者于3年前开始，劳动后感心悸气促，休息能缓解。曾在某地诊断为风湿性心脏病，治疗未愈并年复一年加重。近2周来上述症状加剧，并咳嗽咯白色泡沫样痰，尿量减少，双下肢浮肿，不能平卧而来医院诊治。现症见：精神萎靡，面色苍白，唇绀，双下肢浮肿，舌淡红，苔薄，脉弦数。

辨治：本病属心悸，水气凌心证。由于心阳虚损，心虚则悸动；心为火藏，火衰则不能资生脾土，土虚则不能制水，致水气泛溢而成为水肿。心脾既虚则气不化律，肺亦当受其累，故咳嗽痰多，亦即所谓“脾为生痰之源，而肺为贮痰之器”的道理，本例的症候与本案第1例有共同点，但中医同病异治，异病同治，故本例亦可以温运心阳，豁痰行水为治，拟小青龙汤化裁：

生姜9克　桂枝9克　白芍9克　炙甘草9克

细辛3克　法半夏9克　五味子9克　黄芪15克

白术9克

3剂，每日1剂，清水煎服。

二诊：患者服药3剂之后，觉心悸咳嗽减少，惟小便仍短，舌质微红，脉仍弦。因药房细辛缺药，故宗前方去细辛加车前子9克、茯苓皮15克，予3剂，分3天煎服。

三诊：患者症状已改善，唇绀转红润，下肢水肿消退，胃纳亦增强。舌红，脉转细，再与前法加减，拟方：

生姜5克　桂枝5克　白芍12克　炙甘草3克

法半夏9克　茯苓皮30克　五味子9克　车前子9克

黄芪15克　白术9克

3剂。

四诊：患者精神日见好转，已无心悸气促。舌红，苔微白，脉转缓，症状基本缓解。改苓桂术甘汤加味以巩固：

茯苓15克　白术12克　桂枝9克　炙甘草9克

黄芪24克　山药24克　沉香3克　紫苏子9克

党参15克

3剂，分3天服。

后患者以上方在当地卫生站处配取，连服20余剂，症状消失，恢复工作。

按：祖国医学中之“心痹”，其病机前人认为多因风寒湿热之邪由经络而传于心，引起心血虚衰，心阳虚怯，致气促心悸，所谓“心眈眈然大动”意即指此。前人治疗本病，多采用真武汤、苓桂术甘汤、六君子汤、保元汤、小青龙汤。本案2例就是运用上述5方化裁，使症状缓解，治疗中均未用过西药及其他强心药物，这说明中医对本病有其一定的治疗效果。

三、消化系统疾病

（一）慢性浅表性胃炎（2例）

案1：脾胃虚弱，气不摄血。

陈某，女，40岁，住院号：12773，初诊日期：1999年3月25日。

患者腹部隐痛，排黑便2天。患者有慢性浅表性胃炎5年。2天前始出现腹部隐痛，排黑便，今就诊症见：腹部隐痛，疲乏，头晕，心悸，恶心欲呕，大便黑，量少，口干，纳差，面色苍白无华，胃脘、脐周压痛。舌淡暗，有齿印，苔薄白，脉沉细。

辅助检查：血常规检查示RBC 5.4×10^{12}/升，Hb 135克/升。胃镜检查示慢性浅表性胃炎伴糜烂。大便常规检查示潜血（+）。

中医诊断：胃络痛（脾胃虚弱，气不摄血）。

西医诊断：慢性浅表性胃炎伴糜烂。

辨治：治以补益脾胃、益气摄血。方药：

党参15克　　茯苓15克　　白术12克　　砂仁10克
甘草10克　　山药15克　　炒扁豆15克　　陈皮6克
莲子15克　　棕榈炭10克　　牡丹皮12克　　栀子炭10克
侧柏炭12克　　大黄炭10克　　茜根炭12克

二诊：患者服上方5剂后诉疼痛消失，大便变黄，仍疲乏，头晕，心悸，夜寐难安。改予健脾益气，养血安神。方药如下：

党参15克　　茯苓15克　　白术15克　　炙甘草10克
黄芪30克　　山药15克　　炒扁豆15克　　陈皮5克
莲子肉15克　　大枣15克　　何首乌15克　　海螵蛸30克
黑豆衣15克

服满半月面色渐红润，胃纳可，无疼痛、头晕、心悸等。

按：久病胃脘痛，脾胃必虚，脾虚湿滞，土虚木乘，气不摄血而生诸症。急则治标，重在止血，不论寒热，皆可应用。血止之后，方可言治本，实者泻之，虚者补之，清之和之，通之消之，随证而立。血不能止而空言治本，实为舍本逐末，必难取效。

案2：心脾两虚。

邹某，男，49岁，1993年1月16日初诊。

患者因胃脘隐痛伴心悸，胸闷，头晕，手颤反复发作8个月于1993年1月16日来诊。患者曾因胃脘隐痛伴心悸、胸闷、头晕、手颤2次住院治疗，近8个月来又反复出现上述症状，伴干哕，久治未愈，转而中医治疗。舌质淡，苔白，六脉细。胃镜显示：慢性浅表性胃窦炎。

辨治：新病多实，久病多虚，患者胃脘隐痛、心悸、胸闷、头晕、手颤，为心脾不足。心主血脉，脾为气血生化之源，血虚不能养心则心悸，不能上荣于脑故头晕，心血运行不畅，气滞血瘀，故胸闷，血虚不能营贯筋骨故手颤，舌乃心之苗，心血不足，故舌质淡，脉细。综上所述，故本证为心脾不足之证。治法：益气补血，养心安神。方药以归脾汤加减：

党参15克　白术15克　黄芪15克　炙甘草10克

茯苓15克　远志6克　龙眼肉15克　熟枣仁15克

大枣15克　龙骨18克　延胡索12克　钩藤15克

白芍15克　木香10克

24剂，每日1剂，复渣再饮1次。

二诊：药后，心悸好转，仍干哕，胃脘隐痛，舌脉同前。再拟补血养心，健脾益气之剂，处方：

党参15克　白术15克　黄芪40克　何首乌15克

黑豆衣15克　炙甘草10克　茯苓15克　远志10克

炒枣仁15克　木香10克　龙眼肉30克　龙骨30克

柿蒂30克　代赭石30克　延胡索12克　竹茹15克

22剂，每日1剂。

三诊：药后心悸、胸闷、头晕、手颤明显减轻，胃脘痛减，仍干哕不止，舌淡红，六脉细弦。再拟益气健脾之剂。处方：

佛手10克	党参15克	茯苓15克	白术15克
陈皮5克	炒扁豆15克	山药15克	甘草10克
乌药15克	莲子15克	薏苡仁10克	桔梗10克
柿蒂30克	法半夏12克	代赫石30克	制天南星12克

16剂，每日1剂。

四诊：药后，呃逆未止。舌脉同前，仍拟：①归脾汤加丁香10克、柿蒂10克、制南星10克、法半夏12克、代赭石30克，6剂。②高丽参常规加法半夏3剂，清水炖服。③还少丹加龙眼肉，3剂，浸酒5千克。

五诊：药后，心悸呃逆均已好转，但不能任劳，六脉细弦，舌淡红，再拟补血养心之剂：①归脾汤加法半夏12克、陈皮5克、竹茹15克、柿蒂10克、代赭石30克。②高丽参常规加法半夏12克、珍珠母20克，6剂。

六诊：药后，症状好转，为巩固疗效，按原方服6剂。

七诊：药后诸症悉平。

按：久病之证，气血亏虚显然，虚不胜痛，胃脘隐痛常现，伴心悸、头晕为气血虚不荣体，但病程长，病久气郁，尚有肝郁气滞之象，故手颤干哕，所以梁剑波教授用法先以补益心脾以正其气，后兼条达肝气以安心脾胃；汤药之不胜，治之以醪醴，以酒助药势，以酒助血脉运行，则心悸渐除，可见梁剑波教授治病匠心独运，不只是在拟方上，还表现在用法上。

（二）胆汁反流性胃炎、食管炎（2例）

案1：痰热中阻。

付某，女，38岁，住院号10466，2000年6月29日初诊。

患者胃脘部疼痛反复发作半年余，无明显规律，有夜间痛，自服法莫替丁可缓解。近日再发，胃脘胀满不适，泛酸，嘈杂灼热，纳差恶心，食欲欠佳，舌红，苔腻微黄，脉滑。6月22日电子胃镜检查提示胆汁反流性胃炎。此外，患者有痛经病史一年多。

中医诊断：胃络痛（痰热中阻）。

西医诊断：胆汁反流性胃炎。

辨治：治以理气化痰、和胃利胆。方药：

法半夏10克　陈皮10克　茯苓15克　炙甘草5克
竹茹8克　枳实10克　乌贼骨15克　浙贝母15克
柴胡10克　白芍10克　厚朴12克　生姜5片
大枣3枚

二诊：上方连服3剂胀满、疼痛、泛酸等减轻，未再呕吐，食欲渐复。继服3剂已不觉胀满疼痛，自停服。

三诊：1周后疼痛反复，夜间呕吐黄浊胃内容物1次，口苦，心烦。加黄连6克、吴茱萸3克，连服10剂诸症未犯。

按：“胆胃上逆，土木壅迫，此痞闷胀痛之由。”经云“凡十一藏取决于胆”，三焦之气化由此生，五脏六腑功能由此成，黄连温胆汤清热化痰、解郁和中，气机通利，则壅滞可除，逆气得复；复诊加吴茱萸、黄连，散肝郁泄胃火而除烦止呕，得以行金令于左以平肝。

案2：胃阴不足。

莫某，男，69岁，住院号：16965，初诊日期：2002年8月28日。

患者胸骨后不适、胃灼热、恶心欲呕1周。患者1周前开始出现胸闷、纳差、胃脘痞闷，门诊予贝洛钠、小柴胡片及中药六和汤加味治疗5天，未见缓解，今来诊。症见：胸骨后灼热感，口干欲饮，胃脘痞闷，恶心欲呕，泛酸，纳差，夜寐难安，小便黄，大便3日未行，舌红，苔少，脉细。

辅助检查：胃镜检查提示胆汁反流性食管炎、慢性浅表性胃炎、十二指肠炎。

中医诊断：食管痺（胃阴不足）。

西医诊断：反流性食管炎并慢性浅表性胃炎。

辨治：养阴和胃，降逆止呕。方药：

沙参15克　麦冬10克　玉竹15克　石斛15克

法半夏12克　陈皮5克　百合15克　紫苏梗 10克

山药15克　佛手15克　川黄连5克　干姜5克

香橼皮10克

9月3日二诊：诉服上方5剂后症状减轻，舌红，苔薄少津，脉弦细。继予上方6剂后病愈。

按： 胃为燥土，邪客多热，易化燥伤阴；年过八八，阴液大亏。胃阴一亏，胃失濡润，则失其和降。胃得阴则安，六腑以通为用，治疗应以甘凉濡润(但又不可过用滋腻)，佐以行气化滞之品最为灵验。通中有补，补而勿滞，以免克戕胃气和留邪之弊，故方中香橼皮、佛手、陈皮之类理气行气之品，必需始终应用。

（三）胃溃疡（2例）

案1：肝胃不和。

何某，女，59岁，住院号：14370，初诊日期：2000年5月16日。

患者反复胃脘胀痛2月余，加重1周。2月前反复出现胃脘胀痛，餐后或情志不畅加重，伴胸胁胀闷、嗳气、泛酸，1周以来上症加重，伴疲乏，纳差，舌红，苔薄白，脉弦细。

辅助检查：4月20日外院胃镜检查提示胃角溃疡、浅表糜烂性胃炎。

中医诊断：胃脘痛（肝胃不和）。

西医诊断：胃溃疡。

辨治：疏肝和胃。方药：

党参15克　茯苓15克　白术12克　炙甘草10克
陈皮5克　法半夏12克　香附15克　砂仁10克
川楝子15克　延胡索15克　川黄连10克　海螵蛸30克
白及15克

二诊：入院后服上方3剂，嗳气、泛酸明显减少，疼痛稍减，但胸脘胁肋胀闷未减，舌脉同前。梁剑波教授查房，改方：

柴胡15克　枳实12克　白芍15克　香附15克

川芎5克　　甘草5克　　茯苓15克　　白术12克
川楝子15克　川黄连5克　延胡索12克　白及15克
党参15克

3剂后胸脘胁肋胀闷去其大半，再服7剂诸症皆除。复查胃镜提示慢性浅表性胃炎伴糜烂。

按：情志郁结，气机阻窒不畅，肝木郁而不伸，横逆克犯胃土，故见胃胁作胀，痞塞满闷。虽云："见肝之病，知肝传脾，当先实脾"，然六君为底，虽有香附、川楝子、延胡索之属，实脾有余，疏肝不足，有舍本逐末之嫌。柴胡疏肝散加味，正对病机，祛因除果，立竿见影。辨证求因，当分清主次。

案2：寒滞积瘀，心热伤络。

李某，男，55岁，1992年11月17日初诊。

患者患胃病6年，反复发作，痛时如刀割，遇寒冷饥饱疼痛更甚，呕吐酸水，形体消瘦，头晕肢冷，近日来大便如柏油样，舌质淡红，苔黄厚，脉象芤弦，钡餐检查诊断为胃溃疡，此属胃腑寒滞积瘀，化热伤络出血，治宜温通积瘀、养血止血。拟寒积胃痛汤加减：

党参15克　茯苓15克　白术15克　甘草5克
砂仁5克　吴茱萸5克　黄连10克　木香（后下）10克
白芍15克　阿胶10克　侧柏炭12克　丹参15克

每日1剂，3剂，清水煎服。

二诊：药后柏油样便已止，胃痛缓减，苔转薄黄，脉细不弦，此乃积瘀渐清，仍宗前方3剂 。但仍头晕肢冷，加当归10克。

三诊：服药后，大便已转正常，纳佳，头晕肢冷渐减，再拟溃疡促愈汤善后，以期根治。

阿胶（烊）10克　炙甘草10克　黄芪20克　沉香10克

锻瓦楞30克　白芍10克　干姜5克　白及5克

乌梅2枚

以28剂为1个疗程，连服2个疗程，X线透视复查溃疡面缩小。

按： 梁剑波教授认为溃疡病概括在中医学的心胃气痛，胃脘痛、肝胃不和、呕吐、反胃等门中，临床表现的症候是多种多样的，治疗时必须按照不同的症候，给予不同的药物。中医学对于治胃痛的目的并不限于止痛，主要为针对病因，治其根本，并调节胃肠机能，总的原则可分为下列几个方面：

①寒者温之，热者寒之，郁结者宜解之，积滞者宜消之，劳倦内伤者宜补之；以疏肝和胃为主，用药宜带温通。②胃宜降则和，腑以通为补，故用补不宜过早。③初痛在经，久痛入络。经主气，络主血。故初痛宜温散以行气，久痛宜辛温以和营。懂得这三点原则，然后用药治疗，可以说："得其环中了。"

本案患者胃病已6年，头晕肢冷，遇寒冷饥饱疼痛，更甚是本已大虚，但大便如柏油样，苔黄腻。经曰："大便黑者，必胃中有瘀。"患者痛时如刀割，苔黄腻，为瘀血化热伤络，今正虚邪实，不可妄用攻伐益伤其正，大寒之剂反致瘀停，故先用寒积胃痛汤治标，再拟溃疡促愈汤治本，标本兼治，使笔者在侍诊中得到启发。

梁剑波教授还认为前人治胃痛的经验很丰富，但归纳起来不外为“平肝、和胃、清热、制酸、散寒、镇痛”12个字。笔者追随梁剑波教授多年，以其用意为法则，对胃、十二指肠球部溃疡之治疗，每获满意的效果。

（四）膈肌痉挛症（2例）

案1：肝气犯胃，胃失和降。

邓某，男，40岁，住院号：13585，初诊日期：1999年8月12日。

患者间歇性呃逆15年，近一年频发，隔十数日则发，某医院予中药及654－2治疗未效而来诊。症见：喉间呃呃，间觉胃胀，口干苦，寐欠佳，小便黄，大便正常。无呕吐、反酸等。舌红，苔黄，脉弦滑。

辅助检查：胃镜检查提示慢性浅表性胃炎（伴萎缩、糜烂）、十二指肠炎、食管炎。

中医诊断：呃逆（肝气犯胃，胃失和降）。

西医诊断：膈肌痉挛并慢性浅表性胃炎。

辨治：疏肝和胃，行气降逆。方药：

柴胡15克　枳壳15克　川厚朴10克　白术15克
茯苓15克　竹茹15克　法半夏10克　陈皮5克
川黄连15克　吴茱萸6克　甘草10克　广木香10克
柿蒂15克　代赭石30克　旋覆花15克

8月17日二诊：服上方5剂后，呃逆本已解，昨日贪凉饮冷后，再发呃逆频频，口干，不苦，夜寐欠佳，纳差便溏，继以四逆散合旋覆代赭汤加味，另予高丽参10克、丁香6克、炒枣仁10克，睡前炖服。4剂后诸症未发。

按：呃逆一证，新病形实，久病新发为胃气绝，本证呃逆反复日久，形实之下必有虚损，一味攻伐治标，可有一时缓解，但易反复，贪凉饮冷更伤胃气，酌加高丽参、丁香、炒枣仁，睡前炖服，固护胃气、宁神、降逆，攻补兼施，标本同治，故能取效。

案2：心脾两虚，胃失和降。

张某，女，46岁。德庆县丝厂职工，1991年6月1日初诊。

患者形体消瘦，精神疲乏，经常失眠、心悸，出现原因不明呃逆已3个月，气上冲喉，呃逆不绝，声低短而频，经中西药多方治疗未见效果。近月余更彻夜难眠，目布红丝，呃逆甚时进食则呛，甚为痛苦，舌淡苔白，脉细弱。辨证为心脾两虚，胃失和降。法用补益心脾，降逆止呃。拟归脾汤合丁香柿蒂汤加减，处方：

黄芪20克　白术10克　茯苓12克　党参15克
炙甘草5克　炒枣仁12克　木香5克　丁香5克
柿蒂30克　代赭石30克　龙骨（先煎）30克
沉香5克　大枣4枚　生姜3片

7剂，水煎温服。

6月8日二诊：服药1周后，呃逆渐平，久久始有一二声，夜已能睡三四小时，精神好转，胃纳增加，舌脉尚无变化。效不更方，守原方继服7天。药后诸症悉愈，身体亦有所改善。

按：《症因脉治》谓："呃逆者，胃气不和，上冲作声，听声命名，故曰呃也"。本例患者呃声频频，声低而急，失眠心悸。经检查排除器质性疾病。细审其症显属胃神经官能症。心脾亏虚，胃气失和原因，前医或作肝郁，或作痰食，治未及本，故而不效。梁剑波教授针对其病因，运用归脾合丁香柿蒂化裁，一以补益心脾，以治其本，二以温中镇逆，以止其呃，故药投效现，呃解病除。说明治法多端，贵乎辨证。

（五）急性胰腺炎（1例）

病案：湿热内蕴。

刘某，女，63岁，2002年6月26日初诊。

患者腹痛、发热5小时。患者6月25日晚进食过多，突然出现上腹部疼痛，伴恶心呕吐，呕吐胃内容物1次，量约150毫升，发热、体倦乏力，大便2次，质烂色黄，无黏液，无脓血。遂于6月26日晨6时来肇庆市中医院急诊求诊，由急诊收住入院。入院时诉腹痛，呈持续性陈发性加重，发热，口干、口苦，胸闷，无心悸，无头痛，纳差，恶心，无呕吐，眠差，尿黄。现症见：腹痛、发热、恶心、呕吐，纳寐差。舌红苔黄干，脉滑数。

辅助检查：血常规检查显示WBC 6.4 × 10^9/升，Hb 121克/升，淋巴细胞（L）0.938。血淀粉酶738单位，尿淀粉酶1 580单位。

中医诊断：腹痛（湿热内蕴）。

西医诊断：急性胰腺炎。

辨治：实则泻之，以清热通腑泻热为法，以大柴胡汤加减。方药：

柴胡12克　黄芩12克　厚朴12克　大黄（后下）10克

枳壳12克　黄连12克　白芍12克　延胡索15克

木香10克　薏苡仁20克

3剂，每日1剂，分2次服。

7月1日二诊：诉无发热，无腹痛，昨日解2次柏油样大便，无头晕，无恶心呕吐。舌淡红，苔白厚，脉细滑。中药以健脾化湿为法。方药：

党参15克　白术15克　茯苓15克　炙甘草10克

山药15克　薏苡仁15克　莲子15克　扁豆15克

川厚朴15克　枳壳12克　泽泻15克　延胡索15克

川楝子12克　谷芽15克　山楂15克

3剂，服法如前。

7月15日三诊：无发热，纳眠可，二便调。舌淡，苔薄白，脉细滑。中药以益气健脾为法。方药：

太子参20克　茯苓20克　白术15克　甘草6克

黄芪15克　薏苡仁20克　扁豆15克　五味子6克

谷芽15克　浮小麦20克　糯稻根15克　莲子15克

随访2月无异常。

按：本病患者暴饮暴食，损伤脾胃，饮食停滞；加上嗜食肥甘厚腻，酿生湿热，蕴蓄胃肠，腹部气机郁滞，不通则痛。治分虚实缓急，先以清热通腑泻热之法荡其积滞，邪衰大半转以健脾理气为主善其后。主次有节，先后有序，病去不复。

（六）肠痉挛（1例）

病案：肝郁气滞。

魏某，男，32岁，1991年7月18日就诊。

患者下腹痛3天。患者3天前，腹痛而胀，走窜攻冲，痛引两胁，或下连小腹，饥不欲食，食则呕逆，曾服西药，效果不显著而转中药治疗。初诊：神清，表情痛苦，面色微黄，形体稍胖，未咳嗽。体格检查：腹软，肝脾未触及，下腹部压痛，四肢皮肤未见黄染。舌质红，苔薄白，六脉弦。

辅助检查：血常规检查结果正常，尿常规检查结果阴性，B超检查结果正常。

中医诊断：腹痛（肝郁气滞）。

西医诊断：肠痉挛。

辨治：梁剑波教授认为，此例腹痛，乃气机郁滞所致，气以流通为顺，气滞故痛而胀，气机逆乱故走窜攻冲。两胁和小腹乃肝经所属，故常痛引两胁和小腹，饥不能食，食则呕逆，这是肝木乘脾土之象。舌红、脉弦均为肝郁之征，故该证属肝郁气滞之腹痛。治以舒肝理气止痛。方药：

柴胡12克　白芍15克　川黄连10克　吴茱萸10克

木香10克　竹茹15克　法半夏12克　甘草5克

生姜3片　大枣15克

3剂。忌食辛、辣、酸食物。

二诊：服上药3剂后，腹痛大减，精神转佳，胃纳增多。药已对症，继续守前方再服4剂。

三诊：药后，腹痛止，胃纳如常，诸症悉平。

按：此案梁剑波教授分析病情丝丝入扣，辨证精准，用药符合经典要旨，《黄帝内经》云“肝苦急，急食甘以缓之”“肝欲散以酸泻之”，故用药以大枣甘草之甘缓急止痛，以白芍泻肝，肝木得泻，脾土则缓，故二诊而愈。

（七）急性阑尾炎（1例）

病案：热毒瘀滞　脾气虚弱。

彭某，女，63岁，2000年3月3日初诊。

患者右下腹痛3天。患者3天前出现右下腹痛，即到某医院门诊治疗，B超检查提示右下腹混合性包块，诊断急性阑尾炎，要求患者住院治疗。患者拒绝住院，为求中药治疗而来诊。现症见：面色不华，右下腹痛，痛处固定。舌质淡红，边有齿印，苔厚黄略干，脉弦。

辅助检查：血常规检查显示WBC 8.2×10^9/升，Hb 118克/升，L 0.70。B超检查显示右下腹混合性包块考虑阑尾炎。

中医诊断：肠痈（热毒瘀滞，脾气虚弱）。

西医诊断：急性阑尾炎。

辨治：实则泻之，以清热攻下、祛瘀排脓为法治其标；虚则补之，健脾益气善其后。方药：

大黄（后下）10克　牡丹皮15克　桃仁12克

冬瓜仁20克　败酱草15克　连翘15克

金银花15克　甘草10克　朴硝5克

川楝子10克　延胡索10克

二诊：诉腹痛减轻，查体显示右下腹腹肌无紧张，阑尾点压痛、反跳痛缓解。B超检查提示腹腔未见异常声像。效不更方，再进3剂。

三诊：腹痛尽消，唯舌淡，脉细弱。拟香砂六君汤合逍遥散5剂善其后，症未再现。

按：本病患者由于年过半百，各脏腑功能衰减，正气已虚，平素饮食不慎，积而不运，郁久湿热内生，致湿热内蕴，热毒内聚，瘀结肠道而生痈成脓。总为本虚标实之证，梁剑波教授明析病机，先以大柴胡汤加减荡涤邪寇，邪退而后以香砂六君汤合逍遥散加减健脾理气善后。把握有度，邪得却，正不伤。

（八）慢性乙型肝炎（4例）

案1：肝郁气滞，脾虚湿困。

谭某，女，26岁，工人，初诊日期为1996年1月11日。

患者间歇性胁痛伴腹胀一年。患者于1992年体检时发现乙型肝炎病毒表面抗原（HBsAg）（+），当时无症状，未进行系统治疗。1995年1月，在生气或情绪不佳时开始出现胁肋部胀痛，伴腹胀、嗳气，症状时轻时重。近日腹胀较甚，且感疲倦，故来诊。刻诊：胁肋胀痛、腹胀、嗳气、乏力、口苦、纳可，二便正常，舌淡红，苔白腻，脉弦，寸口明显。

辅助检查：肝功能检查显示丙氨酸氨基转移酶（ALT）186单位/升、HBsAg（+）、乙型肝炎病毒E抗原（HBeAg）（+）、乙型肝炎病毒核心抗体（HBcAb）（+）。

中医诊断：肝著（肝郁气滞，脾虚湿困）。

西医诊断：慢性乙型肝炎。

辨治：疏肝理气、健脾化湿。方拟柴胡疏肝散合参苓白术散加减：

柴胡10克　白芍15克　枳壳10克　　川芎5克

郁金10克　玄胡12克　香附10克　　佛手10克

木瓜15克　党参15克　白术15克　　茯苓15克

山药15克　甘草5克　　鸡骨草30克　砂仁5克

薏苡仁15克

配合口服护肝灵丸每次6克，每天3次。

二诊：服上药5剂后，患者餐后仍有少许腹胀嗳气、少许口苦，其他症状消失，舌淡红苔白，脉稍弦，上方加入炒麦芽15克，3剂 。

三诊：服3剂后，诸症消失，舌淡红，脉柔缓。复查肝功能正常。继以经验方抑阳转阴汤（山萸肉、熟地黄、山药、茯苓、泽泻、丹参、三七、女贞子、旱莲草、五味子、党参、白术、炒扁豆、陈皮、莲子、薏苡仁、桑葚、枸杞子、炒龟板、炒鳖甲、溪黄草）间歇煎服，口服护肝灵丸调理。随访1年无明显不适，肝功能检查正常。

按：本案是由肝郁脾湿所致，患者平素性情急躁，情志抑郁，致使肝气郁滞，疏泄不利。肝气犯脾，肝脾肾失其升降，则脾气不升而湿困，故有腹胀乏力；胃失和降，浊气上逆则嗳气。《金匮要略》有：“见肝之病，知肝传脾，当先实脾。”故梁剑波教授以肝脾同治，以参苓白术散健脾渗湿，柴胡疏肝散以疏肝止痛。丸者缓也，肝著为慢性病，非假以时日无以见功，故梁剑波教授以护肝灵丸、抑阳转阴汤长期调理巩固。

案2：脾虚湿困，肝肾亏虚。

马某，男，25岁，初诊日期：1999年4月6日。

患者反复右肋部隐痛6年，加重伴腹胀纳差1月。患者于6年前开始出现右胁部隐痛不适，在当地医院诊查提示：乙肝大三阳，转氨酶升高，后一直在当地门诊治疗，症状反复，乙肝大三阳持续存在，肝功能不正常。一个月前上述症状加重，并伴腹胀，食后尤甚，纳差疲乏。经人介绍慕名而来，请梁剑波教授诊治。刻诊：面色晦暗，右胁部隐痛不适，腹胀，疲倦乏力，恶心欲吐，腰膝酸软，纳差，大便烂，小便黄，起病以后常有发热，无齿衄、鼻衄、昏迷等，舌暗红，苔黄厚腻，脉弦。查体：肝肋下0.5厘米有触痛，余未见明显异常。

辅助检查：肝功能检查显示ALT 79单位/升、天门冬氨酸氨基转移酶（AST）43单位/升、HBsAg（+）、HBeAg（+）、HBcAb（+）。

中医诊断：肝著（脾虚湿困，肝肾亏虚）。

西医诊断：慢性乙型肝炎。

辨治：健脾化湿兼补肝肾。方拟参苓白术散加味：

党参15克　茯苓15克　白术15克　炙甘草5克
山药15克　砂仁10克　炒扁豆15克　陈皮10克
莲子15克　丹参15克　山萸肉15克　桑葚15克
炒鳖甲30克　溪黄草20克

4月21日二诊：右胁仍有轻微不适，恶心呕吐消失，胃纳增，二便调，夜寐差，舌淡，苔白稍厚，脉弦细。梁剑波教授拟验方正心宁神汤，以柔肝养心安神：

玄参15克　桔梗10克　丹参15克　茯苓15克
党参20克　五味子6克　麦冬15克　远志6克
天冬15克　生地黄15克　熟地黄15克　杜仲15克

柏子仁10克　龙骨30克　炒枣仁15克　山萸肉10克

女贞子15克　旱莲草15克　土茵陈20克

4月24日三诊：服上方3剂，夜寐好，右肋仍有轻微不适，胃纳又转差，二便调。复查：ALT 45单位/升，兼症已除，仍转回主症治疗，仍以健脾渗湿，补益肝肾，方拟：

党参15克　黄芪20克　山萸肉15克　丹参15克

五味子10克　白术15克　桑葚15克　茯苓12克

女贞子15克　炒扁豆15克　旱莲草15克　陈皮6克

土茵陈12克　山药15克　溪黄草20克　甘草10克

莲子30克　薏苡仁15克　桔梗10克　生姜3片

大枣3枚

5月4日四诊：服上方10剂，患者自觉症状基本消失，舌淡，苔略厚，脉细，上方加鸡内金、炒谷芽、焦山楂，以消食健脾。

5月9日五诊：患者诉无不适，舌淡红苔白，脉滑柔，复查肝功能正常，乙肝两对半显示：HBsAg（+），HBeAg（−），HBcAb（+）。带护肝灵丸、抑阳转阴汤出院继续调理。

按：本例患者，患肝病6年之久，不仅有脾虚湿困之象，而且有久病肝阴受损之征，单纯祛湿健脾则肝阴更伤，一味补阴则助湿，因此，梁剑波教授拟方以肝脾两顾，健脾养肝贯穿始终，与肝病的通常治法明显不同，而取效不凡。

案3：肝郁脾虚。

林某，男，28岁，1993年4月12日就诊。

自诉患乙型肝炎2年余。患者2年前患乙型肝炎，ALT

高达590单位/升，HBsAg（+），各方治疗无效。来诊时ALT 196单位/升，HBsAg未转阳，两胁胀痛，体倦乏力，胃纳欠佳，大便先结后溏，特请梁剑波教授诊治。初诊：患者神清，精神疲倦，巩膜及皮肤未见黄染，舌质淡红，苔白，脉弦，两胁胀痛。检查：心肺正常，肝脾触诊不满意，血常规正常，肝功能检查示ALT 196单位/升，HBsAg（+），胸透，心肺未见异常。

中医诊断：胁痛（肝郁脾虚）。

西医诊断：乙型肝炎。

辨治：本例肝郁日久，气机失调，故见两胁胀痛，肝郁乘脾，脾虚不运，故胃纳欠佳，大便先结后溏，脾胃虚弱，气血不足，故体倦乏力，舌淡红苔白，脉弦为肝脾失调的征象。治以健脾护肝。方药以抑阳转阴汤加味：

党参15克　白术15克　茯苓15克　炙甘草10克
山药15克　薏苡仁15克　莲子15克　扁豆15克
丹参15克　黄芪20克　大枣15克　山萸肉15克
桑葚15克　五味子10克

28剂，另服抗澳护肝灵丸，12瓶，每次6克，每日3次。

二诊：服上方28剂后，两胁胀痛减轻，大便正常，按原方再服28剂，护肝灵丸12瓶。

三诊：药后，胃纳增加，精神好，两胁胀痛消失，按上方，继续服药3个月。

四诊：自诉服药3个月，复查，肝功能正常，HBsAg（-），再服护肝灵丸6瓶，以求巩固疗效。

按：对于慢性乙型肝炎，清热祛湿解毒治法相当流行，多因望“毒”生义。梁剑波教授主张对慢性乙型肝炎仍然要以中医八纲辨证为审证纲目，先分清虚实，切忌见毒治毒，以免攻伐失当。本例患者用药，不见一味清热解毒药物，而毒去转阴，就是给了见毒治毒者“当头棒喝”。本例用方为梁剑波教授验方，抑阳转阴汤立法根本就是“见肝之病当先实脾”，“肝体阴而用阳”经旨，方以参苓白术散为主，辅以二至丸养肝柔肝调肝，使正气自复而达到抗病毒作用。

案4：邪毒羁留，肝肾亏虚。

蒙某，女，24岁，高要马安根灶人，1990年12月13日来诊。

患者于1988年9月起患乙型肝炎，曾先后2次在某医院传染病区住院治疗。肝功能反复异常，表面抗原阳性，屡医不愈。1990年12月13日来诊，精神憔悴，忧虑百般。自述肝区隐痛，腹胀纳差，头晕心悸，夜寐不宁，腰酸疲乏，月经先后无定期，形体消瘦，面色无华，舌红苔微黄根厚，脉弦细无力。肝脏肋下1厘米，脾可触及。

辅助检查：肝功能检查显示麝香草酚浊度（TTT）8单位，硫酸锌浊度（ZnTT）16单位，ALT 1 500单位/升，HBsAg 1:200，HBeAg（+），HBeAb（-）。

中医诊断：胁痛（邪毒羁留，肝肾亏虚）。

西医诊断：乙型迁延性肝炎。

辨治：滋肾益肝，扶正解毒。方拟：

党参20克　丹参20克　沙参20克　山药20克

五味子12克　女贞子15克　旱莲草15克　炒山楂15克

炒谷芽15克　首乌20克　乌豆衣12克　垂盆草30克

郁金15克　　甘草10克

上药连服2周后，胁痛已失，胃纳好转，但睡眠欠佳，腰酸腿软，遇劳则气短心悸。上方去垂盆草，加黄芪45克、泽泻20克。此方连服一个半月后，精神转旺，眠食俱好，心情开朗，月经亦调，舌红少苔，脉细缓。肝脾胁下仅触及，质软，肝功能复查：TTT 6单位，ZnTT 10单位，ALT小于500单位，HBsAg 1:64，HBeAg（+），HBeAb（-）。药已取效，守方仍进。兼以花旗参10克、麦冬10克、五味子6克、丹参10克清炖猪瘦肉100克，饮汤食肉佐膳，隔天1次。以资巩固。再服药1个月后，诸症好转，肝功能检查各项均在正常范围。表面抗原及e抗原均为阴性。随访1年，定期复查，未见复发。

按：病毒性乙型肝炎，病机较为复杂，病程较长，往往多方治疗无效，而成慢性迁延型肝炎，本案即其例，患者肝肾亏虚，毒邪未尽，虚实夹杂，加之忧思郁结，病程缠绵。治疗时宜分清主次，辨证确切，守方长服，才能取得较满意疗效。梁剑波教授治疗本例患者以滋补肝肾，益气扶正，疏肝解毒，重剂以投，随症加减，持之以恒，故能收全功。

（九）肝硬化（3例）

案1：脾虚湿困，气滞血瘀。

陈某，男，53岁，初诊日期：1995年11月17日。

主诉：腹胀1个月，足浮肿10天。患者1个月前开始出现腹胀，食后尤甚，10天前开始出现足浮肿，于2年前体检发现乙肝小三阳，当时无自觉症状，未予治疗。刻诊：面色少华，腹胀、足肿、神疲乏力，大便溏，形体消瘦。舌淡暗，苔白腻，脉细弦。查体：皮肤无黄染、双巩膜轻度黄染，腹部膨隆，腹水征（+++），双下肢足踝以下凹陷性浮肿。

辅助检查：肝功能检查显示ALT 250单位/升。B超检查显示肝硬化声像图，胆囊水肿，脾肿大，大量腹水。CT检查显示肝硬化伴大量腹水，胆囊肿大，腹腔静脉曲张。

中医诊断：臌胀（脾虚湿困，气滞血瘀）。

西医诊断：肝硬化失代偿期腹水，乙型病毒性肝炎。

辨治：健脾化湿，行气化瘀。方拟参苓白术散加味：

党参15克	白扁豆15克	炒龟板8克	黄芪30克
茯苓15克	砂仁6克	炒穿山甲8克	溪黄草20克
白术10克	薏苡仁20克	三棱10克	桔梗8克
枳壳10克	莪术10克	山药15克	延胡索10克
当归8克	香附8克	泽泻10克	

11月20日二诊：服上方3剂后，腹胀感减轻，药甚合拍，守方再进。

11月27日三诊：服上方7剂后，症状好转，下肢浮肿减退，守方不变。

12月7日四诊：服上方10剂，腹胀感减轻，浮肿消失，胃纳尚可，睡眠稍差，舌淡苔薄白，脉弦缓，加潜阳之品：

党参15克	山药15克	炒山甲15克	白术15克
薏苡仁15克	合欢皮15克	茯苓15克	枳壳15克

黄芪20克　　炙甘草10克　　三棱10克　　莪术10克

白扁豆20克　陈皮5克　　炒鳖甲15克　溪黄草20克

12月16日五诊：服上方10剂，患者腹胀明显减轻，略觉口干，舌红苔薄黄，转方加育阴之品，以参苓白术散合六味地黄丸合二至丸加味，方拟：

党参15克　　莲子20克　　白术15克　　薏苡仁30克

茯苓15克　　炙甘草8克　　炒扁豆15克　泽泻15克

牡丹皮15克　山药20克　　五味子10克　熟地黄20克

山萸肉15克　女贞子20克　旱莲草20克　桑葚15克

溪黄草20克　丹参15克　　三七5克　　炒龟板15克

炒鳖甲15克

12月25日六诊：服上方10剂，腹胀进一步减轻，仅在饭后有腹胀感，口不干，患者病况有所缓解，守前法前方续进。

1996年1月27日七诊：守上方32剂，患者无明显不适感，舌质红，苔薄白，脉弦细，查体：巩膜无黄染，心肺未见异常，腹软，腹水征（－），下肢无浮肿。生化指标复查示ALT、总胆红素（TBIL）、甲胎蛋白（AFP）、白蛋白/球蛋白（A/G）均正常。继以健脾益气、养肝柔肝为主，前方以生地黄易熟地黄，去龟板。

1996年2月16日八诊：服上方20剂，患者无不适，精神好，胃纳可，二便正常，复查B超示无腹水，乙肝二对半小三阳，ALT正常，带1月27日方及护肝灵丸出院，继续调理。

按：本例有两个特点。一是分阶段治疗，第一阶段因气滞血瘀水湿骤停，病以标为主，先以健脾去湿，去菀陈莝，先解其急；第二阶段自12月16日开始，以健脾气养肝阴为主则以治本。二是守方，肝硬化是肝的形质变化，不是一日之寒，梁剑波教授指出“王道无近功，多饮自有用”，因而守方60剂，临床症状才悉数解除。

案2：肝郁脾虚、气滞血瘀水停。

高某，女，47岁，干部，1996年3月27日初诊。

患者反复腹胀、腹部膨隆6年，加重1个月。患者于1989年6月因治疖肿在中山市人民医院检查时发现HBsAg（+），腹腔有少量腹水。1994年时病情加重，在广东省人民医院行B超检查示肝硬化并大量腹水、脾肿大，经利尿护肝治疗，腹胀消失出院，之后症状多有反复。一个月前，因停用利尿药，小便减少，腹部迅速膨隆，腹胀纳呆，在当地医院治疗无效，故来请梁剑波教授诊治。刻诊：神清，面色㿠白，形体消瘦，腹胀如鼓，青筋暴露，皮色苍黄，脘闷纳呆，肋胁胀痛，眠可，大便溏，小便少，舌淡红边有齿印，苔白腻，脉弦细。

辅助检查：腹部膨隆，腹壁静脉曲张，肝脾触诊不满意，腹水征（+++）。生化检查显示：ALT 85单位/升，B超检查提示肝硬化，胆囊水肿，脾肿大，大量腹水。

中医诊断：臌胀（肝郁脾虚，气滞血瘀水停）。

西医诊断：肝硬化腹水。

辨治：健脾疏肝，行气化瘀利水，方拟：

党参20克　炒扁豆15克　茯苓20克　薏苡仁30克
白术15克　山药15克　炙甘草10克　莲子15克

鸡内金10克	柴胡10克	玄胡10克	炒龟板30克
炒鳖甲30克	三棱10克	莪术10克	郁金15克
炒谷芽15克	泽泻10克		

4月3日二诊：服上方8剂，小便量日约1 000毫升，腹胀减轻，舌脉如前，守前方加黄芪50克以益气利水。

4月10日三诊：腹胀进一步减轻，觉疲乏，拟健脾养肝之方：

五味子10克	当归15克	熟地黄15克	白芍15克
党参20克	白术15克	茯苓15克	炙甘草10克
陈皮5克	法半夏10克	砂仁5克	黄芪30克
泽泻18克	香附15克	肉桂（焗服）3克	

4月17日四诊：服上方7剂，腹胀明显减轻，腹部膨隆势减，舌淡红，苔白，脉弦细，守前方。

5月7日五诊：服上方20剂，自觉轻松，无明显腹胀，腹部已无膨隆之势，舌淡红，脉细缓，行B超检查显示腹腔少量积液，患者正气有复，已可攻水，予实脾饮加味：

木通9克	猪苓15克	茯苓30克	白术15克
黄芪30克	大腹皮15克	青皮10克	商陆15克
党参30克	苍术10克	厚朴10克	陈皮5克
延胡索12克	槟榔15克	当归10克	

5月15日六诊：腹围由90厘米减至75厘米，无腹胀，无胁痛，纳可，眠可，大小便正常，首诊方及护肝灵丸巩固治疗。

按：患者情志不畅，气机失于调畅，肝失疏泄，脾失运化，故水湿气血停滞而成湿瘀蕴结，患病有6年之久，已是下虚上实，故不能见水利水，初用健脾行气化瘀，以散邪实，中用健脾养肝以助正气，待肝脾元气有所恢复后，末用行水利水之剂，则水去腹消，缓解期则健脾行气化瘀利水以防水湿复聚。

案3：脾肾两虚。

陆某，女，61岁，1994年12月13日初诊。

患者因反复腹胀1年，伴双下肢浮肿5月，而于1994年12月13日初诊。患者自1993年12月来，自觉腹胀，伴消瘦、纳差、疲倦乏力、大便溏、小便短少，有肝硬化病史多年。曾多次入住广州某医院，经CT扫描、B超、实验室检查，确诊为肝硬化晚期并腹水，经静脉滴注人血白蛋白、肝安注射液，口服利尿药等西药治疗，腹水时消时长，病情一直未愈。5个月前上述症状加重，且出现双下肢浮肿，经上述方法处理后，效果不理想。后转入肇庆市中医院住院治疗。入院查体示神清体倦，消瘦，肝病面容，巩膜轻度黄染，前胸、颈前部可见散在蜘蛛痣，可见肝掌，心律不齐，肺部正常，腹部膨隆，腹壁静脉怒张，肝颈静脉回流征阳性，腹水征（+++），腹部移动性浊音（+），腹围91厘米，肝脾胁下触诊不满意，双肾区无叩击痛，双下肢凹陷性浮肿，舌质淡红，边有齿印，苔浊腻，脉弦细。

辅助检查：麝香草酚絮状试验（－），A/G倒置，黄疸指数20单位。CT扫描显示肝缩小。

中医诊断：臌胀（脾肾两虚）。

西医诊断：肝硬化晚期并腹水。

辨治：健脾温肾，利水消癥。方药：

党参30克　茯苓20克　白术30克　甘草10克
山药15克　薏苡仁15克　炒扁豆15克　莲子20克
陈皮5克　益母草30克　丹参20克　大枣15克
龟板30克　鳖甲30克　延胡索10克　泽泻20克
熟附子10克

加水500毫升煎至150毫升，复渣，每日2次饮服。

另方配合：①西黄丸1瓶，口服，每日2次。②高丽参10克、麦冬10克、丹参15克、三七6克，清水半碗炖4小时，睡前服。

同时配合静滴人血白蛋白，口服双氢克尿噻、螺内酯。

12月27日二诊：患者精神佳，各症状明显改善，查体示腹围82厘米，腹水征（+），下肢无浮肿；B超检查显示少量腹水；实验室检查显示A/G比值正常。效不更方，治疗仍宗前方法。

1995年1月14日三诊：腹围79厘米，腹水征（+），B超检查显示微量腹水。患者要求回家调理，嘱其带中药连服3个月，3个月后复查，腹水消失，半年后随访，未见复发，告愈。

按：肝硬化失代偿期属中医“臌胀”范畴，腹水形成原因与肝、脾、肾病理变化有着密切的关系。总的病机是肝脾两伤，肾阴阳受损，最后形成气、血、水互相搏结的病机特点。梁剑波教授认为，“久病多虚”在临床上以脾肾阳虚、肝肾阴虚两型多见，治疗上多以补虚扶正为主。此病例属脾肾阳虚型，尊“见肝之病，当先实脾”之古训，采用高丽参、党参、白术、茯苓等健脾益气，燥湿利水，龟板、鳖甲养阴柔肝，熟附子温肾，诸药配合，补虚扶正，改善肝功能，升高白蛋白；同时配合西药之静滴白蛋白，口服利尿药，增强利水消胀之功效，中西药结合，取长补短，故获良效。

（十）急慢性胆囊炎（2例）

案1：湿热蕴结。

冉某，男，21岁，学生，未婚， 2001年6月17日初诊。

患者突发右上腹痛5小时，伴恶心呕吐就诊。患者于2001年6月17日下午4时许突然出现右上腹痛，伴恶心呕吐3次，为胃内容物，无咖啡样，至6时许腹痛加重，伴头晕、呕吐，即到高要市某医院急诊就诊，予抗炎、解痉止痛及对症处理，症状未见明显缓解，遂到院就诊。症见：面色苍白，疲倦乏力，口苦，腹部隐痛，无恶寒发热，无呕吐，无排黑便，右上腹轻压痛，莫菲氏征（+），舌红，苔黄腻，脉弦细。

辅助检查：WBC 11.2×10^9/升， B超检查显示肝实质增粗，胆囊壁增厚。

中医诊断：胆瘅（湿热蕴结）。

西医诊断：急性胆囊炎。

辨治：清热利湿，通腑理气。方以大柴胡汤加减：

柴胡15克　黄芩15克　枳实12克　白芍20克

法半夏12克　大黄（后下）10克　金银花15克

蒲公英20克　厚朴15克　甘草10克　延胡索12克

5剂，水煎服，每日1剂，分2次服，上下午各服1次。1剂后痛大减，呕吐止。3剂后诸证悉除。

按：《黄帝内经》谓有病口苦，名曰胆瘅。夫胆为中正之官，清净之腑，十一脏之所取决，咽为之使，若数谋虑不决，则胆虚气上溢，而口为之苦。胆主藏而不泻，今数谋不断，则清净者浊而扰矣。故气上溢而其症为口苦也。本病辨证属湿热蕴结，予柴胡、黄芩、金银花、蒲公英以清热，大黄以泻热通腑，延胡索、白芍以缓急止痛，厚朴、法半夏以行气消痞。辨证施治得当，即获得立竿见影之效。

案2：肝郁气滞，湿热内蕴。

何某，女，52岁，2001年10月8日初诊。

患者右胁胀痛2月就诊。患者于2001年8月6日因恣食肥腻之品后，出现右胁胀闷，胀痛，伴口干、口苦，无呕吐，无发热，遂在三水某医院诊治，B超检查提示胆囊增大，有炎症声像。并予庆大霉素片、茴三硫等治疗将近2个月，症状未见明显缓解，今来肇庆市中医院诊治。症见：神清，精神一般，右胁胀痛，无发热，无口干苦，无黄疸，胃纳一般，夜寐可，二便尚调。舌红，苔微黄，脉弦滑。

辅助检查：外院B超提示胆囊增大，有炎症声像。

中医诊断：胆胀（肝郁气滞，湿热内蕴）。

西医诊断：慢性胆囊炎。

辨治：疏肝行气，清热利湿。方药：

柴胡10克　黄芩15克　枳壳15克　白芍15克

木香10克　砂仁5克　绵茵陈15克　川楝子15克

延胡索10克　川芎5克　　蒲公英15克　栀子10克

14剂，水煎服，每日1剂。服药1周后，患者精神可，自觉无不适，胃纳可，二便调。

按：《灵枢·胀论》云“胆胀者，胁下痛胀，口中苦，善叹息”。患者平素性情忧郁，肝郁气滞，加之饮食不节，嗜食肥甘厚味，湿热内蕴，气机不畅，不通则痛，故见右胁胀痛不适。治疗上宜疏肝柔肝并举，因肝为刚脏，体阴而用阳，治宜柔肝而不宜伐肝，同时要配伍柔肝养阴药物，以固护肝阴，以利肝体。方药以柴胡疏肝散加减：柴胡、枳壳、川楝子以疏肝理气，解郁止痛；白芍以养血柔肝，缓急止痛；川芎以活血行气通络；黄芩、蒲公英、栀子以清热泻火，砂仁、绵茵陈以利湿清热，加延胡索、木香以加强理气止痛之力。辨证施治，疗效明显。

（十一）胃神经官能症（1例）

病案：肝胃不和。

范某，女，41岁，1989年2月初诊。

患者2年多来每逢饭后均感胃痛，上腹中部有灼热感，食欲不振，嗳气，吐酸或食后饱胀难耐。每因情绪波动而病情加剧。2个月前曾住院治疗，经B超和纤维胃镜等检查，肝、胆、脾、胃等脏器均未发现异常器质性病变，遂诊断为胃神经官能症。经服用中西药治疗1个多月，症状无明显改善而出院转门诊治疗。来诊时，胃脘胀痛，嗳气频频，胸闷太息，时有干呕，胃纳呆滞，口干不欲多饮，睡眠欠佳，大便量少，舌质偏红，苔白厚腻微黄，脉弦细。

中医辨证为肝胃不和，湿阻中焦，予兰洱延馨饮（梁剑波教授自拟方）加麦芽15克、佛手12克、竹茹12克，以疏肝理气，化浊止呕。每日1剂，清水煎2次，分早晚服。

4天后二诊：谓服药后，大便量明显增多，已无嗳气频频，胃脘胀痛随之顿减，呕恶已除，唯胃尚欠佳，舌苔白薄，脉弦。药已中的，上方去竹茹，加鸡内金12克，煎服如前法。

4天后三诊：胃脘疼痛已消失，眠、食均好，精神转旺。拟方仍嘱前法加入健脾益气之品，调理月余而愈。随访至今，病未再发。

按：兰洱延馨饮系梁剑波教授家传秘方，临床应用时凡见上腹部胀痛，嗳气频频，泛酸呕恶，痛连胸胁，甚者有时攻痛游走，按之则气走散而痛亦渐缓，或遇情绪变化时更甚，属肝胃不和型的慢性胃炎、胃神经官能症者，本方治疗确有良效。

（十二）便秘（2例）

案1：气滞燥结。

郑某，女，45岁，干部。

患者便秘不解已3年，心腹痞满，肋胁腹胀，每因食后噫气频作，胃呆纳减，舌苔薄腻，脉弦而数。属于气滞燥结，由于脾气不运，宿食留滞不舒，梁剑波教授自拟方脾积通幽汤：

党参15克　茯苓15克　白术15克　炙甘草5克

莪术10克　三棱10克　青皮5克　高良姜5克

枳实10克　大黄10克　木香10克　甘草5克

清水煎服，连服7剂，大便如常。

案2：血虚燥结。

黄某某，女，60岁，农民。

患者反复便秘已5年，每4～5天解一次，登厕虚坐努责。兼经常头晕心悸，面色皖白，舌淡白无华。属于血虚燥结，因贫血而体质虚弱，引起膈肌衰弱，予梁剑波教授自拟方八珍玉蓉汤：

当归5克　川芎5克　熟地黄20克　白芍15克

党参15克　黄芪20克　肉苁蓉15克　枳壳10克

沉香5克　火麻仁30克

清水煎服，连服22剂，症状好转，再与人参养荣汤善后，使体征改善，随访至今没有便秘。

按：梁剑波教授治便秘的经验是治疗初期可辅以轻泻剂，而竣下或灌肠应尽量少用和慎用，至于便秘屡治不愈，而确诊为非器质性病变时，用当归、人参、枳壳、生何首乌、陈佛手等药作煎剂，频服，每可改善。梁剑波教授根据自己数十年的临床经验，自拟了数条治便秘的方剂，临床应用无不得心应手。

（十三）痢疾（1例）

病案：湿热挟邪。

任某，男，28岁，高要市永安人，1991年3月7日初诊。

患者半月前某日偶于墟镇进食油条豆腐后，当晚腹部疼痛，肠如雷鸣，泻下黄白黏液便4次，翌晨腹泻加剧，转赤白相杂，日夜20余次，并伴发热，遂到当地卫生院治疗，诊断为急性菌痢，经用中西药、补液等治疗后，热退痢减，后因工作停止治疗。3天前，突发恶寒发热，痢下转剧。来诊时，大便日行七八次，白多赤少，里急后重，头痛身楚，恶寒发热，小便短黄，腹胀纳呆，舌苔白厚黄腻，脉浮细滑数。

辅助检查：体温37.8摄氏度，大便化验显示脓细胞（+++），红细胞（+）。血常规检查显示WBC 14.6×10^9/升，单核细胞（M）0.7，中性粒细胞（N）0.5，L 0.3。

辨治：证属湿热互结，兼外感风寒。治宜解表祛邪、清化湿热。方以人参败毒散合小承气汤加减：

党参15克　茯苓12克　枳实10克　柴胡10克
防风10克　葛根30克　大黄12克　薄荷（后下）6克
厚朴10克　地榆15克　败酱草15克　生甘草6克

3剂。

3月10日二诊：药后寒热已平，头身疼亦解，泻痢次数减少，每日三四次，唯腹痛、纳呆、仍里急后重。舌苔白腻，脉细滑。此为表邪已除，积滞湿热未清之象。拟清肠，荡逐积滞。

党参15克　茯苓12克　葛根20克　广木香10克
枳实10克　黄连炭10克　白芍12克　焦山楂12克
地榆15克　秦树皮15克　白头翁12克　金银花15克
川厚朴12克　大黄12克

3剂。

3月13日三诊：服上方3剂后，下痢已止，腹痛后重已除，胃纳已复，唯精神仍感疲乏，舌淡，苔薄白，脉濡缓，湿热已清，脾虚未复。改以健脾渗湿以善后，方用参苓白术散加车前子10克、佩兰10克、炒谷芽15克，服4剂后病痊愈。

按：《脉诀》云“无积不痢”，本例患者因饮食不洁，湿热蕴结，滞于肠道，传导失司，而致痢下赤白、里急后重。复因外邪袭表，营卫不和，致寒热头痛，此乃新感伏湿相兼之证，初诊先治以解表清里，以免合邪内并，病势缠绵，运用喻嘉言所说的“逆流挽舟”之法，常可收热退痢止的效果。俟表证解后，针对湿滞未清、气机不利之见症，再予健脾理湿，行气去滞。使滞去秽逐，胃醒肠通，最后以健脾渗湿法而竟全功。

（十四）胁痛（1例）

病案：肝气郁结。

陈某，女，52岁，1991年4月5日就诊。

患者平素胃脘隐痛不舒，睡眠欠佳，前天起右胁疼痛引及脐部，食后更甚，泛吐黄水，得嗳气则舒，大便秘结，苔薄，脉弦。此属气郁胁痛。治宜疏肝理气，以柴胡疏肝散加黄连、吴茱萸、青皮、延胡索、法半夏、川楝子，连服3剂 。

4月8日二诊：右胁疼痛消失，尚有胃脘暗痛，有时头晕，睡眠欠佳，大便正常，脉弦，再拟寒积胃痛汤。处方：

党参15克　　茯苓15克　　白术15克　　炙甘草10克
陈皮5克　　法半夏12克　　砂仁10克　　广木香10克
海螵蛸18克　　延胡索12克　　吴茱萸10克　　川黄连10克
台乌药15克

5剂。

4月13日三诊：服上方5剂后，胃脘暗痛减少，头晕消灭，睡眠正常。嘱继续按上方3剂以巩固疗效。

按：本例胁痛，泛恶，嗳气则舒，脉弦，为肝气郁结。吐黄水，便秘，说明肝郁有化热的趋势，故梁剑波教授治疗以疏肝理气为主，清热泻火为佐，用柴胡疏肝散，合左金丸加青皮、延胡索、法半夏、川楝子，服3剂即见效，继舒肝健脾，行气止痛，用寒积胃痛汤8剂而获痊愈。胁痛的治疗，有因风寒外犯的，有因气郁的，有因痰饮的，还有因食积和血瘀的。如风寒胁痛，多因妇女经水适期，因感风寒而致气血凝滞，邪留胁下，痛处走窜，脉浮缓，舌淡红，宜发散风寒、调和营卫，梁剑波教授常予芎葛汤，处方：川芎、干葛、枳壳、柴胡、法半夏、党参、厚朴、赤芍、生姜、大枣。如痰饮胁痛，由痰饮流注胁肋，痛则咳嗽气急，呼吸则痛增，梁剑波教授之经验是予调中顺气丸治之，处方：法半夏、大腹子、八角、白蔻仁、青皮、陈皮、三棱、砂仁、沉香、槟榔，研末，米糊为丸，每服5克，开水送。如食积胁痛，症见胁痛，胸满，胃纳呆滞，吐酸、嘈杂，大便溏，脉怠缓，舌淡红，苔腻，治宜和胃健脾，消滞降逆，梁剑波教授常予磨积利膈汤治之，处方：青皮、莱菔子、枳壳、香附、姜黄、木香、黄连、桔梗、川楝子、山楂。如瘀血胁痛，症见胁痛，痛如锥刺，固定不移，脉涩，舌紫暗，治宜养血益气，化瘀通络，梁剑波教授常与立止瘀痛汤，处方：大黄、枳实、三七、穿山甲、没药、乳香、柴胡、台乌药、赤芍、青皮。效果甚验。

四、泌尿系统疾病

（一）慢性前列腺炎（1例）

病案：湿热下注，肾气亏虚。

康某，男，30岁，1998年12月1日初诊。

患者反复小便白浊4年余，加重3天。患者于1995年12月开始觉小便带白浊，点滴难净，伴腰酸，遂到某医院住院诊治，诊断为急性感染性前列腺炎，用先锋霉素等抗感染治疗，症状好转出院。出院后小便间有白浊，夜尿增多。就诊前3天又出现小便白浊，伴点滴难净，夜尿多，腰酸，舌红，苔白，脉滑。

辅助检查：前列腺液常规检查示卵磷脂小体（++），白细胞（++），细菌培养（-）。

辨治：中医拟清热利湿，补益肾气为法，拟方：

黄芩10克　川黄连10克　牛蒡子10克　玄参15克

甘草10克　桔梗10克　板蓝根15克　升麻10克

马勃10克　连翘15克　陈皮10克　僵蚕15克

木通10克　水牛角10克　牡丹皮15克　泽泻18克

灯心草5扎

20剂，水煎服，每日1剂。

12月21日二诊：乏力、小便白浊较前减少，失眠，胃纳尚可，二便正常，舌淡，脉沉弱。中药拟补益肾气为法，方药如下：

山萸肉15克　牛膝15克　山药15克　肉苁蓉15克
茯苓15克　褚实子10克　熟地黄15克　小茴香10克
杜仲15克　巴戟天15克　远志6克　石菖蒲10克
五味子10克　大枣15克　锁阳15克　仙茅15克

8剂，水煎服，每日1剂。

12月28日三诊：小便白浊减轻，神疲困倦，中药拟益气健脾利湿为法，方药如下：

党参15克　山药15克　炒扁豆15克　白术10克
莲子15克　牡丹皮15克　茯苓15克　薏苡仁15克
丹参15克　甘草5克　芡实15克　黄芪15克
车前子15克

5剂，水煎服，每日1剂。精神可，腰酸消失，小便白浊消失。舌淡红，脉平和。前列腺液常规检查示卵磷脂小体（++++），白细胞（-）。

按：患者起居不慎，感受湿热之邪，邪毒蕴结于体内，日久引致湿热下注。湿热停于下焦，而见尿多，白浊；病久则虚，肝肾亏虚，则见腰酸，夜尿多；膀胱气化失职，则见点滴难净。此乃虚实夹杂之证，邪实而正虚。梁剑波教授以为邪不去则正难安，考虑患者正值风华之年，正虽虚然不甚。故先予清热利湿之剂20天去其实邪，取其除恶务尽之意，无胆识未敢为之。方中黄芩、川黄连以清热利湿；牛蒡子、玄参、僵蚕、桔梗、板蓝根、马勃以清热解毒；陈皮以理气疏壅；升麻有宣散透发，寓有“火郁发之”之意；木通以清心利小肠，车前子清肺利膀胱，泽泻利湿泻浊，灯心草以清心除烦。邪去后正虚显，继之以还少丹温补脾肾，加锁阳、仙茅以温肾固涩。最后以参苓白术散加黄芪以健脾益气善后，用牡丹皮、车前子防湿热再生，治未病意也。随证治之，症状悉除。

（二）慢性肾衰竭（3例）

案1：脾肾气虚，湿浊内蕴。

陈某，男，45岁，1999年11月9日初诊。

患者1982年开始出现颜面及双下肢浮肿，当时查尿蛋白阳性，当地医院考虑为急性肾炎，后浮肿时有反复，间断治疗，1997年于当地行肾穿刺活检提示局灶性肾小球硬化，1998年8月开始出现疲倦，1999年11月9日到诊。到诊时症见：神疲乏力，纳呆，恶心，面色萎黄，眼睑轻度浮肿，足肿，头晕，心悸气短，皮肤瘙痒，夜尿频，舌淡有齿痕，苔白厚，脉滑细。

辅助检查：尿常规检查示尿蛋白（PRO）（+++）。血常规检查示RBC 2.27×10^{12}/升，Hb 55克/升。肾功能检查示血清肌酐（Cr）750微摩尔/升，血清尿素氮（BUN）28毫摩尔/升。

辨治：中医以健脾固肾，利湿降浊为法，成药予尿毒清颗粒口服以利湿降浊，启脾丸口服健脾益气，拟方如下：

黄芪30克　红参10克　猪苓15克　茯苓15克

泽泻20克　白术15克　大黄10克　杜仲15克

丹参15克　益母草15克　女贞子15克

砂仁（后下）10克　旱莲草15克　冬瓜仁30克

崩大碗30克　车前子12克　甘草3克

上方以水800毫升煎取200毫升，每日1剂，分2次温服。

并予大黄30克、川厚朴15克、牡蛎30克、紫草15克、蒲公英30克，煎水500毫升，保留灌肠，每日1次。

11月17日二诊：复诊精神较前明显好转，眼睑浮肿消退，足肿消，头晕、心悸、气短明显减轻，皮肤瘙痒微，夜尿2～3次，大便通畅，舌淡有齿痕，苔白厚干，脉弦细。效不更法，成药、灌肠依旧，内服方增温肾之品：菟丝子20克、肉苁蓉30克。

连进18剂后，精神爽，浮肿消，余症悉微，血常规检查显示RBC 3.0×10^{12}/升，Hb 65克/升。肾功能检查显示Cr 380微摩尔/升，BUN 20毫摩尔/升。

按：《丹溪心法·水肿》云“水肿因脾虚不能制水，水渍妄行，当以参术补脾，使脾气得实，则自能健运升降，运动其枢机，则水自行”。本例患者先因水湿之邪犯体，久未化除，阻遏脾阳运化，肾气亦随之受累。梁剑波教授认为水肿其制在脾，渗湿健脾，脾气得运，则水湿自行，水肿自消，并兼以补肾之品以抑止肾水泛滥加强行水，在补虚基础上佐以利水消肿。方中以黄芪、红参健脾益气，杜仲、菟丝子、肉苁蓉温补肾气，脾旺则运化得司，化生有力，肾气充则生精有望，故贫血改善，大黄、冬瓜仁、崩大碗、车前子及保留灌肠利湿降浊，尿毒自遁，邪去正得安。标本兼治，疗效较佳。

案2：脾肾两虚，水凌心肺。

邓某，男，33岁，1997年4月23日初诊。

患者于1996年10月无明显诱因下开始出现恶心呕吐，食欲不振，乏力，头晕头痛，当地医院诊断为胃病，予药物治疗后病情无明显好转，并越来越严重，出现严重贫血，后当地医院复诊诊断明确为慢性肾功能衰竭尿毒症期，予住院治疗并行血液透析，病情稍好转，为求中西医结合治疗于1997年4月23日收入肇庆市中医院。到诊时症见：精神疲倦，胃纳差，睡眠差，小便量少，近一周出现咳嗽，活动后心慌、气短，舌质淡，苔薄，脉沉细无力。

辅助检查：血常规检查显示WBC 10.22×10^9/升，Hb 50克/升；肾功能检查显示BUN 24.2毫摩尔/升，Cr 2 483微摩尔/升；尿常规检查显示PRO（+++），潜血（OB）（++）；B超检查显示双肾萎缩，结构紊乱；胸部X线片提示肺水肿伴少量心包积液。

辨治：以标本同治为原则，以温肾助阳、化气行水为法，方药以人参养荣汤加减，拟方如下：

熟附子10克　红参15克　黄芪20克　白术15克
茯苓15克　白芍15克　当归10克　陈皮5克
熟地黄15克　五味子8克　炙甘草10克　远志10克
山萸肉15克　巴戟天15克　肉苁蓉15克

上方加水600毫升，煎取200毫升，温服，每日1剂。

4月28日二诊：气促心悸稍有减轻，头晕头痛基本消失，疲倦好转，胃口稍有改善，小便量少，约200毫升，大便溏，舌淡胖有齿痕，苔白滑，脉滑数。考虑目前主要矛盾为尿毒内闭，水气上凌心肺，方药调整以排毒降浊，宣肺利水为法，改用梁剑波教授验方如下：

大黄10克	川厚朴12克	法半夏12克	川黄连10克
竹茹15克	葶苈子12克	车前子12克	桔梗15克
紫菀15克	百部12克	陈皮5克	荆芥15克
白前12克	芒果核2只	牛蒡子15克	布渣叶15克
瓜蒌仁12克			

上方加水600毫升，煎取200毫升，温服，每日1剂。

5月19日三诊：精神疲倦、乏力明显得到改善，无头晕头痛，胃口好转，仍有咳嗽、气促，舌淡胖有齿痕，苔白滑，脉滑数。复查肾功能显示BUN 14.4毫摩尔/升，Cr 888微摩尔/升。据患者目前病情，予上述中药口服利湿降浊宣肺等治疗后，毒素明显下降，咳嗽、气促仍存在，故目前主要矛盾是心包炎，心包积液难以消除，尿毒上凌心肺，标急较为明显，故中药在降浊利湿、宣肺基础上兼以健脾温肾，拟方如下：

荆芥10克	百部10克	白前10克	紫菀20克
桔梗10克	陈皮5克	前胡10克	川黄连10克
竹茹15克	枇杷叶15克	葶苈子15克	车前子12克
茅根30克	灯芯花5扎	大黄10克	红参15克
白术15克	茯苓15克	黄芪30克	熟附子10克
瓜蒌仁（打）12克			

上方加水600毫升，煎取200毫升，温服，每日1剂。复渣，上下午各1次。

5月23日四诊：咳嗽、气促较前明显好转，余无其他特殊不适。

按：慢性肾功能衰竭为一慢性疾病，病机复杂，预后较差，《重订广温热论》云“溺素入血，血毒上脑之候，头痛目晕，视物模糊，耳鸣耳聋，恶心呕吐，呼吸带有溺毒，间或猝发癫痫症状，甚或神昏惊厥，不省人事，循衣摸床撮空，舌苔腐，间有黑点”。梁剑波教授认为慢性肾功能衰竭病变涉及脏腑较多，病变脏腑以肾、脾多见外，心、肺也常见病变，且由于脏腑相关，病情进展，发生心、肺变证时，往往病情较重，预后较差，故治疗上除脾肾同治外，重症务必急则治标为主，待肺、心变证治疗有所好转后再辨证用药，脾、肾、心、肺同治。本例患者本虚标实，气血阴阳俱虚，尿毒内闭。梁剑波教授认为，有一分正气，便有一分生机，正虚已极之人，若专于攻逐，则犯虚虚之禁，邪未去，正已败，存命难焉。故初诊先予人参养荣汤加黄芪、巴戟天、肉苁蓉等气血阴阳共补，待正气鼓舞后，转予升降散、泻肺汤、止嗽散以宣肺利水降浊，邪易去，正能安。标本缓急明辨，攻补先后有序，自然事半功倍。

案3：脾肾亏虚，浊毒内蕴。

彭某，女，28岁，2002年11月21日来诊。

患者于2000年7月开始出现头痛，视物不清，当地医院测血压为32/16千帕，查肾功能显示肌酐、尿素氮均升高，诊断慢性肾功能衰竭尿毒症期，2002年2月开始出现双下肢浮肿，7月头痛加重，当地医院查肾功能显示Cr 1 943微摩尔/升，BUN 42.3毫摩尔/升。为求治疗于2002年11月21日收入肇庆市中医院。现症见：神清，头痛头晕，气促，四肢乏力，尿少，纳眠较差。舌淡胖，苔白浊，脉弦滑。

辅助检查：双肾B超检查显示双肾萎缩并结构紊乱，肝脏轻度萎缩，胆囊水肿，大量腹水。生化检查显示白蛋白（A）32克/升，BUN 23.1毫摩尔/升，Cr 1 343微摩尔/升。血常规检查示Hb 54克/升。

辨治：中医以健脾温肾、泻浊毒为法，拟方如下：

白术15克　茯苓15克　泽泻15克　甘草6克
杜仲15克　熟附子6克　大腹皮15克　崩大碗20克
桂枝6克　车前子15克　大黄8克　黄芪30克

以水600毫升，煎取200毫升，温服，每日1剂。

11月29日二诊：患者自觉头痛、腹胀、四肢乏力、气促较前缓解，舌淡胖，苔白浊，脉沉滑。在前方基础上加强健脾益气温肾，方药加减如下：

白术15克　茯苓15克　泽泻20克　太子参15克
猪苓15克　熟附子10克　大腹皮15克　紫苏叶10克
桂枝10克　丹参15克　大黄8克　黄芪30克
法半夏12克　谷芽30克　磁石（先煎）30克

以水600毫升，煎取200毫升，温服，每日1剂。

12月3日三诊：头晕头痛基本消失，腹胀明显减轻，胃纳明显改善，测血压（16～19）/（10～12）千帕，舌淡，苔白浊，脉沉。

按：梁剑波教授认为慢性肾衰为正虚邪实之证，肾为先天之本，脾为后天之本，本虚多以脾肾气（阳）虚为主，标实为湿、瘀、浊内阻，尿毒症晚期患者急性并发症较多，如急性左心脏衰竭、酸中毒、高血压病、高血钾等，这些急症多以西医对症处理，并成效显著，主张对尿毒症晚期患者，中医治疗上重点治本，兼以祛邪，故除辨证用药外，多使用补肾健脾、泄浊中药。本例患者首诊时标实较重，治疗上标本兼治，复诊邪气逐渐减去，予加强健脾补气益肾之品，疗效较佳。

（三）慢性肾炎（2例）

案1：脾肾阳虚。

梁某，女，32岁，1999年11月9日初诊。

患者于4年前外感后出现双眼睑浮肿，当地医院查尿常规蛋白（+++），诊断考虑肾病综合征，予激素等治疗，后反复查尿常规蛋白波动在（++）至（+++），于1999年11月9日收入肇庆市中医院。现症见：双眼睑浮肿基本消失，腰膝酸软，神癖乏力，纳差，间有夜尿，舌淡红，苔白，脉沉细。

辅助检查：PRO（++），24小时尿蛋白（up）2.2克，A 32克/升，B超检查示双肾结构紊乱。

辨治：按标本兼治原则，以健脾固肾、利湿祛浊为法，中药以健脾温肾、益气之剂，成药予启脾丸口服健脾益气，方药以附桂八味汤合四君子汤加减如下：

黄芪30克	党参15克	白术15克	茯苓15克
炙甘草10克	益母草20克	玉米须30克	
肉桂（焗）15克	附子10克	陈皮5克	
牛膝15克	川续断15克	熟地黄20克	
泽泻15克	山萸肉10克	巴戟天10克	

以水600毫升，煎取200毫升，温服，每日1剂 。

11月11日二诊：自觉症状无明显好转，中药加强补肾之功，方药调整为参苓白术散合真武汤加减如下：

黄芪30克　党参20克　白术12克　茯苓15克
炙甘草10克　山药15克　炒扁豆15克
砂仁（后下）10克　陈皮5克　莲子15克
熟附子10克　生姜10克　白芍15克　仙茅15克
补骨脂15克　丹参15克　益母草20克　大黄10克

以水600毫升，煎取200毫升，温服，每日1剂。

三诊：服药15天后，腰膝酸软较前明显减轻，无明显乏力，胃纳佳，余无特殊不适，舌淡苔白略厚，脉细沉。继以上方随症加减服2月，症状消失，尿蛋白转阴。

按：许叔微认为补脾不若补肾，李东垣认为补肾不若补脾，梁剑波教授认为脾虚则当补脾，肾虚则当补肾，脾肾俱虚则当脾肾同治。本例患者病已4年余，脾肾之阳气俱虚，而邪不甚，首诊即以脾肾论治为主，健脾温肾为法，兼以利湿，又病久入络成瘀，气虚行血无力而瘀生，故在健脾温肾的基础上加用丹参、益母草以活血通络，大黄同煎以加强健脾活血降浊除顽疾之功。辨证立法准确，坚守方药连进2月，终获奇功。

案2：肾虚湿热挟瘀。

李某，男，35岁，干部，1986年5月来诊。

患者1983年5月患水肿，经治疗已消退。1986年5月水肿复发，专程从深圳来肇庆市找梁剑波教授治疗。症见：全身浮肿，面目尤甚，头晕心悸，四肢沉重，尿少而赤，大便硬，舌暗红，舌边有瘀点，苔薄黄，脉弦细。

辅助检查：尿常规检查显示BUN（+++），红细胞（+++），白细胞2～3，管型1～2。血常规检查显示Hb 9.2克，RBC 3.3×10^{12}/升，WBC 11.4×10^{9}/升，M 0.01，N 0.63，L 0.34。

辨治：证属瘀血内阻、肾虚湿热，治拟祛瘀利水，补肾清热。处方：

党参15克　茯苓15克　丹参15克　赤芍15克
白术15克　车前子15克　金银花15克　益母草30克
桃仁10克　泽泻15克　薏苡仁20克　川厚朴15克
防己12克　黄芪30克

加减连服3个月治疗，症状好转。

二诊：1986年8月10日来复诊，症状好转，尿常规未发现异常，用参苓白术散加黄芪30克、泽泻15克、车前子15克善后。

按：梁剑波教授认为患者因病延日久，水湿困气，气滞血瘀所致，《血证论》云“瘀血化水，亦发水肿是血病而兼水也”。故应在清热利水补肾的基础上加活血祛瘀药以助肾气，通利气机，气血畅顺，则瘀消水去而病愈。梁剑波教授还认为症状好转后，要跟进参苓白术散服一段时间善后，以防复发。

（四）原发性肾病综合证（5例）

案1：风水相搏。

何某，男，17岁，2001年10月23日初诊。

患者于10天前感冒后开始出现颜面、肢体浮肿，当地医院查尿常规显示PRO（++++），尿白细胞（LEU）（+），予抗感染及利水消肿等对症治疗后复查PRO仍为（++++），为求系统诊疗于2001年10月23日收入肇庆市中医院。现症见：精神尚可，咽干痛，轻微咳嗽，面色潮红，颜面、肢体中度浮肿，口干，小便量少，纳眠尚可，大便正常，舌红，苔微黄，脉浮滑。

辅助检查：尿常规检查显示PRO（++++），up 8.2克，A 23克/升，血清总胆固醇升高。

辨治：中药以急则治其标为法，以疏风解表，宣肺利水为则，拟方如下：

麻黄6克　　石膏30克　　甘草6克　　连翘15克
大腹皮15克　茯苓皮15克　桑白皮15克　陈皮6克
丹参10克　　益母草15克　竹叶15克

以水600毫升，煎取200毫升，温服，每日1剂。

10月28日二诊：颜面及肢体浮肿较前消退，大便稍烂，尿量较前明显增多，舌淡红，苔略厚转白，脉浮滑。患者拒绝口服激素治疗，表证已除，证转湿困气机，随证拟利湿理气兼以健脾活血为法，五苓散合五皮饮加减：

茯苓15 克　　白术15 克　　泽泻15 克　　猪苓15 克
大腹皮15克　茯苓皮15克　桑白皮15克　陈皮6克
枳壳12克　　蝉蜕15克　　生姜皮6克　　桃仁12克
泽兰15克　　甘草3克

服药2周后症状基本消失，up降至2.8克。

按：对于肾病综合征，各中医名家均对此有所研究，时振声认为“水肿以治肺为先”，颜德馨认为治肾病综合征蛋白尿重在化气，杜雨茂用经方辨证治肾病综合征。梁剑波教授认为肾病综合征始终呈本虚标实状态，正虚难复，易感外邪，外邪侵袭，正气更伤，进而使病情反复多变，其病机非湿即瘀，湿瘀蕴结，互相影响，虚者更虚，实者更实，肺、脾、肾三脏失调。本例患者发病前有感冒病史，以急则治其标为则，拟宣肺利水之法治标，标急之证既除，即转治为缓则治其本，拟利湿理气兼以健脾活血为法，随证变化而更法，活而不泥，用药之道也。

案2：脾肾阳虚。

黄某，男，14岁，2002年5月8日来诊。

患者于10年前开始出现颜面、双下肢浮肿，伴尿少、纳差，多次在当地医院及肇庆市中医院治疗，诊断考虑肾病综合征，曾用激素治疗，但不规范系统，病情每因感冒反复发作。本次因感冒后浮肿加重，尿量少而于2002年5月8日入住肇庆市中医院。现症见：神清，精神疲倦，面色苍白，颜面、双下肢中度浮肿，腹胀，胃纳差，小便量少，大便溏，舌淡有齿印，苔白滑，脉沉细。

辅助检查：A 14克/升，总胆固醇（TC）21.7毫摩尔/升，甘油三酯（TG）7.3毫摩尔/升，PRO（+++），up 6.8克。

辨治：以健脾温肾、化气利水为法，方用实脾饮加减，拟方如下：

熟附子10克　厚朴15克　大腹皮15克　生姜3片

干姜5克　木香10克　木瓜15克　桂枝5克

甘草5克　　草果10克　茯苓15克

车前子（包煎）12克

以水800毫升，煎取200毫升，温服，每日1剂。

5月13日二诊：患者浮肿较前消退，腹胀减轻，仍面色苍白，疲倦乏力，小便量仍少，胃纳差，舌淡齿印，苔白滑，脉沉细。脾肾阳虚之象明显，故加强温阳散寒之力，中药调整为还少丹加减：

熟附子10克　山萸肉12克　茯苓30克　山药20克

杜仲15克　牛膝15克　小茴香6克　巴戟天15克

仙灵脾15克　五味子5克　黄芪30克　党参15克

白术15克　陈皮5克　泽泻20克　甘草5克

法半夏10克

以水600毫升，煎取200毫升，温服，每日1剂。

5月25日三诊：患者颜面、肢体浮肿消失，腹胀消失，自觉乏力，小便量增多，大便正常，胃纳增加，舌稍淡，苔薄白，脉细，效不更法，考虑病久入络成瘀，加用活血化瘀之法，上方加丹参15克、泽兰12克。连进12剂，症状基本消失，精神爽，up降至1.1克。

按：肾病综合征病程反复，多为本虚标实，虚实夹杂之证，本例病程10年有余，梁剑波教授认为湿邪重着黏滞，困窘体内阳气，至阳气日渐亏耗，气滞、气虚日久必见血行不畅而成瘀。因此，脾肾阳虚为本虚证，水湿内困、瘀阻肾络为其夹实之证。故治之以标本兼顾，攻补兼施。还少丹出自《洪氏集验方》，为温补脾肾之方，原以之治疗脾肾虚寒、阳痿早泄、虚劳等证。梁剑波教授古方新用，用于治疗脾肾阳虚之水肿，方中温阳与养阴之药俱备，水火平衡，取其孤阴不生，独阳不长，阴阳互根之意。火之源得益，阴翳自消；水湿之阴邪散尽，气机得以舒畅，阳气得以回复，益以活血之品，肾络自通，大气一转，百病俱愈。

案3：脾肾阳虚，水湿内停。

吴某，女，21岁，银行职员，2001年4月28日初诊。

患者于2000年8月出现全身浮肿、尿少，先后于当地两家最老牌的西医院住院2月余，诊为原发性肾病综合征，予规范的激素和环磷酰胺治疗，无好转，后转到广州某大医院肾内科（西医院）住院半年余，作肾活检，诊断为原发性肾病综合征，局灶节段硬化性肾炎，先后予激素、环孢素A、麦考酚酸酯等治疗，并予血液透析机超滤脱水（因每日尿量250～350毫升，需借助机器排水），每隔5～6天一次，每次超滤前静脉输注人血白蛋白10克，如此治疗半年余，症状体征及辅助检查指标无改善，此医院医生动员其回当地中医治疗，遂于2001年4月28日出车接回肇庆市中医院住院。入院时症见：颜面双下肢浮肿，腹胀，胃纳差，尿少，每日尿量200～300毫升，大便溏，时呈水样，疲倦乏力，懒言声低，见床欲卧，见凳欲坐，畏寒厚衣，心悸气短，动则尤甚，停经近半年。体检：面色㿠白无华，消瘦，四肢欠温，双肺呼吸音减弱，心率110次/分，腹胀，腹水征（+），双下肢高度浮肿，舌淡少津，舌苔白根厚，脉沉细数。

辅助检查：血常规检查显示RBC 3.0×10^{12}/升，Hb 95克/升，红细胞比积（Hct）0.261；尿常规检查显示PRO

（+++），up 28.5克；血生化检查显示A 8克/升，TC 8.5毫摩尔/升，TG 3.19毫摩尔/升；胸部X线检查显示双侧胸腔少量积液；B超检查显示双肾结构紊乱，中量腹水。

辨治：入院后继续维持原医院使用的激素及免疫抑制剂并渐减量，支持对症治疗，停止血透机超滤排水。中药虚则补之为主，实则泻之为次。拟健脾温肾、活血利水消肿为法，考虑患者全身浮肿，口服吸收不理想，故静脉用药与口服用药同时进行。静脉滴注参附注射液，口服中药经验方肾综固本汤加减：

黄芪30克　熟附子15克　党参15克　肉桂（焗）5克
茯苓15克　白术15克　大腹皮30克　陈皮10克
猪苓15克　茯苓皮15克　泽泻30克　仙灵脾15克
山药30克　芡实20克　金樱子15克　薏苡仁20克

每日1剂，水煎服，复渣，每日服2次。

用药后第3天尿量增至1 900毫升/天，如此守法加减，间因外感而加用疏风解表之药麻黄、蝉蜕、荆芥、桑叶、竹叶等，且考虑久病必瘀入络，故兼活血化瘀之法，加用丹参、三七、益母草、泽兰等。肿消后停用利水之药，专予健脾温肾、益气养阴、活血化瘀之法治疗，3个月后停用静脉用药。治疗全过程均采用健脾益气、温肾固肾、活血化瘀之法。2002年10月尿蛋白转阴，各项辅助检查指标正常，临床症状消失。现已停用激素和免疫抑制剂，正常上班，多年来定期复查未见异常。

按：此例患者罹疾日久，肺、脾、肾阳气极度亏虚，通调水道、敷布津液、运化水湿、主水气化等功能衰减，水湿外溢肌肤、内蓄六腑五脏，而见水湿泛滥全身之症状明显。治疗以温阳益气为主，兼利水活血。梁剑波教授认为，该患者水泛全身，胃受纳、脾运化失司，药从口入的吸收利用打折扣，效果必受影响，故治疗初期假现代医学之措，药从静脉入，直达病所，水肿消退后，再改为口服。谨守阳气衰虚之病机，用参附注射液、附桂参芪类数月，终见云开雾散，阳光普照，患者一扫疲倦乏力、懒言声低、见床欲卧、见凳欲坐、畏寒厚衣、心悸气短、动则尤甚、面色㿠白无华、四肢欠温等阳衰阴盛之象，水肿悉消，月事复至，知饥欲食，二便调，精神爽利，唯尿蛋白尚未阴转。遂守温肾健脾活血之法，予经验方肾综固本汤加丹参、三七、益母草、泽兰等活血之品，或因外感而加用疏风解表之药麻黄、蝉蜕、荆芥、桑叶、竹叶等。凡两年余而痼疾除，停药随访数年无复发。肇庆市中医院治疗期间，无行血透超滤治疗，费用为广州治疗时之十分一左右，愈后上班工作繁忙，节奏快，仍游刃有余，得心应手，且收入不菲。其父感激涕零，致函医院、肇庆市卫生局、广播电台、电视台详述治疗经过，感激、佩服、赞扬之意跃现纸上。

案4：湿热内蕴。

陈某，男，20岁，2001年9月25日来诊。

颜面、双下肢浮肿，腹胀半月余于2001年9月25日来诊。症见全身浮肿，按之没指，不易随复，腹胸胀闷，身重困倦，纳少泛恶，舌淡红而胖，苔白腻，脉濡缓。查up 8.2克，血浆白蛋白18克/升，血脂明显增高。确诊原发性肾病综合征，予标准激素及西药对症治疗，同时予中药配合治疗。辨为水湿浸渍型，治以健脾化湿，通阳利水为法。方以苍地四苓汤（梁剑波教授经验方）加减：

苍术12克　地胆头15克　茯苓15克　白术15克
猪苓15克　泽泻20克　大腹皮15克　陈皮10克
川厚朴10克　丹参15克　益母草15克　甘草5克
仙灵脾15克　熟附子10克　桂枝12克

每日1剂，水煎服，上下午各服1次。

二诊：服药2周后，患者肿消，症见面色红，痤疮，口干，消谷易饥，大便干结，小便黄热，舌质红，苔黄厚腻，脉滑数。证转湿热内蕴，拟清热解毒、逐水利湿为治法，方以肾炎清解汤（梁剑波教授经验方）加减：

猪苓15克　茯苓15克　泽泻20克　白术15克
白芍15克　白通草12克　金银花15克
滑石12克　小甘草10克　冬瓜仁30克　牡丹皮12克
连翘15克　蒲公英15克　紫花地丁15克　丹参20克

三诊：连服上药2周后口干、大便干结、小便黄热消失，仍见痤疮、易饥多食，舌苔稍厚腻，脉滑数，热甚于湿，上方去白通草、泽泻，加赤芍、泽兰，隔日煎服。

四诊：如是随症加减治疗3个月余，激素用量减至最初用量的一半以下，患者面色如常，痤疮减，易饥多食消除，舌淡红，苔白略厚，脉细。肾气虚之象初现，拟益气固肾为主，方用还少丹合二至丸加减：

山萸肉15克　山药15克　茯苓15克　熟地黄15克
杜仲15克　炒牛膝15克　肉苁蓉20克　楮实子15克
小茴香5克　巴戟天15克　枸杞子15克　五味子5克

石菖蒲12克　大枣15克　　女贞子15克　旱莲草15克

菟丝子15克　桑螵蛸15克　益智仁15克　蒲公英15克

丹参15克　　大黄10克

宗此法、方，随症加减，服至激素治疗完成，再进1个月，患者无不适，检验各项指标正常，停药后随访3年病无复。

案5：阴虚湿热。

温某，男，20岁，2000年9月来诊。

患者来诊前5个月开始出现颜面、双下肢浮肿，于当地医院治疗，无改善，渐至全身浮肿、腹胀、尿少，到肇庆市某医院治疗，确诊为原发性肾病综合征，予标准激素治疗及对症治疗，浮肿消失，激素用至3个月，尿蛋白仍为（++）~（+++），为求更好的治疗到诊。初诊症见：五心烦热，口干咽燥，两颧潮红，目睛干涩，头晕耳鸣，舌质红嫩，苔黄腻或少苔，脉细数。辨为阴虚湿热，治以滋阴清热利湿为法。方选益阴通利汤（梁剑波教授经验方）加减：

生鳖甲（先煎）30克　　　麦冬15克　南沙参15克

胡麻仁15克　白芍15克　　猪苓15克　泽泻15克

女贞子15克　旱莲草15克　黄芪20克　丹参12克

三七10克　　益母草20克　甘草10克

守方连进50余剂，激素亦减至小剂量维持，上述症状消失，舌淡红，苔白薄，脉细，尿蛋白阴性，转以健脾固肾为法，拟六味地黄汤合参茯白术散加减：

山萸肉15克　山药15克　茯苓15克　熟地黄15克

黄芪20克	党参15克	白术15克	莲子15克
薏苡仁15克	扁豆15克	金樱子15克	芡实15克
丹参20克	牡丹皮12克	泽泻12克	炙甘草6克

随症加减服至激素停服后2个月。随访2年余无异常。

按：原发性肾病综合征的治疗，西医的激素和一些免疫抑制剂有其明确的治疗效果，目前中医中药是无法取代的，如何找准中药治疗此病的切入点，是中医师要面对和解决的问题。梁剑波教授的观点认为，中医中药要解决的是协同西药治疗难治性肾病综合征和减少西药的不良反应。激素应用的初期，作用未显，中医按水肿的经典分型论治，而使用激素至2周以后，则可出现与经典分型不同的变证，或湿热内生（实热）或阴虚湿热（虚热），法当随证而变，或清热利湿或益阴清热通利；而激素减量至小剂量或维持量时，往往出现脾肾气（阳）虚之征，治疗之法亦要相应调整。此病缠绵，久病多入络成瘀，治疗全过程均加入活血化瘀通络之品，乃祛菀陈莝意也。案4全程在肇庆市中医院治疗，初期为经典的水湿浸渍型，故以健脾化湿，通阳利水为治，方与苍地四苓汤。而激素用至一定时候则证转湿热内蕴，拟清热解毒、逐水利湿为治法，方与肾炎清解汤。案5则在外院激素治疗一段时间后来诊，已现阴虚湿热之兆，治以滋阴清热利湿为法。方选益阴通利汤。两例于激素小剂量阶段均以健脾固肾为主善后，全程加用活血化瘀之品。与西药互补长短，各显其长，病症自遁，形固久安。

（五）IgA肾病（1例）

病案：脾气虚弱，肾精不足。

陈某，男，46岁，1992年4月23日初诊。

患者两年前出现尿血，原因不明，曾到某医院查PRO（+++），尿隐血试验（BLD）（+++），经打针服西药，一周后尿样检查正常，以后一直没有服药。半年后复查小便，BLD（+++），服中药3个月，查BLD仍为（+++），最近2个月饮食无味，面色无华，双下肢浮肿，舌体胖大，有齿痕，舌质淡，苔少，但有津。肾活检示IgA肾病。治宜健脾补肾摄血，化湿利水。处方：

党参15克　茯苓15克　白术15克　炙甘草10克

山药15克　大枣15克　枸杞子12克　巴戟天15克

海马10克　蛤蚧12克　泽泻12克

12剂，水煎服。

4月29日复诊：服上方6剂后，小便增多，浮肿略减，腰腿痛好转。守上法，继续服6剂。

5月6日三诊：药后症状减轻，浮肿消退，胃纳增加，舌淡红，苔薄白，脉细。治守原意，再服上方7剂。

5月13日四诊：药后诸症消失，复查小便正常，嘱继续按上方服3剂以巩固。

按：脾虚则乏力，饮食无味，肾虚则水邪泛滥，上则面肿，下则腿肿，与舌脉相符，治宜健脾补肾，化湿利水，宗东垣“脾胃健运，水津四布”之法用参苓白术散加味治疗，10余剂而脾健血统获痊愈。

（六）阴囊湿疹（1例）

病案：湿热下注。

林某，男，24岁，住院号:13542，住院日期：1999年8月2 日。

患者因阴囊瘙痒、溃烂、渗液1个月入院。患者入院1个月余前因恣食肥厚燥热之品后始觉阴囊出现小皮疹，瘙痒难忍，于当地诊所诊治，未见好转，反而整个阴囊出现皮疹、瘙痒难忍，有溃烂、渗液、结痂，并有发热。曾于当地某医院诊治，静脉滴注诺可针3.6克、地塞米松10毫克，继续治疗3天未效，而来肇庆市中医院求治。刻诊：精神一般，整个阴囊可见皮疹，瘙痒难忍，有溃烂、渗液、结痂，无发热等其他不适，胃纳少，小便黄，大便稍硬，寐欠安，口干苦，舌红，苔黄腻，脉弦数。

辨治：实则泻之为原则，患者年青体壮，病程短，应先泻之拟清化下焦湿热为法。方药拟龙胆泻肝汤加减：

龙胆草15克　黄芩15克　大黄10克　泽泻15克
甘草10克　栀子10克　黄柏15克　车前子15克
柴胡10克　茯苓15克　地肤子15 克　白鲜皮15克
苦参10克　金银花15克　木通10克

5剂。煎水内服。

另配合外治方如下：

大黄30克　苦参30克　朴硝20克　黄柏20克
地肤子20克　白鲜皮20克　甘草10克　金银花15克

5剂。上方以水3 000毫升煎取1 000毫升外洗，每日

1次。

8月7日二诊：药后患者阴囊肿胀减轻，瘙痒亦减轻，渗液减少，部分创面结痂，胃纳可，二便正常，寐可，舌红，苔微黄，脉弦滑。患者现上症减轻，湿热仍未消除，故继续予龙胆泻肝汤加减。方药同前。

8月11日三诊：经治疗后症状消失，病情痊愈出院。

按：本例中医称为绣球风。《灵枢·经脉篇》云“肝足厥阴之脉……循股阴入毛中，过阴器，抵小腹，挟胃属肝络胆”，该患者恣食肥厚燥热之品，湿热内生，循经下注阴囊而见诸症，为实证，实则泻之，方药予龙胆泻肝汤加减清化下焦湿热，使火降热清，湿浊分消；同时外用清热燥湿之剂大黄苦参散，加强清热祛湿止痒之功，取效快速。

（七）前列腺增生症（2例）

案1：肾气亏虚，瘀浊内阻。

邓某，男，85岁，住院号:13500，住院日期：1999年7月21日。

患者因再发排尿困难10天入院。患者1991年曾因排尿困难而到当地医院拟诊前列腺肥大并尿潴留，经导尿、对症、支持治疗，住院1周后症状消失出院。出院后一直无不适感。10天前开始出现劳累后腰膝酸痛，排尿点滴而出，找当地私人医生诊治，服食中药2剂后（具体药物不详），症状加重，小便不能排出，遂到肇庆市中医院急诊室诊治。拟诊为尿潴留，经导尿、抗感染、对症治疗，症状稍见缓解，但仍未能拔除尿管自行排尿，遂拟诊癃闭收入院。刻诊：神清，疲倦乏力，面色㿠白，腰膝酸痛，劳后加重，停留尿管排尿，夜寐欠佳，胃纳欠佳，大便正常。起病以来无恶寒、发热，无尿痛，无肉眼血尿，无浮肿。前阴处见导尿管停留，尿液引流通畅，澄清，淡黄色。直肠指检示前列腺增大，质硬，中央沟变浅。舌淡暗苔白厚腻，脉沉细弱。

1999年7月21日首诊，本虚则补之，实则泻之为原则，此例虚实夹杂，治以攻补兼施，拟益气固肾兼利湿降浊为法，用药以虎杖散加减：

虎杖20克　丹参20克　桃仁15克　乳香6克
台乌药12克　川太15克　黄芪30克　羊藿叶10克
核桃仁20克　炒牛膝15克　覆盆子15克　柴胡5克
车前子15克　白通草15克　甘草梢10克

煎水内服。同时配合益肾涤浊丸（梁剑波教授验方制剂），每次6克，每日3次内服。

7月25日二诊：药后上症有所改善，但大便干硬欠畅，上方中加大黄10克、冬葵子12克、肉苁蓉30克。再进5剂，拔除导尿管后能自行排小便，尿线较正常，尿量正常，出院后服益肾涤浊丸半年，溲利神爽，未受淋沥癃闭之苦。

按：前列腺增生症，属中医之癃闭范畴。本例属老年肾气虚衰，气化不利，湿浊蕴结于下焦，气虚血行不畅，瘀邪内生，与湿浊互结阻遏水道所致小便不利。为虚实夹杂之证，治予攻补兼施，古有青葱导尿，今再演绎，复以虎杖散汤剂荡涤其标实，随之益肾涤浊丸益肾气、清涤下焦湿浊善其后。汤者荡也，丸者缓也之意也。益肾涤浊丸依梁剑波教授经验方而成，药物组成有川萆薢、乌药、益智仁、泽泻、怀牛膝、丹参、琥珀、王不留行、延胡索、苦参、黄柏、虎杖、黄芪、淫羊藿、菟丝子、甘草。本方为攻补兼施之方，针对老年人肾气虚衰，气化不利，行血乏力，湿浊瘀血蕴结于下焦而立，集补肾益气、通癃涤浊、活血祛瘀之功于一体，丸久服，徐起效，痼疾除，不易复。

案2：心阴亏虚，蕴热小肠。

陈某，男，65岁，离休干部，1990年7月11日初诊。

患者素有前列腺肥大宿疾五年，曾因小便不通入院留医治疗两次。两周前因与友聚会喝酒后，小便先淋漓不畅，渐至闭塞点滴难出。遂至医院治疗，尿检LEU（+），BLD（±），前列腺液检查白细胞少量，卵磷脂小体小量。B超检查示前列腺肥大（4.5厘米×5.5厘米）。经抗感染治疗无明显好转，改投中药八正散、导赤散之属，效亦不佳。依赖导尿以缓解症状。就诊时小腹坠胀疼痛，前阴紧迫不适，排尿费力，力竭而点滴而出，尿色黄浊，头晕气短，心烦口干，心悸难寐，甚为痛苦。舌边尖红，苔黄干，脉沉细数。证属心阴亏损，小肠蕴热，膀胱气化不利，以益气养阴，降火通利。用天王补心丹加减。处方：

丹参15克　玄参15克　生地黄30克　柏子仁12克

五味子10克　远志5克　茯苓15克　石菖蒲10克

泽泻20克　黄柏10克　甘草10克　牡蛎（先煎）30克

西洋参（另炖兑服）10克

4剂，2天。

二诊：服上方后，小便较前通畅，前阴胀痛减轻，头晕稍好转，舌红苔白干，脉细数，前方去五味子，加王不留行15克。4剂，四天。

三诊：小便通利成流，已无需导尿。下腹部胀痛明显减轻，头晕心悸大减，眠食基本正常。舌红薄白苔，脉细缓。守上方再服1周。

四诊：每日服药后，小便清畅，日见精神好转，痛苦全失。舌淡红苔薄白，脉细缓。上方去黄柏、王不留行，西洋参改太子参30克。继服10天，以巩固疗效。并吃平素长服杞菊地黄丸、知柏地黄丸以资调理。

按：本例患者属老年慢性前列腺炎急性发作，本属高年气阴两虚体质，心阴亏虚，移热小肠。前医过投清热利湿之剂，重伤其阴，故虽屡用通利而小便不下。叶天士谓“若因心阳亢而下注者，利其火脏。”病以虚实夹杂而以心阴虚损为主要矛盾，故投以大剂益气养阴药中佐以通淋利水之品，治法一以滋补气阴以充足水源，二以利水通淋而不伤阴液。故药至显效。此案例属心火亢盛的阴虚证，与清心利水常法不同。

梁剑波教授认为，癃闭的中医治疗，首要分清虚证和实证两种。虚证多表现为肾气虚衰，尿频尿急，小腹坚胀，流细或滴沥，面色苍白，形寒肢冷，腰酸膝软，基至头眩耳鸣。治宜补益肾气，兼化湿浊。予通关肾气汤：知母、山萸肉、山药各12克，熟地黄20克，牡丹皮、茯苓、泽泻、附子、炒牛膝各10克，肉桂（冲焗）3克，清水煎服。可连进8～10剂，以期改变体征。若属肾阴亏损，湿热留恋，宜加二至丸，滋养肾阴，黄柏以清化下焦湿热以固肾阴。至于实证，多为湿热互结注于下焦，膀胱气化不利，表现为小便频数，灼湿热不适，小腹有窘迫感，或茎中热痛，溺出脓黏液分泌物。叶天士曰："湿热甚而不宣者，彻其泉源。"治宜清利下焦热，可用八正散化裁：木通、车前子、扁蓄、栀子各10克，黄芩、甘草各6克，大黄、滑石、瞿麦、王不留行各12克，灯心花10扎，清水煎服。亦可连进6～8剂，病情大多可以缓解。

（八）急性尿路感染（2例）

案1：湿热下注。

贝某，男，70岁，住院号:15652，住院日期：2001年6月21日。

患者发热、尿频急痛7天，加重伴尿血1天就诊。患者于7天前开始出现尿频尿急尿痛，伴发热，体温高达39～40摄氏度，曾到肇庆市卫校附院查尿常规示PRO（+），BLD（+++），LEU（++）。镜检下白细胞12/小时；血常规检查示WBC 9.0 $\times 10^9$/升，L 0.12，M 0.80。经予氧氟沙星、阿米卡星、多西环素等抗感染治疗2天后，症状未见明显好转。2001年6月21日早7时患者排解红色尿液，量约200毫升，遂到肇庆市中医院门诊就诊，并拟泌尿系结石并急性感染收入本科作进一步治疗。刻诊：患者神清，精神疲倦乏力，口干，发热至38摄氏度，尿频急痛，胃纳差，大便调，睡眠可。无腹痛、呕吐、头痛、恶寒、咳嗽等。急性病容，左中下腹部有轻压痛。舌淡红，苔黄厚腻，脉滑数。

辅助检查：尿常规检查示PRO（+），OB（+++），白细胞（++）；B超检查示左输尿上段及左肾积液。

中医诊断：热淋（湿热下注）。

西医诊断：急性泌尿系感染。

辨治：中药以清热利湿通淋为法。方药拟八正散加减：

车前子15克　瞿麦15克　扁蓄15克　山栀子10克
滑石20克　木通15克　甘草6克　大黄10克
灯心草5扎　金钱草15克　海金沙15克　白茅根15克
茜根15克　萆薢15克

1剂，水煎服，每日1剂。

6月22日二诊：药后自觉症状好转，无血尿，时觉尿急痛，仍发热38.5～39.4摄氏度，以下午高热为主，间有咳嗽、痰少，口干口苦，胃纳差，体倦乏力，舌淡白，苔黄厚腻，脉滑。效不更方，在原方基础上稍加调整以加强清热效果，方药如下：

车前子15克　木通15克　瞿麦15克　滑石20克
山栀子10克　大黄10克　金钱草15克　柴胡15克
蒲公英20克　金银花15克　厚朴12克　甘草10克

7剂，水煎服，每日1剂。

6月29日三诊：药后患者仍间有发热，发热午后明显，口干口苦，间有咳嗽，双下肢轻度浮肿，胃纳好转，大便正常，舌淡红，苔薄黄，脉滑。复查尿常规示PRO（+），BLD（+++），LEU（+）。中药以清热利湿，生津止渴为主。方药如下：

青蒿12克　　黄芩15克　　金银花20克　连翘12克

荷叶15克　　薏苡仁20克　滑石30克　　竹茹12克

生甘草6克　　土茵陈30克　白茅根30克　茜根15克

白蔻仁10克　地骨皮15克　扁豆花15克

11剂，水煎服，每日1剂。

7月1日四诊：热退，精神好。

7月10日五诊：经治疗后症状消失，无发热，精神好，胃纳可，二便调，舌红苔白，脉稍滑。病情治愈出院。

按：本例一诊、二诊均有发热，回顾病史，患者70高龄，曾用抗生素治疗多时，阴液已伤，发热午后明显，此时发热系为阴虚发热，针对此种虚热，不可套用常规清热方法，三诊改用清骨散加减，3剂则热退。一诊、二诊方，祛湿同时伤阴，故湿祛热仍在，提示我们对老年患者用药要时时顾护气阴。

案2：湿热下注并早孕。

叶某，女，21岁，住院日期：2000年4月21日。

患者尿频、尿痛4天，发热2天就诊。患者4天前自觉小便淋沥，尿频、尿急、尿痛，未作治疗。4月20日患者出现胸闷呕吐，伴发热恶寒，4月21日到某医院检查发现血中WBC增高，伴蛋白尿，诊为肾盂肾炎，遂到肇庆市中医院要求入院治疗。入院时神清，唇舌俱红，高热，纳差，头痛，全身酸软无力，病后无血尿，1周前妊娠试验（+）。双肾区叩痛明显（++）。舌红，苔白腻，脉滑数。

辅助检查：血常规检查示WBC 13.7×10^9/升，L 0.92。尿常规检查示 白细胞（+++）。

中医诊断：肾瘅、热淋（湿热下注）。

西医诊断：急性泌尿系感染，早孕。

辨治：中医实则泻之，热者清之，治拟清热解毒，利湿通淋，方用八正散加减：

车前子15克　滑石20克　瞿麦15克　扁蓄15克

栀子15克　大黄10克　知母12克　黄柏12克

淡豆豉15克　竹茹15克　薏苡仁30克　甘草10克

3剂，水煎服，每日1剂。

4月24日二诊：药后患者精神好，无发热，无尿道刺激征，无头痛，复查血常规示WBC 7.9×10^9/升，L 0.77。尿常规两次检查均正常。上方稍加调整：

栀子12克　车前子15克　知母15克　金钱草20克

瞿麦15克　扁蓄15克　木通10克　淡豆豉 15克

甘草10克　黄柏12克　银柴胡15克　竹茹15克

4月29日三诊：经治疗后患者精神佳，无发热，尿频急痛消失，病情治愈出院。

按：患者早孕，湿热蕴结于下焦，导致小便淋沥，尿频、尿急、尿痛，实则清利，予八正散加减清热利湿通淋，是谓正治。患者虽有早孕，但湿热较重，用滑石、大黄目的是促使湿热早去，所谓“有故无殒”，速战速决就不会伤及胎气。

（九）泌尿系结石（3例）

案1：湿热下注。

郭某，女，31岁，住院日期：1998年12月26日。

患者反复右腰酸痛2月就诊。患者2月前间觉右腰部酸痛不适，能自行缓解，小便色黄，曾在单位体检时，B超检查提示右肾结石。但未作特殊治疗。今来肇庆市中医院门诊诊治，由门诊拟右肾结石收入院。患者发病以来，精神好，胃纳可，小便黄，大便正常，间有右腰部酸痛不适，无呕吐，无尿频尿急，右肾区叩痛（+），舌淡红，苔白，脉滑。

辅助检查：血常规检查示WBC 7.3×10^{9}/升，RBC 3.8×10^{12}/升，血红蛋白（HGB）87克/升。尿常规检查示BLD（+），LEU（+++），PRO（+）。B超（彩色）检查示右肾中盏小结石。

中医诊断：石淋（湿热下注）。

西医诊断：右肾结石。

辨治：中医实则泻之，以清热利湿、消石通淋为法，方用石苇汤加减：

海金砂30克　鸡内金15克　金钱草30克　石苇15克
茯苓15克　泽泻15克　猪苓15克　甘草5克
王不留行15克　白术15克　天葵子10克
旱莲草15克　车前子15克　党参15克　血竭15克

14剂，水煎服，每日1剂。

二诊：患者上症明显减轻，但诉腰酸痛，复查B超示泌尿系未见异常。

考虑使用排石利湿之药对肾气有一定影响，久病肾气亏虚，故应加强补肾以和之，上方加用杜仲15克、狗脊15克、延胡索12克。15剂，每日1剂。

三诊：经治疗后，病情痊愈。

按：本例用石苇汤治疗泌尿系结石，是通常治法，二诊加用补肾药是考虑久病肾气亏虚，肾气无力排除结石，加用补肾药后结石顺利排出，是谓攻补结合。

案2：湿热下注。

夏某，男，24岁，住院号:13870，住院日期：1999年11月22日。

患者右下腹疼痛反复发作1月就诊。患者于1999年10月16日突然出现右下腹疼痛，呈阵发性绞痛并加剧，并向会阴部放射，伴尿频、尿急、尿涩、排尿淋漓不尽，即到当地卫生院检查B超示右肾多发性结石并积液、右输尿管上段扩张，拟肾绞痛，予肌注哌替啶止痛，疼痛缓解。10月23日到肇庆市中医院复查B超示右肾轻度积液、右输尿管下段结石并扩张，静脉肾盂造影示右输尿管下段结石并上输尿管及肾积液、右肾排泄功能延迟。在肇庆市中医院门诊行中药排石治疗，11月16日复查腹平片示右输尿管第三狭窄结石。今到肇庆市中医院要求体外震波碎石治疗。刻诊：患者精神可，右下腹隐痛，小便间中有涩痛感，大便调，胃纳可，寐可。起病以来间有血尿，无恶寒发热、恶心呕吐等症状。右输尿管行程有压痛，右肾轻叩痛。舌红，苔黄厚腻，脉濡。

辅助检查：10月23日到肇庆市中医院复查B超示右肾轻度积液、右输尿管下段结石并扩张，静脉肾盂造影示右输尿管下段结石并上输尿管及肾积液、右肾排泄功能延迟。

中医诊断：石淋（湿热下注）。

西医诊断：右输尿管下段结石。

辨治：中医实则泻之，热者清之，治拟清热利湿，排石通淋，方用八正散加减：

金钱草15克　滑石30克　灯心草10扎　瞿麦15克
海金沙15克　石苇15克　路路通15克　薏苡仁30克
鸡内金15克　地龙15克　冬葵子20克　牛膝15克
黄芪30克

5剂，水煎服，每日1剂。

11月26日二诊：服上药5剂后患者右下腹隐痛消失，小便已无涩痛感，无肉眼血尿，但觉腰部酸痛，考虑排石通淋之剂均有损肾气，故治疗用药应兼顾肾气，以免正气受损。上方稍加调整，加用狗脊、杜仲、菟丝子等补肾津：

鸡内金15克　海金沙15克　金沙牛15克　金钱草15克
车钱子15克　扁蓄15克　大黄10克　栀子12克
滑石12克　甘草10克　冬葵子15克　川续断15克
狗脊15克　杜仲20克　仙茅15克　菟丝子15克

4剂，水煎服，每日1剂。

11月30日三诊：经治疗后患者精神佳，无诉不适，B超复查示泌尿系统未见异常。治愈出院。

按： 排石通淋之剂均有损肾气，故治疗用药应兼顾肾气，以免正气受损。补肾法治泌尿系结石是梁剑波教授的特色之一。

案3：心阳亏虚，气郁结石。

陈某，50多岁，1991年6月27日初诊。

患者1989年患淋症，用手术取出结石，1991年复发，同事劝其改用中药，后邀梁剑波教授诊治，脉细，小便点滴而痛，腰部重坠酸疼，时有溺血，梁剑波教授用攻补并行之法，用天王补心汤加味治之。处方：

玄参15克	丹参15克	党参15克	茯苓15克
桔梗15克	远志6克	柏子仁12克	炒枣仁15克
五味子10克	生地黄15克	熟地黄15克	天冬15克
麦冬15克	海金砂15克	延胡索12克	川楝子12克
泽泻12克	琥珀（冲）10克		

7月8日二诊：服药18剂后，小便稍通，淋痛减少，溺血止，腰酸亦缓，乃恪守此法，上方加砂牛10克，再进服18剂。

7月26日三诊：服药第15日患者自觉胀满欲溺，随后溺砂石3粒，如黄豆大，小便畅通遂愈。

按：本病因下焦湿热，煎熬尿液，结成砂石，停蓄尿路，阻碍气机，故见尿道结石，砂石阻闭气机，使气郁血瘀，则见小便点滴疼痛，腰部重坠酸痛，石伤血络，故有溺血。梁剑波教授认为患者年事已高，结石2年多，心阳虚，气化失职，不能排石。心属里，小肠属表，通过经脉互相联系，构成表里关系，心之阳气下降于小肠，有助于小肠分别清浊。心气不足，鼓动无力，则结石难排。故要振补心阳，用天王补心汤加利水通淋之药，心阳充旺，而病（结石）亦陡然而去，可见梁剑波教授遣方用药之活妙也。

（十）腰痛（1例）

病案：湿热下注。

张某，男，34岁。

患者从半年前始自觉腰痛，腰酸，全身倦怠，双腿酸胀无力，小便色黄量少，口苦，口黏，纳呆，食少，大便偏干，舌质红，苔黄腻，六脉弦，治宜清热化湿，予加味四妙散。

处方：

黄柏12克　苍术12克　薏苡仁15克　金银花15克
炒牛膝15克　桑枝15克　泽泻12克　丝瓜络12克
白芍15克　延胡索12克　乳香5克　川萆薢12克
羚羊骨15克

连服6剂腰酸痛明显好转，全身倦怠，双腿酸胀已基本消失，尿黄、口干诸症好转，黄腻苔渐化。按上方去乳香，继续服6剂，诸症消失，精神、胃纳转好，病告痊愈。

按：本例腰痛，腰酸半年余是由于患者素体阳气偏盛，内蕴湿热，以致湿热化火，稽留于筋骨，脉络之间，致使气血运行不畅，即“不通则痛”。湿热下注，故小便色黄量少，口苦，口黏，舌红，苔黄腻均为湿热之象。故梁剑波教授以清热化湿之加味四妙散治疗，其效甚显。

（十一）遗精（1例）

病案：肾气阴虚。

邓某，男，47岁，1991年2月24日初诊。

患者多梦，梦中遗精已半年余，每隔五六天一次，睡眠不宁，精神萎靡，头晕，心悸，舌红，苔白，脉细，两手尺脉弱。分析患者遗精久治不愈，乃肾气虚损，治宜滋阴补肾、涩精止遗。处方：

关沙苑15克　莲须15克　芡实15克　龙骨25克
牡蛎25克　知母12克　黄柏12克　麦冬15克
山萸肉15克　牡丹皮12克　益智仁12克

连服6剂。

2月28日二诊：药后多梦减少，精神转佳，睡眠好，仍见遗精，头晕，心悸，舌脉同前，治宜补肾固精，再拟还少丹合五子衍宗汤。处方：

山萸肉15克　山药15克　茯苓15克　熟地黄15克
杜仲15克　炒牛膝15克　肉苁蓉10克　楮实子10克
小茴香5克　巴戟天15克　枸杞子15克　远志6克
石菖蒲18克　五味子10克　大枣15克　菟丝子12克
女贞子12克　覆盆子12克

7剂。

3月7日三诊：服上方7剂后，遗精俱减，已无头晕心悸，舌淡红，苔薄，脉弦细，继服上方12剂。半个月后痊愈。

按：梁剑波教授认为，遗精的发病机制，与心、肝、肾三脏有密切的关系。因精液储藏在肾，疏泄在肝，主宰在心。心肾不交，每多梦中遗精，次日头昏、心悸、精神不振，临床上梁剑波教授常用滋阴清火之知柏地黄汤加味治之。如湿热内蕴，遗精频作，口苦作渴，小便热赤，舌红，苔黄腻，脉濡数，则宜清热祛湿，用龙胆泻肝汤治之。

此例遗精半年多，乃阴精内损，阴损及阳，肾气不足，则精关不固，而遗精频作，心火亢盛，心阴亏耗，神不守舍，则睡眠不守而梦多，故以补肾固精治疗而取效。

五、造血系统疾病

（一）再生障碍性贫血（2例）

案1：气血亏虚。

梁某，男，11岁，住院号：14883，住院日期：2000年10月20日。

患者反复鼻衄，皮下瘀斑3个月。2000年7月初患者反复出现鼻腔出血、皮下瘀斑，在某医院骨髓象检查确诊为再生障碍性贫血，经输血及对症支持治疗后症状仍有反复，为求中医药治疗来肇庆市中医院就诊。现症见面色苍白，皮下可见瘀斑隐隐，神疲乏力，少气懒言，胃纳差，二便调，舌淡，苔薄，脉细数。

辅助检查：血常规检查提示Hb波动于（56～80）克/升，血小板（PLT）波动于（21～96.3）$\times 10^9$/升，中性粒细胞偏低。

中医诊断：髓劳（气血亏虚）。

西医诊断：再生障碍性贫血。

辨治：益气养血，方以当归补血汤合归脾汤加减：

黄芪40克	当归10克	党参15克	茯苓20克
白术10克	炙甘草6克	龙眼肉6克	生姜3片
远志6克	酸枣仁10克	大枣5枚	木香6克
阿胶（烊）10克		鸡血藤15克	川芎10克

二诊：上药服用3剂后患者胃纳好转，仍面色苍白，

皮下可见瘀斑隐隐，神疲乏力，二便调，舌淡，苔薄，脉细数。中医辨证为气血两虚，同时兼有肾虚，治法以养血益气，补肾止血，在原方基础上加六味地黄汤（熟地黄15克、山萸肉15克、山药15克、泽泻10克、茯苓12克、牡丹皮10克），二至丸（女贞子15克、旱莲草15克），大蓟、小蓟各10克，茜根15克。上药5剂后患者胃纳可，面色苍白、神疲乏力较前减轻，皮下瘀斑较前减少，二便调，舌淡，苔薄，脉细数。上方服10剂后瘥。

按：患者为先天不足，正气亏虚，后天失养，气虚不摄，血不能循经而行，溢出脉外，而致出血，发为本病。病位在营，病性属虚，病机为气血亏虚。肾乃先天之本，主骨生髓，《灵枢海论》说："……髓海有余则轻劲多力，自过其度；髓海不足，则脑转耳鸣，目无所见，懈怠安卧。"可见肾与髓关系密切，故在治疗髓劳时要注意补益肾精，肾精充足则髓海充足则本病可愈。

案2：气血亏虚。

周某，男，13岁，住院号：11417，住院日期：1997年9月4日。

患者反复牙龈出血，皮下瘀斑半年。患者半年前出现面色苍白、牙龈出血、皮下瘀斑，伴全身倦怠乏力、活动后气短、双下肢乏力、头晕、胃纳差，1997年6月在广州市某医院确诊为再生障碍性贫血，经输血、激素等治疗后好转，但不久上症又出现并逐渐加重，遂到肇庆市中医院寻求中药治疗。现症见面色潮红，双下肢皮下可见瘀斑，舌淡，苔薄白，脉细数。

辅助检查：血常规检查提示RBC 1.81×10^9/升，Hb 48克/升，PLT 7×10^9/升。

中医诊断：虚劳(气血亏虚)。

西医诊断：再生障碍性贫血。

辨治：气血双补，填精益髓。方药以人参养荣汤合当归补血汤加减：

黄芪20克	当归5克	桂心（冲服）3克	
陈皮5克	白术12克	党参20克	白芍15克
熟地黄15克	五味子5克	茯苓15克	远志5克
黄精15克	山萸肉15克	女贞子15克	旱莲草15克

复诊情况：5剂后患者齿衄、肌衄减轻，胃纳可，二便调，但易疲劳，舌淡，苔薄白，脉细数。中药在原方基础上去桂心之辛燥，恐其生火动血，加用紫河车15克、山萸肉改用30克以益精生髓，加用茜根15克敛血止血。15剂后患者不慎刷伤牙龈出血，色红，量少，舌淡，苔薄白，脉细数。中医辨证考虑气虚不能摄血，加红参10克炖服益气摄血止血，后又加用大黄炭10克、白及15克加重收敛止血。后上午服六味地黄丸合二至丸，下午服十灰散。

按：患者因先天禀赋不足，精气髓失充，久而少气而生化缺乏，五脏皆虚，发为本病，属于虚劳之气血亏损型。故治疗本病时，予人参养荣汤合当归补血汤以交养五脏，并加用止血剂以止血。后期则注重补益先天之本，补肾填精，而使精气髓得充。

（二）血小板减少性紫癜（3例）

案1：热毒蕴结。

杨某，男，9岁，住院号：13513，住院日期：1999年4月13日。

患者反复肌衄4年余，加重1周。患者4年前始全身皮下多处出现紫癜，曾伴鼻衄，经广宁人民医院诊断为“血小板减少性紫癜”，经输血等治疗后好转。去年上症复发，曾在当地卫生院及广州儿童医院治疗，病情反复，遂来肇庆市中医院就诊。症见：双上肢皮下可见瘀斑，腰背及下肢皮肤未见紫癜，胃纳可，夜寐可，二便调。现症见：双上肢皮下可见瘀斑，形体消瘦，舌红，苔白，脉数。

辅助检查：血常规检查提示RBC 3.8×10^{9}/升，Hb 110克/升，WBC 6×10^{9}/升，PLT 7×10^{9}/升。

中医诊断：肌衄（热毒蕴结）。

西医诊断：血小板减少性紫癜。

辨治：治以凉血止血，清热养阴。方以自拟凉血汤：

紫草15克　生地黄6克　牡丹皮10克　赤芍10克
旱莲草10克　女贞子10克　阿胶（烊）10克
仙鹤草10克　甘草5克　金银花15克　连翘15克
丹参15克

二诊：上方服用6剂后复诊，诉双上肢皮下瘀斑减少，舌红，苔白，脉数。继予原方6剂后症状消失。

按：本病多由感受外邪，或进食辛燥之品，从阳化热，邪毒内蕴，熏灼血脉，迫血妄行，血溢脉外，外溢肌肤则为肌衄。如《景岳全书》曰："血本阴精，不宜动也……盖动者多由于火，火盛则逼血妄行"，又如《外科正宗》云："感受四时不正之气，郁于皮肤而不散，结成大小青紫斑点，发在遍体头面"。在治疗本病时多以凉血止血为原则，热毒必耗伤阴液，故同时注意要清热滋阴。

案2：脾虚失摄。

李某，男，54岁，住院号：16964，住院日期：2000年4月25日。

患者反复皮肤瘀点瘀斑5年，再发半月。患者5年前始出现四肢皮肤、牙龈部、口腔、舌体黏膜瘀点瘀斑，肇庆市某医院诊断为血小板减少性紫癜，经输血等治疗后好转。曾在广州市某医院行腹腔镜脾切除术，效欠佳而到肇庆市中医院就诊。症见：全身皮肤见散在瘀点，疲倦，小便黄，大便调，舌淡，有齿印，苔白腻，脉滑。现症见全身皮肤散在瘀点，疲倦，小便黄，大便调，舌淡，有齿印，苔白腻，脉滑。

辅助检查：血常规检查提示 WBC 13.3×10^9/升，PLT 49×10^9/升。

中医诊断：肌衄（脾虚失摄）。

西医诊断：血小板减少性紫癜。

辨治：治以健脾益气，化湿摄血。方以四君子汤加减：

党参15克　茯苓15克　白术12克　陈皮5克

山药20克　莲子20克　土茯苓15克　生地黄20克

知母10克　旱莲草15克　白芍20克　牡丹皮10克

紫草12克　羚羊骨15克　黄芪15克

二诊：服用上方3剂后，诉上症减轻，继按原方治疗。10剂后全身瘀点消失。

按：患者患病日久，耗损气血，饮食内伤致脾气亏虚，无以固摄血液，致血液不循常道溢出脉外发为本病。脾主中焦，化生营气，营行脉中，血由气摄，脾虚则营气化生不足，影响统摄血液的功能，就可导致血液不循常道而溢出脉外，容易引起各种出血疾患。正如《景岳全书·经脉类》所云："故凡见血脱等证，必当用甘药先补脾胃，以益发生之气。但使脾胃气强，则阳生阴长，而血自归经矣。"故本病治疗时多采用健脾益气、摄血止血的方法治疗。

案3：血热妄行。

杨某，男，6岁，1991年8月12日初诊。

患儿半年前感冒，皮肤有散在性紫红色斑点，持续不退，曾在肇庆市某医院就诊，血常规检查示PLT 39×10^9/升，出血时间6分钟，凝血时间2分钟，Hb 90克/升，RBC 3.5×10^{12}/升，WBC 6.4×10^9/升，诊断为原发性血小板减少性紫癜，经注射止血剂，口服激素、维生素K等治疗后，症状一度缓解出院。2个月后又复感冒，全身紫癜增多，时有鼻衄、牙出血，舌质红，苔薄白，脉数。治宜清热解毒，凉血止血。处方：

水牛角12克　牡丹皮10克　生地黄15克　葛根10克

白茅根30克　鲜荷叶15克　益母草12克　焦栀子10克

黄连5克　大蓟15克　小蓟15克　藕节20克

牡蛎30克　侧柏叶12克　女贞子15克　旱莲草15克

石决明20克　羚羊角12克　寒水石30克　滑石30克
生石膏30克　甘草5克

水煎服。

9月2日二诊：服上方21剂，精神好转，小块紫斑减少融合成片状紫癜，颜色变淡，仍间有齿衄，守上方连服21剂。

9月24日三诊：药后紫癜明显减少，齿衄均未复现，检查PLT 125×10^9/升。症状明显好转，嘱按前方连服28剂。

10月22日四诊：药后全身紫癜消失，患者精神转佳，胃纳正常，而停药。

4个月后其母来诊病，得知患者精神、胃纳正常，紫癜未见复现。1年后随访，病无复发。

按： 原发性血小板减少性紫癜，属于中医学的温病发斑范畴，患者每次发病必有感冒，由于外感邪热致阳热过盛，内伤正气致阴虚内热，干扰血分，迫血妄行，溢于脉外，引起皮肤紫癜，故以清热解毒、凉血止血之法治疗，其效甚验。

（三）慢性白血病（1例）

病案：脾不统血。

巩某，男，5岁，1998年10月15日初诊。

患者牙龈出血3月余。患儿1年前曾患急性白血病入院治疗，病情稳定后出院。出院后，门诊治疗近3个月，因经常头晕，牙龈出血，全身无力，面色苍白而来门诊。诊时症见汗多，胃纳差，常嗜睡，大便偏烂，小便短少。舌质淡苔白，六脉沉细。体格检查示神疲乏力，双目无神，面色苍白，牙龈微肿出血，未闻咳嗽，双下肢及面部轻度浮肿。

辅助检查：体温37.2摄氏度，心率84次/分，呼吸20次/分。肝大1.5厘米，脾大1.5厘米。心律整，未闻及病理性杂音。血常规检查示WBC 2.5×10^9/升，RBC 22×10^{12}/升，Hb 40克/升，PLT 60×10^9/升。

辨治：中医辨为虚劳，证属脾不统血，治宜益气摄血。处方以人参养荣汤加味：

黄芪30克　当归10克　远志5克　白术12克
党参20克　茯苓12克　白芍15克　熟地黄20克
五味子10克　黄精20克　紫河车12克　肉桂（冲）3克
血余炭10克　巴戟天15克　小海马（先煎）1只
大枣12克　生姜3片

11月14日二诊：服药28剂后，患儿症状显著好转，头晕减轻，已无牙龈出血，药已对症，守上方再服28剂。

12月14日三诊：上药再服28剂，症状继续减轻。复查血常规示WBC 5.0×10^9/升，RBC 3.6×10^{12}/升，Hb 70克/升。为巩固疗效，嘱其再服上药12剂。

按：患儿素体虚弱，气血不足，今久病四肢筋脉失养，故全身无力；营血耗损，故面色苍白；血虚不能上荣头目，故头晕；心脾虚损，血失统摄，故牙龈出血久治未止；脾阳虚弱，气不化水，水湿停积下焦，故见双下肢浮肿。舌淡苔白、脉沉细均为血虚之象。病属久病必虚，已成虚劳，非作长期治疗无功，投以峻补气血及血肉有情之品，方能摄血取效。

六、精神、神经系统疾病

（一）神经官能症（4例）

案1：肝气郁结，心脾两虚。

陈某，女，34 岁，住院号：8175，入院日期：1994年3月10日。

患者嗳气、腹胀年余，胆怯易惊，失眠，喜叹半年。患者于一年前开始出现嗳气、腹胀，觉气体全腹走窜，疲倦，胸痞，胃纳差，曾于1993年8月在肇庆市某医院作胃肠钡餐及胃镜检查示胃炎及胃下垂，经治疗（住院）未见好转，思想负担较重，渐出现胆怯易惊，失眠，头晕，喜叹，肛门急坠感，精神紧张时尤甚，今到肇庆市中医院要求治疗。现症见神疲，情志抑郁，消瘦，舌淡苔白厚，脉细弦。

中医诊断：郁证（肝气郁结，心脾两虚）。

西医诊断：神经官能症。

辨治：舒肝理气，补益心脾。处方：

白术15克　党参15克　黄芪15克　当归6克
炙甘草10克　茯苓15克　远志5克　木香10克
龙眼肉15克　生姜3片　酸枣仁15克　大枣15克
延胡索15克　白芍15克　香附15克　佛手15克
砂仁10克　龙骨20克

3月12日二诊：仍腹胀便烂、嗳气，胆怯易惊，失眠，舌淡红，苔稍退，脉细弦。予加用高丽参10克、冬虫夏草5克、炒枣仁15克、炙甘草10克，另炖4小时配合服用以益气振心阳。

3月17日三诊：心阳仍虚，精神因素仍存在，加用石菖蒲、法半夏以振通心阳，去当归之燥腻。

3月21日四诊：仍觉腹中肠鸣气胀，甚则恶心，大便急坠，今改用香砂六君汤加理气安神之剂，以达到疏肝解郁，健脾益气之功。

党参15克　砂仁5克　白术15克　香附15克
茯苓15克　白芍15克　炙甘草15克　炒枣仁15克
陈皮5克　延胡索10克　法半夏12克　龙齿30克
钩藤15克　炒谷芽15克　山楂15克　藿香10克

3月21日五诊: 精神转佳，焦虑情绪减，肛门坠胀感基本消失，腹胀恶心亦消失，予健脾温胃之剂以巩固，上方加吴茱萸6克、高良姜10克、生姜3片，带药出院。

按：元·朱震亨《丹溪心法·六郁》中说“气血冲和，万病不生，一有拂郁，诸病生焉，故人生诸病多生于郁”。郁证的产生总由七情所伤导致肝气郁结，心神失常，脾运失健，脏腑阴阳气血失调，五脏失养而诸症乃出，根据前人经验和临床实践观察，梁剑波教授总结出“舒肝理气，补益心脾”的八字治郁基本法则，对郁证的治疗，辨证要准，然后守方长服则效果自见，同时除药物使用外，还应结合精神、心理上的治疗，方能臻全功。

案2：肝气郁结，阳明腑实。

陆某，男，48岁，1986年9月12日初诊。

患者因借贷经营失利，债务难偿，忧恼成病。症见心烦易怒，胸胁胀满，夜寐乱梦纷纭，饮食不思，面红目赤，大便秘结，5日未行，舌红苔黄厚而干，脉弦数有力。辨为肝胆气郁化火，兼阳明腑实。治宜疏肝泻火、通下腑实，先用龙胆泻肝汤化裁，处方：

龙胆草15克　生地黄15克　栀子12克　黄芩12克

柴胡12克　郁金12克　枳实12克

大黄（后下）12克　甘草5克

每日1剂，连服3天。

药后大便已通，胸胁胀满减轻，已思饮食，但觉口苦，仍时发脾气，夜寐多梦，舌红苔薄黄，脉弦有力。改用清心发郁汤。处方：

牡丹皮12克　麦冬12克　柴胡12克　郁金15克

远志6克　石菖蒲6克　黄连10克　柏子仁10克

生甘草5克

再进5剂。精神安定，夜寐渐安，不复寐扰，胸胁已舒，食有甘味，舌红，苔白，脉左关仍弦。前方加龙齿（先煎）30克、白芍12克。服药15天。诸症悉除。1986年底随访未见再发。

案3：肝郁气结，心营亏虚。

王某，女，43岁，1987年7月16日初诊。

患者忧郁烦闷1年伴严重失眠4个月。患者为中学教师，因家庭不和渐致心情沉闷，太息，精神恍惚，头晕气短，心悸自汗。近4个月来，彻夜不寐，五心烦热，面容憔悴，悲甚欲哭，月事3月未行，被迫辍教求医。舌红瘦，苔薄白，脉细。证属忧郁过渡，心营虚耗。治宜疏肝解郁，养心安神，用合欢皮汤加减。处方：

合欢皮15克　太子参15克　炒枣仁15克　茯神15克
郁金15克　浮小麦30克　珍珠母（先煎）30克
百合20克　当归5克　石菖蒲5克　益智仁10克
五味子10克

每日1剂，连服4天。

二诊：药后胸闷稍舒，心悸自汗减轻，其他症状仍在，舌脉同前。病属重损心营，非重剂难以为功。故上方加柏子仁12克、丹参15克，28剂，分14天服，早晚各1剂。

三诊：精神转佳，胸胁舒畅，谓有如释重负感，烦热已消，每晚能睡3～4个小时。按上方再服半月，并嘱隔天以猪瘦肉或鸡肉30克、西洋参10克炖服。

四诊：患者精神、饮食、睡眠、月经均正常，前后判若两人，已返校任教，能出早操。嘱再服天王补心丹2瓶巩固疗效。

案4：肝郁气滞血瘀。

伍某，女，20岁，1988年4月7日初诊。

患者平素性格内向，寡欢少言。3个月前病起失恋，终日太息垂泪，忧思过度，渐觉胸胁胀闷，茶饭不思，家人百劝不解。就诊时神情呆滞，面色萎黄，月经逾期未至，乳房胁肋胀痛，少腹刺痛，舌淡红有瘀点，脉弦细涩。病属情志不遂，气郁血瘀，虚实夹杂。治宜祛瘀通经为先，用旋覆花汤加味。处方：

柴胡12克　赤芍12克　旋覆花（包煎）12克
生葱10克　桃仁6克　红花6克　郁金15克
全瓜蒌15克　益母草20克　炒穿山甲10克　当归10克

4剂。

二诊：服药3天，经血已来，初则色暗涩少，少腹阵痛，经血排出后胸胁乳房胀痛减轻，舌脉同前，嘱再服药4剂。

三诊：药后经行畅快，血色鲜红并已逐渐减少，胸胁胀痛也消，但仍精神委顿不振，夜难成寐，思绪万千。瘀血一撤，郁证显露，改用丹栀逍遥散加味。处方：

牡丹皮12克　栀子12克　延胡索12克　柴胡12克
柏子仁12克　白芍12克　甘草5克　素馨花10克
当归10克　白术10克　郁金15克　茯苓15克

解郁调经兼顾，服4剂。

四诊：患者月经已净，夜能入睡，胃纳增多，间有头晕心悸，沉默少言，舌红少苔，脉沉细。因病久心脾受累，故以归脾汤加郁金、延胡索、白芍、炒麦芽治之，调治2月告愈，随访至今未见复发。

按：郁证在童年到老年的任何阶段皆可发病，尤以青春期、孕期、产后、手术后、离别时、亲人逝世时为甚，近年来社会上的癌恐以及更年期或老年期为多见，所以在诊断上必须全面诊察（包括了解患者的境遇），综合分析。在治疗上则应当分辨脏腑虚实。实证多见于郁证早期，可出现郁而聚热化火，生湿生痰，病多在肝、心、脾、肺四脏，如案1；虚证多见于郁证后期，可出现血虚气虚，病多在心、肾两脏，如案2；此外，还有久郁致瘀的虚实夹杂证，如案3。梁剑波教授根据前人经验和临床实践观察，郁证按脏腑虚实进行辨治，即使病情牵涉多方面，处方用药也较中肯。其中，

“舒肝理气，补益心脾”八字是治郁的基本法则。此外，对郁证的治疗，辨证要准，然后守方长服则效果自见。同时除使用药物外，还应结合精神、心理上的治疗，方能收功。

（二）神经衰弱（失眠）（3例）

案1：心脾两虚。

邓某，男，29 岁，住院号：8736，入院日期：1994年10月10日。

患者失眠、梦多伴恶心呕吐半个月。患者于半月前无诱因下出现失眠、梦多伴恶心欲吐等症状，曾在广州、广宁等地多间门诊治疗，服过中药、西药（具体药物不详），症状未见改善，于1994年10月10日辗转到肇庆市中医院求治，遂收入院。现症见：失眠、梦多伴恶心欲吐，夜间口干口苦，胃纳欠佳，便溏，舌淡苔少，脉弦细。

辅助检查：上消化道钡餐，未见异常。

中医诊断：不寐（心脾两虚）。

西医诊断：神经衰弱。

辨治：正心宁神，健脾益气。方药：

玄参15克　丹参15克　党参15克　柏子仁10克
炒枣仁12克　生地黄15克　熟地黄15克　天冬10克
麦冬10克　龙骨20克　牡蛎20克　五味子5克
桔梗10克　远志5克　白芍15克　延胡索12克
女贞子15克　旱莲草15克　藿香10克　紫苏梗 10克
法半夏12克　炙甘草10克

10月12日二诊：仍有失眠、多梦、恶心欲吐等症，但较前有所改善，精神尚可，舌质淡红，苔少，脉弦细。效不更方，仍守前方。

10月15日三诊：药后已能熟睡，精神好转，口干口苦已止，六脉舌苔无变化，继续守前方。

10月18日四诊：患者诉睡眠佳，诸症悉除，六脉和，带药出院。

按：“不寐”亦称“失眠”，《黄帝内经》中称为“不瞑”或“不得卧”，为临床常见之病，失眠的成因虽多，综合其病理机制，不外虚实两类，气虚者给以补气；阴虚者予以养阴安神；肝郁气滞者，治以疏肝理气；痰浊阻滞者，给予化痰等等，此案患者以心脾两虚为主，故治以健脾益气、正心宁神为法，方用梁剑波教授经验方正心宁神汤，此方乃在古方天王补心丹基础上结合梁剑波教授多年临床经验而创，全方配伍严谨、用药精良、切合实用，用之临床，屡试不爽。

案2：阴虚火旺。

罗某，女，33 岁，住院号：8290，入院日期：1994年4月25日。

患者失眠伴心烦、胆怯20余天。患者自1994年3月下旬始出现失眠，伴心烦、胆怯等症状，曾在当地医院诊治，作阴虚处理，服过中西药（药物不详），症状未见改善，今到肇庆市中医院门诊求诊，要求入院予中药调理治疗，故收入院。自诉有肺结核病史1年余，曾服抗结核药后好转。现症见神疲，自觉五心烦热、心惊胆怯，失眠，时觉心翳，胃纳一般，二便尚调顺，舌质红，苔薄黄，脉细略数。

中医诊断：不寐（阴虚火旺）。

西医诊断：神经衰弱。

辨治：滋阴疏肝，养心安神 。方药：

太子参15克　熟枣仁15克　远志5克　茯神12克

五味子10克　白芍15克　生地黄15克　丹参15克

延胡索15克　天冬10克　麦冬10克　玄参12克

大枣12克　桔梗12克　浮小麦20克　龙骨30克

生甘草10克

4月28日二诊：上症稍减轻，守上方加地骨皮12克、桑枝20克、秦艽12克，予花旗参10克、麦冬10克、炒枣仁10克另炖合服。

5月2日三诊：药后自觉睡眠好转，心烦症状减轻，二便调，舌脉无变化，仍宗前方，暂不更拟。

5月7日四诊：病况已稳定，仍显忧郁，疲倦、五心烦热之象已好转，六脉弦，舌红，再拟养心养血、安神镇潜之剂。

玄参15克　桔梗10克　丹参15克　茯苓15克

党参15克　五味子5克　麦冬15克　远志6克

生地黄15克　熟地黄15克　甘草10克　柏子仁10克

杜仲15克　炒枣仁15克　延胡索10克　龙骨30克

法半夏12克　石菖蒲10克

5月14日五诊：病况显著好转，炖服方中加入五味子，余守前巩固治疗。

按：《灵枢·大惑论》云：“卫气不得入于阴，常留于阳。留于阳则阳气满，阳气满则阳跷盛，不得入于阴则阴气虚，故目不瞑矣。”此案患者一派阴虚火旺之象，正符合此条文之病机，故投以天王补心丹之主方，辅以龙骨等安神之品，共奏滋阴清热、养心安神之功，药证相对，故功效如虹。

案3：肝胆火盛。

张某，男，26岁，1993年1月11日就诊。

患者不能入睡，烦躁3个月余。患者3个多月来，心烦不寐，口干苦，大便干结，曾到某医院中西医治疗，未愈。刻诊：神清，精神萎靡，面色红润，形体适中，口干，舌质红，苔腻，六脉弦数。辅助检查示心肺肝脾未见异常，心电图正常，血尿常规正常。

本例乃因肝胆火盛扰动心神，故心烦不安，肝胆火逆，上壅于喉，故口苦咽干、大便干结，为肠中燥热所致，舌红、苔腻、脉动弦数，均为肝火旺盛之征。

中医诊断：不寐（肝胆火盛）。

西医诊断：失眠。

辨治：清肝泄泻，安神镇静。方药以龙胆泻肝汤加减：

龙胆草12克　泽泻12克　木通12克　柴胡12克
车前子12克　生地黄15克　甘草5克　栀子12克
炒枣仁12克　麦冬15克　竹叶12克　玄参15克
黄芩15克

上方6 剂，每日1剂，忌辛辣食物。

二诊：服上方后，口干苦减少，大便正常，仍见睡眠不佳，舌红苔白，脉弦。嘱按原方加莲子心15克，服6剂。

三诊：服上方6剂后，不能入睡等余症消失，继续守方服6剂。

四诊：药后，睡眠正常，精神好，病告治愈。

按：《素问·刺热篇》提到“肝热患者，小便先黄，腹痛多卧身热，热争则狂言及惊，胁满痛、手足躁，不得安卧。”本例患者口苦心烦、不能入睡，符合经文描述。肝实则泻之，故以龙胆泻肝汤泻之，热泄则魂不受扰，故得安睡。

（三）脑梗死（1例）

案1：风痰上扰，肝阴不足。

邓某，男，55 岁，住院号：8141，入院日期：1994年2月28日。

患者失语、右肢体无力8天。患者于1994年2月21日无明显诱因突然出现失语、右肢体无力，曾于当地治疗（用药不详），效果不显，今到肇庆市中医院门诊诊治。患者起病以来无昏迷呕吐、无头痛头晕，现患者胃纳可，二便调。现症见：神清合作，发音困难，右侧肢体乏力，可闻咳嗽声，舌质淡白苔白少，脉细弦。

辅助检查：头颅CT检查示左侧额顶、枕叶及右侧顶叶多发性脑梗死，脑萎缩。心电图检查示窦性心动过速。

中医诊断：中风——中经络（风痰上扰 肝阴不足）。

西医诊断：脑梗死。

辨治：中医前期治疗以柔肝息风、开窍通幽为法，后期以益气生津、滋养肝阴为法。方药：

法半夏12克	天麻10克	陈皮5克	钩藤15克
茯苓15克	细辛5克	甘草10克	菊花10克
竹茹15克	防风10克	枳实10克	川贝母10克
刺蒺藜12克	石菖蒲10克	生姜3片	大枣15克

二诊：失语仍未恢复，精神仍有疲困感，六脉细，舌淡红，为调整机体更方治疗。

玄参15克	炒枣仁15克	丹参15克	桔梗10克
党参15克	茯苓15克	麦冬15克	五味子5克
熟地黄15克	远志10克	柏子仁10克	炙甘草10克
石菖蒲10克	川贝母10克	川杜仲15克	款冬花15克

三诊：右手指活动较前灵，余基本无变化，上方加竹茹20克化痰开声，地龙15克通络，用丽参常规（高丽参15克、丹参15克、三七6克、麦冬15克、钩藤15克）另炖加强扶正活血通络之功。

四诊：药后病况基本稳定，唯语言仍未达到流畅，左手握力较前有进步，右手指活动较前灵活，精神上仍有抑郁感，脉舌象变化，为促进恢复，用刘河间之地黄饮子合温胆汤：

山萸肉15克	茯苓15克	陈皮5克	石斛15克
肉苁蓉15克	法半夏12克	麦冬15克	肉桂3克
甘草10克	五味子5克	熟附子10克	竹茹15克
石菖蒲15克	巴戟天15克	枳实12克	远志10克
大枣15克	生姜3片		

汤剂上午服，下午丽参常规（高丽参10克、石菖蒲15

克、川贝母12克、天竺黄10克、丹参15克）炖服。

五诊：语言大有进步，右手握力稍增，舌脉无变化，守方治疗。

按：《金匮要略》认为中风的病因为络脉空虚，风邪入中，如“络脉空虚，贼邪不泻，或左或右。邪气反缓，正气即急。正气引邪，㖞僻不遂。”该患者正是肝肾阴亏于下，风痰上扰于上，故初诊、复诊之处方用药均不离此病机之本，药证相符，故效如桴鼓。其中丽参常规乃梁剑波教授喜用之中药炖方，方以高丽参、丹参、三七为主，或加麦冬养阴，钩藤祛风通络，或加石菖蒲、天竺黄化痰开窍。全方有益气活血、祛风化痰开窍之功，配合主方使用，更相得益彰，疗效倍增。

（四）脑出血（1例）

病案：肝阳上亢，风痰阻络。

黎某，男，63 岁，住院号：9749，入院日期：1995年11月24日。

患者头晕3年余，双下肢乏力、口面㖞斜1天余。患者3年前无明显原因出现头晕，曾在肇庆市中医院门诊发现血压偏高，服用中西药病情得以控制。1995年11月25日早上6时许出现双下肢乏力、不能行走、流涎，但患者未引起注意，下午1时许病情进一步加重，并出现口眼㖞斜，呕吐胃内容物一次，由家人送肇庆市中医院急诊测血压20/14千帕，考虑脑血管意外，予对症处理病情稳定，晚上8时许到肇庆市某医院查CT示右侧丘脑基底节区出血破入脑室系统，予卡巴克洛、抗血纤、脑活素等处理后，于今日上午收入肇庆市中医院住院治疗。现症见：神清，疲倦，头晕，双下肢乏力，口面㖞斜，面红身热，气粗口臭，躁动不安，舌质红，苔黄腻，脉弦滑。

辅助检查：头颅CT检查示右侧丘脑基底节区出血破入脑室系统。

中医诊断：中风——中经络（肝阳上亢，风痰阻络）。

西医诊断：脑出血。

辨治：平肝潜阳、息风涤痰。方药如下：

秦艽15克	当归6克	甘草10克	羌活10克
防风10克	白芷10克	熟地黄15克	茯苓15克
川芎10克	白芍15克	石膏30克	独活10克
黄芩15克	生地黄15克	白术15克	细辛4克
丹参20克	杜仲15克	钩藤15克	

石决明（先煎）30克

二诊：病况好转，便秘仍未通，守前方加大黄15克。

三诊：病情好转，肝阳上亢之象显露，心阳仍虚，精神因素仍存在，加用石菖蒲、法半夏以振通心阳，去当归之燥腻。

四诊：头痛减轻，双下肢乏力感减轻，肝阳上亢之象稍收，仍觉腹中肠鸣气胀，甚则恶心，大便急坠，舌淡红，苔白厚，脉细弦，显脾气虚弱、肝气郁结之征，改用香砂六君汤加理气安神之剂，以达到疏肝解郁、健脾益气之功。

党参15克　白术15克　香附15克
茯苓15克　白芍15克　砂仁（后下）5克
炙甘草15克　炒枣仁15克　陈皮5克　延胡索10克
法半夏12克　龙齿30克　钩藤15克　炒谷芽15克
山楂15克　藿香10克

五诊：精神转佳，焦虑情绪减，肛门坠胀感基本消失，腹胀恶心亦消失，能独立慢行，予健脾温胃之剂以巩固，上方加吴茱萸6克、高良姜10克、生姜3片，带药出院。

按：清代名医张锡纯在其著作《医学衷中参西录》中提出脑充血之说，倡自西医，实即《黄帝内经》中所谓的“大厥”和“薄厥”。其病因病理基础为肝火亢旺、肺失清肃，胃气、冲气不能顺降，肾阴虚损，不能维系真阳，胃失摄纳，造成脏腑之气化上升太过。初诊予大秦艽汤加减，该方为风邪初中经络之代表方，所谓“治风先治血，血行风自灭”，全方疏风清热，养血活血为主，梁剑波教授治疗中风甚爱此方，加入钩藤、石决明加强了平肝息风之功。此案初以平肝潜阳、息风涤痰为法，待肝阳上亢之象已收，继以健脾益气调中收功，充分体现了中医辨证论治的特点。

（五）脑梗死后遗症（3例）

案1：肝肾亏虚，风痰阻络，气虚血瘀。

莫某，男，65岁，住院号：9514，入院日期：1995年8月26日。

患者肢体活动不利，语言謇涩1年半。患者1994年2月不慎跌倒出现肢体活动不利、语言蹇涩，在新会市某医院治疗好转出院（具体不详），出院后不久上症反复，1994年8月因症状加重又入该医院住院治疗，经CT扫描示左颞叶腔隙性脑梗死，曾用川芎嗪、脑活素、胞磷胆碱等药治疗，病情减轻后出院。1995年3月病情突然加重，四肢活动不能，语言不清，但未送医院治疗，只请医生在家诊治，病情未曾缓解，一直延续至今而辗转到肇庆市中医院要求住院治疗。现症见：神清，精神欠佳，肢体活动不利，舌强不语，鼻唇沟变浅，纳可，二便尚能自控，舌质红，苔腻黄，脉细弦。

辅助检查：头颅CT示左颞叶腔隙性脑梗死。

中医诊断：中风-中经络（肝肾亏虚、风痰阻络、气虚血瘀）。

西医诊断：脑血管意外（后遗症期）。

辨治：滋补肝肾、涤痰通络、益气活血。方药：

秦艽15克　羌活12克　独活12克　防风10克
川芎10克　细辛5克　当归10克　生地黄15克
熟地黄15克　生石膏20克　白芷10克　黄芩15克
白芍15克　白术15克　甘草5克　丹参15克

二诊：症状如前，舌脉无大变化，宗前方加川贝母、天竺黄、正羚羊骨、胆南星，另予安宫牛黄丸每日1丸。

三诊：药后患者病情稳定，伸舌较前自如，风中经络之象符合中医分析，痰仍多，流涎，再拟安脑通络、豁痰行瘀之剂。

法半夏12克　天麻10克　陈皮5克　钩藤15克

茯苓15克	正羚羊骨12克	甘草10克	杜仲15克
竹茹20克	丹参15克	枳实10克	石决明30克
大黄10克	秦艽15克	川厚朴10克	生地黄15克
赤芍10克	羌活10克	独活10克	防风12克
石膏30克			

另予花旗参12克、三七6克、丹参12克炖服。

四诊：患者服药后症状好转，双上肢能勉强抬举，舌能伸缩，能讲话，但不清，舌质红，苔黑焦，脉滑。

法半夏15克	天麻10克	陈皮5克	菊花10克
茯苓15克	正羚羊骨10克	甘草10克	杜仲15克
竹茹15克	丹参15克	枳实10克	石菖蒲10克
僵蚕10克	防风12克	细辛6克	木瓜30克
黄芪40克	羌活10克	独活10克	炒牛膝15克

五诊：病况渐见好转，精神亦见好转，继予前方，带药出院。

按：清·程国彭《医学心悟》云："偏左以四物；偏右以四君，左右俱病以八珍并虎骨胶丸。"养血祛风通络，是治疗中风后遗症用药的重点，开窍豁痰息风又是不可缺少的一环。梁剑波教授根据多年的临床实践，探索出"中风后遗症要益气养血、健脾补肾、豁痰化痰"的学术思想，以此指导中风后遗症的临床选方用药，实为梁剑波教授治疗中风后遗症的宝贵经验。

案2：脉络气虚，风邪入中。

卢某，男，53岁，1991年11月21日初诊。

患者右侧肢体偏瘫，语言不清，头痛，血压偏高2个月余，伴口干不欲饮，舌质嫩胖，苔腻浊，脉弦。证属脉络空虚，风邪入中，痰湿内停，治宜养血祛风通络，息风开窍豁痰。处方：

正羚羊骨15克	钩藤15克	天麻10克	防风10克
当归10克	丹参15克	熟地黄15克	秦艽10克
天竺黄15克	细辛5克	黄芩10克	白芷10克
石菖蒲10克	白芍15克	生石膏30克	羌活10克
独活10克	川芎5克	茯苓10克	白术15克
炙甘草10克			

12月15日三诊：服前药25剂后，血压正常，头痛减轻，语言渐清，唯肢体仍不利。治守原意，前方减去石菖蒲，加党参15克、黄芪20克、小海马1只。另服：中风回春丸，每次服18粒，每日3次。

12月26日五诊：诸恙好转，语言流利，能下床走动。治循原法，原方去天竺黄加杜仲15克，又以花旗参15克、丹参15克、三七5克、杜仲15克，隔日炖服作善后调理。

按：本例为中风2个月后之后遗症，主要为右肢偏瘫伴语言謇涩，原起脉络空虚，风邪入中，兼痰湿内停。梁剑波教授治疗时采用大秦艽汤，以养血祛风为主方，配石菖蒲、天竺黄以开窍豁痰。三诊后考虑患者肢体仍活动不利，乃气血亏虚之体，无以荣筋脉，因而增加益气之党参、黄芪，再配以血肉有情之品小海马，故效果日显，而病趋向愈。

案3：风阳上扰，脉络瘀阻。

马某，男，63岁，1992年7月16日初诊。

患者既往有冠心病史。1992年5月曾因脑血栓形成入院治疗40天，出院后转门诊就医。现症见头晕目眩，行走尤甚，气短懒言。右手抬举无力，右足麻木，步履不稳。查血压20/13千帕，舌暗边有齿痕，苔白，脉左弦右沉细涩。辨证为风阳上扰，脉络瘀阻。治宜滋阴潜阳、息风通络。投以举元建瓴法加桑寄生、秦艽各15克，赤芍12克，水煎服，每日1剂。

7月22日二诊：服药1周后，头部眩晕明显好转，右手抬举较前有力，右足气力渐增。仍宗前方继进，共服药20余剂，眩晕消失，血压平稳，右手功能恢复，右足麻木消失，步履稳当。

按：中风后遗症，虽多见半身不遂、口眼㖞斜，语言不利，然眩晕之证，十有八九，缘由中风之后，阴阳并损，气行滞涩，瘀阻脉络而至。清·叶天士提出：中风后遗症，治宜益气血，清痰火，通经络。本病的眩晕及后遗症，以举元活血、息风通络而治愈即证此论正确。

（六）面神经炎（1例）

病案：风痰阻络，经脉失养。

唐某，男，33岁，1992年9月17日初诊。

患者平素体健，3个月前一天午饭饮啤酒后自觉头痛，2天后出现嘴向左侧㖞斜，右眼不能闭合，头晕，舌质红，苔腻，六脉弦。此乃风痰上扰之中络证，治宜祛风化痰之乌药顺气散加味和外治法治之。处方：

乌药15克　陈皮5克　麻黄10克　川芎10克

白芷10克　桔梗12克　枳壳12克　僵蚕10克

炮姜10克　炙甘草10克　羚羊骨（先煎）10克

天麻10克　生姜3片　大枣15克

6剂内服。

配合外治方：桂枝60克、生姜5片、生葱5条，煲水敷患处。

8月23日二诊：服上方6剂后，症状减轻，药已对症，治守原意，守前方加生姜5片，生葱5条，独活12克。6剂内服。继续外敷。

9月29日三诊：药后病症减轻，口㖞斜已基本矫正，右眼已能闭合，舌脉同前，守前法加减。处方：

乌药15克　白芷5克　天麻10克　姜炭6克

青皮5克　枳壳10克　桔梗10克　白僵蚕15克

防风10克　黄芪45克　白芍10克　木瓜25克

泽泻15克　羚羊骨10克　菊花10克

6剂内服。

10月5日四诊：药后诸症消失，口㖞斜已矫正，再拟上方7剂以巩固疗效。

按：本例乃风痰上扰之中络证，因饮酒嗜肥，脾失健运，则聚湿生痰，肝风挟痰浊横窜经络，阻滞气血运行，经络失养致使嘴向左侧㖞斜，右眼不能闭合。根据《医家四要·卒中风因有两端治分四中》“中络者，口眼㖞斜，肌肤不仁，宜用乌药顺气散”，故本例始终以此方治疗，不三十剂而愈。可见梁剑波教授运用古人经验是有实践依据的。

（七）三叉神经痛（1例）

病案：肝肾阴虚，肝阳上亢。

骆某，男，70岁，住院号：13040。

患者右侧头痛6年。患者6年前始出现右侧头痛，痛连齿颊，到广州多家医院就诊，诊断为三叉神经痛，予卡马西平治疗后好转，停药后上症复发。现症见：右侧头痛，呈刀割样，固定不移，痛连齿颊，夜间尤甚，胃纳可，二便调，夜寐差，舌红，舌苔厚白腻，脉沉弦缓。

辅助检查：头部CT结果显示平扫未见异常。

中医诊断：偏头痛（肝肾阴虚，肝阳上亢）。

西医诊断：三叉神经痛。

辨治：补益肝肾，平肝潜阳。方药以天麻钩藤饮加减：

天麻12克　钩藤15克　羚羊角15克　龙胆草15克
菊花15克　全蝎10克　蜈蚣2条　石决明30克
黄芩12克　山栀15克　牛膝12克　杜仲15克
桑寄生15克　郁金15克　龙齿20克　何首乌15克

二诊：上药服用5剂后患者诉头痛缓解，夜寐可，进食时觉右颌骨疼痛，纳可，二便调，舌红，舌苔黄腻，脉弦缓。中医辨证为：肝火上扰，治以镇肝息风，清热平肝为法，方以羚角钩藤汤加减：

羚羊骨12克　牡丹皮12克　延胡索15克　钩藤20克
石决明30克　天麻10克　白芍15克　栀子12克
川楝子15克　生地黄18克　玄参15克　大黄10克

水牛角15克　　柴胡12克　　黄芩10克　　甘草10克

制胆南星10克　罂粟壳15克

10剂后病瘥。

按：患者年过古稀，肝肾阴虚，水不涵木，致肝阳上亢，循经上扰清窍，故头痛；久病入络，且痛处固定，为血瘀阻络。本病病机为肝肾阴虚，肝阳上亢。故初诊予天麻钩藤饮加减，以平其上亢之肝阳，同时补益肝肾。但“气有余便是火”，亢阳久之易化火。故复诊时改用羚角钩藤汤以镇肝息风、清热平肝。肝阳得平，肝风能祛则病愈。

（八）梅尼埃病（8例）

案1：肝肾阳虚，脑失濡养。

陈某，男，74岁，住院号：8322，入院时间：2001年4月2日。

患者7年前突然出现头晕，视物无天旋地转，伴恶心、呕吐、耳鸣、汗出、胸闷等症状，经休息后症状缓解。曾在外院检查，诊断为梅尼埃病，服西药症状无明显缓解。目前主要症状：头晕，头胀，耳鸣，视物模糊，口干，行走步态不稳，胃纳可，睡眠欠佳，舌淡红，苔白，脉弦细。

中医诊断：眩晕（肝肾阴虚）。

西医诊断：梅尼埃病。

辨治：滋补肾阴、养阴填精为法。方药以六味地黄汤加味：

山药 15克　熟地黄20克　白芍 15克　　茯苓 15克

龙骨 20克　牡蛎 20克　牛膝 15克　山萸肉 10克
钩藤 15克　丹参 20克　法半夏 12克　枳壳 12克
甘草 10克　旋覆花10克　白术 15克

上方加水煎煮，每日1剂。

二诊：头晕头痛基本消失，无耳鸣，步态活动正常，胃纳睡眠可，舌红，苔白，脉弦细。痰浊已消，肝肾阴虚明显，治疗以益气养阴补肾为主，处方：

山萸肉 12克　山药 20克　泽泻 15克　熟地黄 20克
牡丹皮 12克　川芎 10克　白芷10克　知母 12克
炒牛膝 15克　龙骨 30克　牡蛎 30克　法半夏 12克
白术 15克　枳实 12克　甘草 5克

上方加水煎煮，每日1剂。

按： 患者年过半百，肝肾亏虚，而肾为先天之本，藏精生髓，肾精不足，不能生髓，而脑为髓之海，髓海不足，不能上荣于脑则发生眩晕；另平素喜吃肥腻之品，伤及脾胃，脾失运化，痰浊内生，痰浊上蒙清窍亦可发生眩晕；肾阴虚则耳鸣口干，心肾不交则睡眠欠佳，湿浊上扰则头胀。本病虚实夹杂，肝肾阴虚为本，夹杂痰浊中阻。本病辨证施治以滋补肾阴、养阴填精为法，六味地黄汤加味治疗。

案2：痰浊上蒙。

谭某，女，65岁，住院号：12639，入院时间：1998年11月10日。

患者40年前出现眩晕、恶心，当时诊断为梅尼埃病，经服药治疗后症状缓解。以后每逢劳累后会出现上述症状。目前主要症状：头晕，天旋地转，恶心，闭目减轻，张眼加重，伴恶心、口淡，半小时前曾晕厥不省人事，在肇庆市中医院急诊予高糖、醒脑静等治疗后苏醒。语声低微，胃纳差，睡眠欠佳。既往无高血压病、糖尿病、脑血管意外病史。平素喜吃肥腻。心肺腹无特殊，四肢肌力肌张力正常。舌淡红，苔白厚腻，脉滑数。

中医诊断：眩晕（痰浊上蒙）。

西医诊断：梅尼埃病。

辨治：以醒脑开窍、豁痰醒神为法，方用法半夏天麻白术汤加减：

法半夏15克	白术15克	天麻10克	茯苓15克
陈皮6克	钩藤15克	白芍15克	枳壳15克
竹茹15克	石菖蒲12克	龙骨20克	栀子12克
甘草10克	木香6克		

上方加水700毫升，煎煮至200毫升，饭后温服，每日1剂。

11月15日二诊：头晕、天旋地转、恶心减轻，无耳鸣，能下床活动，胃纳睡眠可，舌淡红，苔白厚，脉滑数。治疗仍以醒脑开窍、豁痰醒神为主，继守上方。

上方加水700毫升，煎煮至200毫升，饭后温服，每日1剂。

按：患者年老，脏腑功能衰退，脾虚湿运不力，聚而成痰，上蒙清窍，且久病致虚，近日劳累发为眩晕，甚则晕厥。脾虚胃不纳水谷，则人体虚弱，疲倦乏力，而舌淡红，苔白厚腻为痰浊上蒙、脾胃虚弱之证。急则治其标，本病辨证施治以醒脑开窍、豁痰醒神为法，方用法半夏天麻白术汤加减。

案3：心脾亏虚，痰浊中阻。

廖某，女，62岁，1991年5月14日初诊。

患者素有间歇发作性眩晕病及低血压病史。3天前突发眩晕，视物觉天旋地转，闭目静卧则稍减，甚则摆晃欲倒地，耳鸣如蝉，面色㿠白，少气懒言，心悸，胸闷，恶心欲吐。舌淡苔白腻，脉细缓略滑。血压13/8.5千帕，自发性眼震（+）水平型，快相向右。辨证属气血不足，心脾亏虚，兼痰湿中阻。治宜举元升阴，健脾化痰息风。拟用举元建瓴法方药（黄芪、怀牛膝、升麻、代赭石、生石决明、生地黄、白芍、淮山、丹参）去生地黄加天麻12克、法半夏12克、泽泻20克、白术12克。3剂，每日1剂。

二诊：头晕目眩、耳鸣减轻，胸闷恶心已止。仍按原方加山萸肉12克继服。5剂后眩晕及诸症悉除，能参加家务活动。后再加服归脾丸、人参养荣丸健脾益气之属善后而愈。

按：本例患者素为营血不足致脑失濡养发为眩晕，近复因脾虚中气不足，痰湿内蕴，浊阳不降，形成虚实夹杂之证，故使眩晕转倒。今于举元建瓴法中加入泽泻以助牛膝降浊下行，天麻、法半夏祛痰湿，熄肝风，使清升浊降，虚实并治，本虚标实之眩晕重症，一举而愈。

案4：痰浊中阻，清阳不升。

谢某，男，53岁，住院号：15985，入院时间：2002年8月24日。

患者1年前突然出现头晕、耳鸣，间有头痛，严重时伴天旋地转、恶心、欲呕，胸闷等症状，2001年10月在肇庆市中医院检查，诊断为梅尼埃病，以健脾益气、养血安神等法治疗，症状好转出院。目前主要症状：头晕，耳鸣，无视物模糊，胃纳欠佳，小便调，大便溏，无黑便，睡眠欠佳。既往有慢性胆囊炎、乙肝大三阳病史。查体心肺腹无特殊，四肢肌力和肌张力正常。舌淡，苔白厚，脉细。

中医诊断：眩晕（痰浊中阻）。

西医诊断：梅尼埃病。

辨治：以健脾益气、豁痰去浊为法。处方：

党参 15克　白术 15克　茯苓 15克　甘草 5克
竹茹 5克　胆南星 10克　法半夏 15克　陈皮 5克
天麻10克　钩藤 15克　丹参 15克　枳壳 10克

上方加水煎煮，每日1剂。

8月29日二诊：仍觉眩晕，间有耳鸣，倦怠，肢倦，胃纳欠佳，小便正常，大便微溏，口干，舌淡红，苔白腻，脉弦细。中药宜标本兼治，拟健脾益气、化痰通络之剂，处方：

党参 15克　白术 15克　茯苓 15克　甘草 5克
泽泻 15克　法半夏 15克　陈皮 5克　天麻15克
丹参 15克　枳壳 10克　夜交藤 30克　鸡血藤30克

上方加水煎煮，每日1剂。

9月2日三诊：自觉眩晕减轻，间在下午发作，无天旋地转，无耳鸣。胃纳一般，二便调，舌淡红，苔白浊，脉弦细。中药拟健脾益气、化痰通络之剂，处方：

党参 15克　白术 15克　茯苓 15克　甘草 5克

泽泻 15克　天麻15克　　法半夏 15克　陈皮 5克

川芎 5克　　丹参 15克　　夜交藤 30克　鸡血藤30克

上方加水煎煮，每日1剂。

9月8日四诊：自觉精神好，下午偶有头晕，轻微头痛，胃纳可，二便调，舌淡红，苔白浊，脉弦细。中药拟健脾益气、化痰通络之剂，继守上方。加水煎煮，每日1剂。

9月13日五诊：精神好，无眩晕不适，胃纳可，二便调，睡眠可，舌红，苔白，脉滑。

按：患者年老体虚，气血亏虚，不能濡养脑髓即成眩晕，故见头晕、耳鸣、天旋地转感。不能濡养肢体，故见肢体麻痹乏力，气血亏虚，脾胃气虚，受纳受损。气机不畅，故见胸闷、恶心、胃纳差，血虚不能养神，故见少眠多梦。本病本虚之证，辨证施治以健脾益气、豁痰去浊为法。

案5：气虚血瘀，痰瘀互结。

张某，女，71岁，住院号：16661，入院时间：2000年5月24日。

患者20年前出现头晕、天旋地转感、耳鸣、恶心、呕吐，无胸闷、心悸、头痛、肢麻，曾在当地治疗，诊断为梅尼埃病，经对症支持治疗后症状好转。以后上述症状一直反复出现，间歇期2～3月。近年来间歇期缩短，听力较前减退。目前主要症状：头晕，天旋地转，恶心，无耳鸣、恶心、呕吐、心悸、胸闷，胃纳睡眠欠佳，二便调。既往有高血压病史6年、糖尿病病史5年、颈椎病病史及慢性胃炎数年。平素喜吃肥甘之品。心肺腹无特殊，四肢肌力和肌张力正常。舌暗，苔黄厚，脉弦滑。

中医诊断：眩晕（痰瘀互结）。

西医诊断：梅尼埃病。

辨治：以化痰祛瘀通络为法。处方：

陈皮6克　法半夏12克　茯苓20克　白术15克
竹茹15克　丹参15克　葛根20克　天麻12克
钩藤15克　石决明30克　郁金12克　枳壳12克
牛膝15克　薏苡仁20克　羌活10克　秦艽15克

上方加水600毫升，煎煮至200毫升，饭后温服，每日1剂。

5月29日二诊：头晕、天旋地转、恶心减轻，无耳鸣，胃纳睡眠可，舌暗，苔黄厚，脉弦滑。治疗以化痰祛瘀为主，予温胆汤加减，处方：

法半夏12克　茯苓15克　白术15克　陈皮6克
甘草6克　丹参15克　赤芍12克　郁金12克
葛根20克　石决明30克　钩藤15克　秦艽15克

上方加水600毫升，煎煮至200毫升，饭后温服，每日1剂。

5月31日三诊：头晕减轻，无天旋地转，恶心减轻，无耳鸣，胃纳可，睡眠欠佳，舌暗，苔黄厚，脉弦滑。治疗以化痰祛瘀为主，予温胆汤加安神之品，在二诊方基础上加夜交藤15克、炒枣仁20克。

法半夏12克　茯苓15克　白术15克　陈皮6克
甘草6克　丹参15克　赤芍12克　郁金12克
葛根20克　石决明30克　钩藤15克　秦艽15克

夜交藤 15克　炒枣仁 20克

上方加水600毫升，煎煮至200毫升，饭后温服，每日1剂。

6月2日四诊：无明显头晕，无天旋地转，无恶心，无耳鸣，胃纳可，睡眠佳，舌暗，苔黄厚，脉弦滑。

按：患者年老，气血阴阳亏损，气虚则血运无力致瘀，气虚致水湿运化失常，聚而成痰，痰瘀互结，血脉不通，清阳不升而致眩晕。患者长期进食肥甘，损伤脾胃，积热内蕴，化燥伤津，发为消渴，消渴日久，阴损及阳，气为阳，气虚致血脉瘀滞，且久病入络致血瘀。本病辨证施治以化痰祛瘀为法，方用温胆汤加减。

案6：痰湿中阻。

陈某，女，65岁，住院号：7759，入院时间：2001年11月23日。

患者2001年11月23日晨起后出现头晕、天旋地转感，闭目后眩晕有所缓解，伴耳鸣、胸闷，呕吐胃内容物5次，量少，无肢体活动不利及言语謇涩，无发热，遂来肇庆市中医院就诊。目前主要症状：头晕，耳鸣，胸闷，恶心，欲呕，胃纳睡眠差，二便调，伴颜面及双手背、足背浮肿。既往有类风湿性关节炎病史10余年，一直服用激素治疗。平素喜吃肥甘之品。心肺腹无特殊，四肢肌力和肌张力正常，双下肢及足背轻度浮肿。舌淡，苔白腻，脉弦。

中医诊断：眩晕（痰浊上扰）。

西医诊断：梅尼埃综合征。

辨治：以芳香化湿，化痰通络为法，处方：

藿香15克　紫苏子15克　陈皮6克　法半夏12克

白芷15克　川厚朴15克　白术15克　茯苓20克

泽泻15克　桔梗12克　川芎12克　丹参12克

佩兰12克　大枣15克

上方加水600毫升，煎煮至200毫升，饭后温服，每日1剂。

11月25日二诊：精神佳，体位改变后稍头晕，无颜面及双足背浮肿，无天旋地转，无恶心，无耳鸣，胃纳睡眠一般，舌淡，苔白腻，脉弦。治疗以芳香化湿之剂治其标，今以健脾化湿和中为法，处方：

法半夏12克　白术15克　天麻15克　枳实15克

茯苓15克　陈皮6克　石决明30克　钩藤15克

牛膝12克　益母草15克　泽泻15克

桑寄生15克　夜交藤15克　甘草6克

上方加水600毫升，煎煮至200毫升，饭后温服，每日1剂。

11月28日三诊：精神佳，体位改变后偶觉头晕，无颜面及双足背浮肿，无天旋地转，无恶心，无耳鸣，胃纳睡眠可，舌淡，苔白，脉细。治疗以健脾益气、化湿和中为法，处方：

党参15克　法半夏12克　白术15克　天麻15克

枳实15克　茯苓15克　陈皮6克　石决明20克

钩藤15克　牛膝15克　益母草15克　泽泻15克

桑寄生15克　丹参15克　甘草6克

上方加水600毫升，煎煮至200毫升，饭后温服，每日1

剂。

12月2日四诊：无明显头晕，无天旋地转，无恶心，无耳鸣，胃纳可，睡眠佳，舌淡，苔白，脉细。

按：患者长期进食肥甘，且长期激素治疗，易损伤脾胃。脾胃亏虚，无以运化水湿，湿聚生痰，痰浊上扰清窍，使清窍蒙闭；湿浊内蕴中焦，阻隔清阳，使清阳不升，浊阴不降。气血阴阳亏损，气虚则血运无力致瘀，气虚致水湿运化失常，聚而成痰，痰瘀互结，血脉不通，清阳不升而致眩晕。本病辨证施治以芳香化湿、化痰通络为法，兼以健脾化湿和中。

案7：痰浊内阻，清阳不升。

张某某，男，58岁，1992年1月8日初诊。

患者1991年起头晕，当时头晕较剧，如立舟车，感觉周围环境转动，呕吐。经西医治疗，病状时好时坏，近一个月来头晕加重，胃部不适，有欲吐之热，并有摇晃欲倒之感，舌淡苔白腻，脉弦滑。治宜理气化浊、止眩祛风。拟藿香正气散加味。处方：

藿香10克　紫苏叶10克　腹皮15克　甘草5克
桔梗12克　陈皮5克　茯苓15克　白术15克
川厚朴12克　法半夏12克　白芷10克　生姜3片
大枣15克　防风10克　钩藤15克　白芍15克
神曲15克　天麻10克

水煎服6剂 。

1月14日二诊：服药后头晕减少，无欲吐之感觉，再守前方，服4剂 。

1月18日三诊：服药后诸症大减，精神转佳，食欲增进，续进原方3剂巩固之。

按：眩晕呕吐，胃部不适，苔白腻，此痰饮所致，摇晃欲倒，脉弦滑，属痰饮与肝风内动相兼，治宜理气化浊、止眩祛风，13剂而取效。

案8：痰浊内阻，气机失畅。

伍某，女，63岁，农民。

患者眩晕反复发作、呕吐痰涎清水已1个月余，兼见眼花，精神迷惘不安，汤药到口即吐，舌淡苔白腻，脉沉滑。此为痰涎壅盛，《丹溪心法·头眩》偏主于痰，有“无痰则不作眩”的主张。梁剑波教授用自拟的丁蔻豁痰汤：

丁香3克　白芥子15克　白蔻仁10克　橘红5克

砂仁5克　法半夏10克　煅海石30克　川黄连炭5克

服此方3剂即效显，连服15剂以巩固疗效。

按：梁剑波教授认为此为中脘素有痰积，遇寒诱发，痰多则头晕眼花，精神迷惘不安，舌质淡苔白腻、脉沉滑为痰饮内停之征，故治疗必与豁痰之剂，症状即得缓解。

（九）高血压病（1例）

病案：肝肾亏虚，肝阳上亢。

周某，男，67岁，1991年3月17日初诊。

患者有高血压病史20年。近半月来头晕头胀，自觉眼前景物浮动，不敢睁眼，终日卧床，心烦不寐，气短倦怠。曾服降压药无效。舌红苔薄，脉弦细。检查：血压26.7/15.5千帕。心电图检查示右心室高电压，颈椎片正常。血、便常规化验正常。辨证为肝肾亏虚，肝阳上亢。治宜平肝潜阳，息风镇眩。投以上法去升麻加天麻15克、钩藤15克、龙骨30克、牡蛎30克（上两药先煎），3剂。

3月19日二诊：服药后眩晕大减，血压24/13.3千帕，心情渐趋平静，夜能小睡，已敢睁眼视物，但不能持久。效不更方，按原方再进。直服至12剂，血压降至（22.7～21.3）/（12.8～12）千帕。眩晕基本消失，诸症好转，能出户外散步。在原方基础上，加服杞菊地黄丸调理而愈。

按：《黄帝内经》云："诸风掉眩，皆属于肝。"叶天士进一步阐明"精血衰耗，水不涵木……肝阳偏亢，内风时起"的发病机制。本例高年眩晕为阴虚阳亢型高血压病。在治疗中以滋阴潜阳为主，引血下行。平肝、潜阳之药具镇静、降压等综合作用，故而收到制阳亢、息内风作用，达到血压降、眩晕止的目的。

（十）颈椎病（3例）

案1：痰瘀互结。

谢某，女，68岁，住院号：16557，入院日期：2002年4月23日。

患者于2002年4月23日晨4时许醒来时发觉头晕，无天旋地转感，伴恶心呕吐、汗出、面色苍白、乏力。既往有胃溃疡病史2年，定期口服奥美拉唑及中药煎服。现症见：神清，头晕，无天旋地转感，伴恶心呕吐、汗出、面色苍白、乏力，无发热、头痛、耳鸣，纳眠欠佳，二便调。舌淡暗，苔干厚，脉细滑。查体见：形体偏胖，颈软，颈椎棘突未见压痛。

辅助检查：颈椎X线片示颈椎病。

中医诊断：眩晕（痰瘀互结）。

西医诊断：颈椎病。

辨治：化痰祛瘀，通络息风。方药：

钩藤15克　白术20克　黄芪20克　法半夏15克

茯苓20克　赤芍15克　白芍15克　陈皮6克

川厚朴15克　太子参20克　丹参15克　牛膝15克

3剂。

二诊：患者神清，精神可，自觉眩晕较前明显减轻，偶有上腹部胀痛，伴嗳气，无胸闷心悸，胃纳差，二便调，舌淡暗，苔干厚，脉细滑。证属脾胃两虚，痰瘀互结，治以健脾固胃、化痰祛瘀，方药：

太子参20克　党参15克　茯苓20克　白术15克

陈皮6克　法半夏15克　厚朴12克　砂仁(后下)6克

黄芪20克　杜仲15克　牛膝15克　桑寄生12克

熟地黄15克　山萸肉15克

9剂，加水700毫升，煎至200毫升，水煎服。

三诊：患者神清，精神可，无发热、眩晕、胸闷不适，纳眠可，二便调，舌淡，苔白偏厚，脉弦滑。治以益气健脾、养心安神，方药：

太子参20克　茯苓20克　白术15克　甘草6克

法半夏12克　川黄连6克　厚朴12克　夜交藤12克

紫苏梗 12克　大枣10克　丹参15克　薏苡仁20克

5 剂，加水700毫升，煎至200毫升，水煎服。

按：患者年老体弱，脏腑气血阴阳亏虚，脾虚则水湿运化失职，聚而生痰，气虚则血行无力致瘀，痰瘀互结，碍阻气机；气机中阻，清阳不升，且肾主骨生髓，髓海滋养不足，均致清窍失养以致眩晕。患者早期表现为：痰瘀互结，肝风内动。中期表现为：脾胃两虚，痰瘀互结。而后期表现为：脾气亏虚，心神不宁。故中医治疗上早期化痰祛瘀、通络息风，中期健脾固胃、化痰祛瘀，后期益气健脾、养心安神。

案2：痰浊上扰。

黄某，女，55岁，住院号：15992，入院日期：2001年10月16日。

患者3年前起开始出现发作性头晕，视物有天旋地转感，闭目未见减轻，伴胸闷不适、恶心欲呕、自汗，无剧烈头痛、晕厥，多次住院治疗，症状缓解后出院。2天前患者头晕症状加重，偶有耳鸣，2001年10月16日来求诊。现症见：精神疲倦，头晕，胸闷不适，畏寒，上腹部饱胀，泛酸，纳眠差，二便调，舌淡红，苔薄，脉弦细。查体见：颈软，颈椎双侧棘突压痛（+）。

辅助检查：颈椎X线片提示颈椎病。

中医诊断：眩晕（痰浊上扰）。

西医诊断：颈椎病 。

辨治：治法为芳香化湿、理气和中。方药：

藿香20克　桔梗12克　甘草6克　川厚朴15克

陈皮6克　法半夏12克　白术15克　紫苏子15克

白芷15克　大腹皮15克　天麻15克　钩藤15克

葛根20克　荷叶15克　麦芽15克　山楂15克

鸡内金15克

2剂。

二诊：患者精神一般，自觉眩晕较前减轻，偶有上腹部饱胀感，无胸闷、心悸，胃纳差，二便调，舌淡苔白，脉滑。治则治法：健脾化湿，理气和中。方药：

藿香12克　紫苏叶10克　川厚朴15克　桔梗12克

茯苓15克　党参15克　天麻15克　钩藤15克

石决明30克　防风12克　大枣15克　炙甘草10克

陈皮5克　法半夏15克　白术12克　大腹皮15克

生姜3片　白芍12克

3剂，加水700毫升，煎至200毫升，水煎服。

三诊：患者神清，精神可，眩晕症状已明显减轻，偶有胸闷不适，无心悸，胃纳可，夜眠一般，二便调，舌淡，苔白，脉细。治则治法：益气养阴，养心安神。方药：

党参15克　玄参15克　丹参12克　麦冬10克

桔梗12克　生地黄15克　熟地黄10克　柏子仁12克

炒枣仁15克　白芍15克　五味子6克　远志10克

狗脊15克　龙骨20克　牡蛎15克　延胡索15克

麦芽15克　鸡内金15克　甘草6克

8剂，加水700毫升，煎至200毫升，水煎服。

按：患者年过半百，脏腑功能亏虚，脾胃必虚，加之平素饮食不节，亦易损伤脾胃，脾胃受损而致无力运化水湿，水湿内停而蕴生痰浊，浊阻中膈而见胸闷不适、恶心呕吐；痰浊中阻而致清阳不升，痰浊难降，上扰清窍而致头晕目眩。故本病初期病位在脾胃，病性属虚实夹杂，辨病为中医眩晕范畴。在治疗的后期，患者痰浊之证已消失，结合舌脉，提示心之气血亏虚、心神失养、心虚胆怯之证，故治法调整为益气养阴，养心安神为主。

案3：寒湿外袭，经脉痹阻。

余某，男，71岁，1990年5月29日初诊。

患者有眩晕病史近20年。8天前因傍晚洗头受风，次晨起头晕欲仆，肩背部沉重酸胀，手臂麻木。经治1周未愈。行颈椎X线片和脑血流图检查，确诊为：①颈椎综合征；②脑动脉硬化；③椎基底动脉供血不足。现症见：眩晕，抬头仰颈尤甚，颈项强痛，手臂指端麻木，舌暗苔白滑，脉弦细缓。查血压18.6/11千帕。辨证为寒湿之邪外袭，经脉痹阻，元气不升。治宜解肌通络，温经升阳。本上法加葛根30克、白蒺藜12克、威灵仙15克。每日1剂，用药后自觉颈背微微出汗，5天后眩晕消失，肩痛手麻诸症减轻。依此方服药至20余天，临床诸症悉除。随访至今未见复发。

按： 颈椎病导致的眩晕，多为久劳积损所致。本例七旬老者平素经脉痹阻，血道失宣，脑头血濡，故时发眩晕。复因局部筋骨变性，易受外邪侵袭，经气循行不畅，眩晕转剧。今投以升阳解肌通络之品，改善局部组织血液循环，消除肌肉痉挛，恢复经气循环流通，眩晕诸症霍然而愈。

（十一）癫痫（4例）

案1：肝火挟痰，蒙蔽心窍。

张某，男，21岁，1987年1月5日初诊。

患者13岁时某日突然昏倒，四肢抽搐，口吐痰涎白沫，小便失禁，5～10分钟后苏醒。此后每月必发2～3次，多于清晨发作。当地医院诊断为癫痫，服苯妥英钠、卡马西平等抗癫痫药物，疗效不理想，至今已8年之久。1986年起发作次数增至每月5～6次，每发必四肢抽搐，口中如猪羊呼叫。若停西药，发作更甚。脑电图检查见两半球混有棘慢或尖慢波，左侧尤为明显，诊断为癫痫大发作。现症见面色潮红，寐梦多，舌质红，苔黄白厚腻，脉弦滑数。辨证为肝火挟痰，蒙蔽心窍。治宜清肝豁痰，息风止痫。早服乌沉益智散，每次10克。日服经验方凉肝煎合礞石滚痰丸。处方：

羚羊骨（先煎）10克　生铁落（先煎）15克
胆南星10克　钩藤15克　川贝母10克
青黛粉（冲）10克　僵蚕10克　天麻10克
黄连10克　大黄10克　青礞石10克
甘草5克

28剂。嘱只服西药维持量。在服药的1个月中，发作过2次，每次3～5分钟。连续服药半年后，症状已获控制，发作时仅有头昏手震，已无抽搐昏迷。随即减服乌沉益智散，停服西药，仅以汤药巩固治疗。前后服药2年，迄今已无发作。1991年9月脑电图检查结果大致正常，未见痫样放电。

按：梁剑波教授对痫证的治疗强调分清标本，缓急虚实，然后进行辨证论治。治疗的目的是使其症状得到完全控制。发作期以治标为本，急骤时宜息风涤痰、开窍定痫；间歇期以治本为主，宜固肾健脾、平肝理气、养心宁神。但固本的同时仍兼息风、除痰、镇惊、清热，并注重发作后的调摄。根据梁剑波教授多年来体会，痫证无论何种类型，治疗时医者只要细心辨证，准确用药，并对患者耐心说明治疗原则，使其合作，坚持长期服药，痫证是可以取得较好疗效的。

案2：肝风内动，痰蒙清窍。

梁某，女，32岁，1991年5月27日初诊。

患者19年前一个晚上突然四肢抽搐，口吐白沫，不省人事，经治疗未愈，以后每月发作1次，经诊查，诊断为癫痫，服苯妥英钠等抗痉厥药已15年多，症状未能控制。近数月来发作更频，舌淡苔薄，脉滑。治宜豁痰宣窍，息风定痫。用定痫汤合痫得安丸治之。处方：

天麻10克　天竺黄15克　法半夏15克　川贝母10克
全蝎10克　石菖蒲10克　琥珀10克　蜈蚣2条
甘草5克　胆南星12克　陈皮5克　远志8克
茯苓15克　丹参15克　麦冬15克　蝉蜕10克

痫得安丸：即此方加羚羊骨、胆南星，以朱砂为衣。

6月25日二诊：服上方28剂后症状减轻，由原来每月发作2次减为1次，效不更方，守方再进28剂。

7月22日三诊：用药后症状继续减轻，每月只发作1次，再拟上方28剂。

8月20日四诊：按上方连续服3个疗程，并服痫得安丸，癫痫已无发作。痫得安丸每次6克，每日2次。

按：癫痫是世界医学上的难题之一，目前国外尚无根治的方法。梁剑波教授认为，绝大多数癫痫，其是一痰凝，其二是火郁，故治疗须行痰、涤热、除惊、健脾、宁神，疗效始著。本例患者，癫痫19年，曾服西药15年，症状未能控制，经服定痫汤和自拟方痫得安丸3个月，病情竟得控制，故此，痫症并非不治之症，医者要耐心辨证下药，并对患者说明治疗原则，使患者与医者合作，是可以使病情缓解的。

案3：燥风内扰，痰阻神窍。

王某，女，5岁，1989年10月13日初诊。

患儿3岁时曾高烧抽搐入院治疗。于1988年8月受惊吓后出现夜寐时惊叫、啼哭，日间突发双目呆视、头痛，或手持玩具掉地。日发数次或数日一次，发无定时。脑电图检查示脑电波轻度不正常，提示痫样放电。服氯硝西泮、苯巴比妥、谷维素等西药治疗1年无效。患儿神疲乏力，表情呆滞，面白无华，胃纳不馨，舌质淡，苔薄白，脉濡缓。辨证为心脾亏虚，痰浊内扰。治宜益气安神，涤痰镇惊。应用断痫良方加减：

人参10克　远志6克　石菖蒲6克　茯苓10克
炒枣仁12克　胆南星10克　钩藤10克　川木瓜10克
僵蚕10克　龙齿（先煎）15克　蜈蚣2条
甘草3克

每日1剂，复渣煎兑入分2次温服。自服中药1个月后，患儿癫痫发作次数明显减少，夜能安睡：连服药4个月后，症状逐步得到控制。随访至今，患儿已就读小学，智力正常，脑电图检查未发现异常。

案4：脾虚风动，痰浊内蒙。

李某，男，14岁，1989年5月11日初诊。

患者7岁曾患病毒性脑膜炎，10岁时某日突然昏仆倒地，双目上视，咬牙流涎，四肢抽搐，数分钟后抽搐渐停，转间苏醒。后每3个月左右发作1次。在澳门某医院服西药抗癫痫治疗，效果欠佳，经友人介绍返内地诊治。患儿常头晕乏力，不思饮食，左嘴角不时抽动，不自主出现傻笑，间亦出现晚上梦游出走，智力亦较同龄儿低下。形体消瘦，面色苍白，眼光无神，舌淡苔黄厚腻，脉沉细滑。经脑电图检查，影像为中度不正常脑电图，尤以中央和顶叶较重。辨证为脾虚风动，痰浊壅盛。治宜顺气豁痰，息内定痫。方拟定痫汤加减：

天麻10克　川贝母10克　胆南星10克　法半夏10克
陈皮5克　茯苓10克　僵蚕10克　丹参10克
远志10克　麦冬10克　琥珀（冲）10克　全蝎10克
石菖蒲10克

每日1剂。服药2个月后，患儿嘴角抽动及傻笑已大减。服药1年后病情基本控制，夜能安睡，学习时精神已能集中。继投滋阴宁神汤巩固疗效。随访至今，癫痫未再发作，面色红润，体重增加，智力一如常儿。脑电图复查示轻度不正常脑电图，较原来获明显改善。

按：梁剑波教授认为，痫病的发生应责在肝肾二经。以肝主筋，而肾生骨髓，骨髓生脑，肾与脑髓有关，肾不足则水不涵木，木动则聚湿而成痰，痰并于心则为痫痉。治疗时要按大发作、小发作、发作后的体质状况等分析标本缓急虚实进行辨治。当发作急骤，宜豁痰宣窍、息风定痫，大发作时梁剑波教授常与《医统》的定痫丸（改为汤剂）和自拟方痫得安丸以治其标；小发作时梁剑波教授则息风宁络、健脾温运，与温胆汤加石菖蒲、全蝎、钩藤或六君子汤加胆南星、木香、黄连、丹参，两方交替间服。发作后，一如常人时，梁剑波教授则固肾平肝、健脾理气、养心安神，又必须固本而仍兼息风、除痰、疏风、清热，注意调摄。对小儿常与参苓白术散加黄连、川贝母、钩藤或凉肝丸、胆南星、钩藤、黄连、滑石、川贝母、青黛、铁华粉、僵蚕、天麻、丹参、甘草、正羚羊骨、桑叶，共为极细末，姜汁竹沥打糊为小丸，如绿豆大，朱砂为衣，每次5克，清茶送汤，日服3次。对成人与滋阴宁神汤：川芎、当归、白芍、熟地黄、人参、茯苓、白术、远志、制胆南星、炒枣仁、甘草、黄连。

（十二）癫狂（3例）

案1：肝郁化火，痰热上扰。

罗某，女，21岁，1991年9月25日初诊。

患者在初中读书时，由于功课紧张，突然失眠，精神恍惚，两目上视，容易发脾气，1987年至今长期服西药，舌红，苔黄，脉弦数。属少女青春期综合征（精神分裂症）。治宜清肝泻火，息风开窍。处方：

黄连10克　黄芩10克　柴胡10克　玄参10克

甘草10克　板蓝根10克　竹叶10克　连翘10克

栀子10克　生地黄15克　龙胆草12克　车前子10克
泽泻15克　水牛角15克　牡丹皮12克　石膏15克
寒水石15克　滑石15克　郁金10克　地龙10克

28剂。

10月22日二诊：药后症状好转，少发脾气，舌红，苔白，脉弦。继续以清热泻火、息风、开窍、豁痰治疗。处方：

大黄10克　礞石30克　龙胆草15克　栀子15克
黄芩15克　柴胡15克　生地黄15克　车前子15克
泽泻5克　木通10克　滑石15克　水牛角10克
牡丹皮10克　麦冬15克　竹茹15克　竹叶10克
莲子心5克　灯心花5扎　地龙15克　寒水石15克
石膏30克

再进21剂，精神安定，夜能入睡，胃纳增多，舌红，少苔，脉沉细。因病久心脾受累，故以天王补心丹去当归加白芍、延胡索、龙骨，调治半年告愈。随访一年未见再发。

按： 本例患者，因功课紧张，思虑不解，肝郁及脾，致脾运不健，郁而生痰，痰气郁结，日久化热。梁剑波教授根据此证，抓住气郁化火的重点，用龙胆泻肝汤加减清热泻火，礞石滚痰丸开窍豁痰，水牛角、地龙清热镇惊。服第1次药后，患者症状好转。再诊加竹叶、莲子心、灯心花清热除烦之品，患者病已好八九，乃予天王补心丹去当归加味，养心安神镇潜以善后。

案2：肝胃郁火，阳明燥热。

林某，男，25岁，农民，1978年12月5日初诊。

患者病起急骤，两目怒视，面红睛赤，妄言妄行，甚至弃衣而走，歌笑高呼，并能不食数日，不知饥饿，脉多弦大滑数。中医学认为病属阳明胃实，治疗宜清胃泻火，安络涤痰，用自拟的二阳煎：

黄连10克　金礞石30克　大黄10克　龙胆草15克

栀子15克　青黛5克　制南星10克　风化硝（冲）10克

地龙10克　石菖蒲12克　远志5克　石决明30克

嘱患者服10剂。

二诊：患者服药后，症状好转。继以上方去大黄、风化硝、金礞石，加淡竹叶15克、川贝母10克、麦冬10克。连服15剂，症状消失，如常人。

按：本病乃狂证，属阳明胃实，多由郁怒悲愤，伤肝化火，干扰包络。《素问·脉要精微论篇》曰："衣被不敛，言语善恶，不避亲疏者，此神明也。"治疗宜清胃泻火、安络涤痰，投以梁剑波教授的自拟方二阳煎，此方泻二阳之实热，涤包络之痰热，梁剑波教授运用多年，效果极好。

案3：痰火上扰。

王某，女，24岁，1991年8月22日就诊。

患者焦虑烦躁，头痛失眠1周。患者原有精神分裂症，7个多月无发作，近周又复发，焦虑烦躁，头痛失眠，两目怒视，面红目赤。初诊：神志痴呆，表情淡漠，两目怒视，面目红赤，言语无序，呼吸气粗，喉间痰鸣，未闻及咳嗽，舌红，苔黄，脉弦数。

梁剑波教授认为，患者原有精神分裂症，因积思久郁，所求不遂，肝气郁结，肝火暴张，上扰清窍故头痛，面红目赤，肝火暴张，挟痰热上扰神明，而致失眠，火属阳，阳主动，故焦虑烦躁，舌红苔黄，脉弦数，均属痰火雍盛的症候，故该证属痰火上扰之癫狂。

中医诊断：癫狂（痰火上扰）。

西医诊断：精神分裂症。

治法：清肝，泄水，豁痰。方药：

龙胆草12克	泽泻12克	柴胡12克	车前子12克
生地黄15克	甘草5克	栀子12克	黄芩15克
木通12克	水牛角10克	牡丹皮12克	白芍15克
金礞石30克	大黄10克	胆南星10克	

6剂。

8月27日二诊：药后，前症稍减轻，仍见焦虑烦躁，舌红苔黄，脉弦，滑数，再拟镇心涤痰、泻肝清火之法，方药以龙胆泻肝汤加金礞石30克、大黄10克、胆南星10克、灯心草10扎，6剂。

9月2日三诊：服上方6剂后，焦虑烦躁减少，药合病机，守上再服12剂。

9月13日四诊：药后，上述症状消失，病情稳定，精神安舒。

按：本案病由积思久郁，肝胆久郁化火，携痰上扰，故有怒视、头痛失眠、表情淡漠。癫狂病习惯上多以癫为阴，狂为阳，本例阳郁甚而有阴象（表情淡漠），辨证时易为表象所迷惑，但病性仍为阳实，因此用龙胆泻肝汤加礞石大黄以泻痰火，火去痰清则病愈。

（十三）斑秃（1例）

病案：血虚不荣。

吴某，男，30岁，1991年5月6日就诊。

患者1年前开始脱发，而且越来越多，导致头部出现几块有如铜钱般大小的秃斑。初诊：患者神清，面色微黄，表情自然，体态自如，毛发稀疏，头部见几块有如铜钱般大小的秃斑，表面光滑，有光泽。舌体适中，舌质淡，苔白，脉细。

中医学认为脱发属于虚损范畴，《诸病源候论》说此与气血有关，故有“若血盛则荣于须发，若气血衰弱，经脉虚竭，不能荣润，故须发秃落”，《黄帝内经》说“发为血之余”，梁剑波教授认为，患者脱发1年多，乃思虑过度，劳伤心脾，肾精不足，气血生化无源，故发脱落。

中医诊断：斑秃（血虚型）。

西医诊断：脱发。

辨治：补益气血。方药以人参养荣汤加枸杞子12克、何首乌30克、黑豆衣15克、茺蔚子12克，另用生姜切片摩擦秃发处。

二诊：脱发渐渐好转，舌淡红，苔白，脉细，再拟固肾益精补血为主，方药：还少丹加狗脊12克、延胡索12克，21剂，每日1剂，复渣再服。

三诊：脱发已好转，再生亦极茂密，前方巩固，还少丹加狗脊12克、延胡索12克、川楝子12克、黄芪20克，补骨脂12克。

四诊：脱发好转，再守原方21剂，以巩固疗效。

按：头为巅顶，“发为血之余”，发之血不足则发无养，而根不固则脱发如秋风扫落叶。气不足血不行，热甚则血干涸，瘀阻则血不通，血少则巅顶血不足，如此种种均可致脱发。本例梁剑波教授审证断为思伤心脾，以致气血化生不足，故用人参养荣汤加味、还少丹加味，总不离补养精血，配合外治生姜涂搽，取其辛以通之，促使血液运行，濡养发根。内服补血，外治引血，故能迅速取效。

（十四）遗尿（1例）

病案：肾阳不足，下元虚冷。

陈某，女，4岁，1991年9月13日就诊。

患儿睡觉遗尿半年。患儿半年前出现睡觉遗尿，一夜可发生一两次，醒后方知尿床，面色㿠白，智力较差，曾服中药治疗（药物不详），效果不显著，而来门诊治疗。诊见：神清，面色㿠白，双目有神，语言清晰，未闻咳嗽，全身皮肤未见黄染及浮肿，舌质淡苔白，指纹淡，脉沉迟。检查血尿常规示正常。其余未检。

遗尿，又名尿床，中医学认为由于先天禀赋不充，肾阳不足，下元虚冷，或后天保育不善，欠缺教育而造成的。梁剑波教授认为，本例患儿遗尿半年余，面色㿠白，智力较差，乃肾阳不足所致，主水者肾，内寓真阴真阳，肾脏虚损，则水无所主，阳气偏衰，则气化失调，故睡觉遗尿、面色㿠白、舌淡苔白、脉动沉迟均为肾虚之象。综上所述，该证属脾肾之遗尿证。

中医诊断：遗尿（脾肾两虚）。

西医诊断：遗尿。

辨治：健脾温肾固涩。方药为桑蛸益智散：

桑螵蛸15克　益智仁15克　黄芪15克　炒山药15克

煅牡蛎10克　五味子10克　台乌药10克

共研极细末。早晚各1次，每次服6克。

9月16日二诊：服桑蛸益智散3天，患儿睡觉遗尿次数减少，嘱继续服此药。

9月19日三诊：药后遗尿止，面色较前红润，舌红脉动细，再拟上药3天，以巩固疗效。于12月10日随访，患儿小便正常，身体健康。

按：《黄帝内经》中提到“肾主水”“肾至封藏，开窍于二阴”，遗尿责之于肾，是治遗尿的关键也是常规，用缩泉丸也是常例，但借治虚汗的牡蛎散治疗遗尿，却是梁剑波教授的独创。本例患儿是明显的肾阳不足，气虚不摄，与阳虚汗证病机相同，尿与汗同是膀胱之所发，故合用缩泉丸则有事半功倍之效。

（十五）血管神经性头痛（2例）

案1：思虑伤脾，心阴亏虚。

黄某，女，49岁，1991年7月16日初诊。

患者于2年前开始自觉右侧头痛如炸，痛连目系，甚侧上攻巅顶乃至弥漫整个头部，短则15分钟骤消，长则数天不解，曾在某医院检查，诊断为血管神经性头痛。应用中西医治疗，症仍反复未愈，遂请梁剑波教授治疗。就诊时症见：患者形体消瘦，神疲气短，失眠心悸，舌红，少苔，脉沉细数。治宜养心养血，安神镇潜。处方：

玄参15克	丹参15克	党参15克	茯苓15克
龙齿15克	炒枣仁15克	熟地黄15克	生地黄15克
天冬15克	麦冬15克	白芍15克	桔梗12克
延胡索12克	钩藤12克	柏子仁12克	远志5克
五味子5克			

6剂。

7月22日二诊：服6剂后，患者自觉头痛减轻，仍有失眠、心悸，药已对症，守前方再服6剂。

7月28日三诊：药后头痛大减，失眠、心悸好转，守方再服。

8月1日四诊：服上方5剂，诸症已获痊愈，头痛、失眠、心悸消失，精神安舒，胃纳正常。

9月15日随访，病未复发。

按：此例西医诊断为血管神经性头痛，中医诊断为偏头风。梁剑波教授认为，头为“诸阳之会”“清阳之府”，又为髓海所在，五脏精华之血与六腑清阳之气，皆上注于头，故凡六淫之邪外袭，上犯巅顶，邪气羁留，阻抑清阳，或内伤诸疾，导致气血逆乱，血虚不足以上荣，乃至头痛发作。血管神经头痛虽有种种原因不同，但临床上以女性多见。

本例乃因劳心思虑过度，伤及心脾，心伤则阴血暗耗，脾伤则无以生化精微，血虚难复。正如《景岳全书·头痛》所谓：“阴虚头痛即血虚之属也，凡久患者多有之，其证多因水亏，所以虚火易动，火动则痛必兼烦热、内热等症。”根据这一理论指导，梁剑波教授用正心宁神汤治疗，每获良效。

案2：阴血亏虚，阳扰清窍。

余某，女，39岁，1994年7月18日初诊。

患者于2年前开始自觉右侧头痛如炸，痛连目系，甚则上攻巅顶乃至弥漫整个头部，曾在某医院检查，诊断为血管神经性头痛。应用中西药治疗，症仍反复未愈，遂请梁剑波教授治疗。就诊时，症见患者形体消瘦，神疲气短，失眠心悸，舌红，少苔，脉沉细数，证属阴虚，阴不制阳，阳气升腾，扰动清窍，治以养心、安神、镇潜止痛为主，方拟天王补心丹加减，处方：

玄参15克　丹参15克　党参15克　茯苓15克

柏子仁15克　炒枣仁15克　生地黄15克　熟地黄15克

石决明15克　天冬15克　麦冬15克　白芍15克

延胡索12克　钩藤12克　桔梗12克　五味子5克

远志5克

清水煎服，每日1剂，共服12剂，头痛、失眠、心悸大减，药已对症，宗前方再服6剂，诸症消失，随访至今未见复发。

按：此患者为血管神经性头痛，中医可诊断为偏头风痛。梁剑波教授辨之为证属阴血亏损，阴不制阳，阳气升腾，扰动清窍，脑络失荣所致。治以养心安神、镇潜止痛。方药以天王补心汤加钩藤、白芍、延胡索等重镇息风药物治疗，连服3周，使2年多的头痛痼疾，迎刃而解。梁剑波教授认为，治疗血管神经性头痛，应以养心养血、安神镇潜八字为原则。这一原则以天王补心汤为主要方剂，在此基础上灵活加减，应用于临床，每获显著效果。另外，关于天王补心汤原方的当归，梁剑波教授主张宜减去，认为其易于动血，与镇潜原则有所出入，可代之以何首乌、黄精等药物。当然，若病属血虚为主所致者，亦可酌情少量应用，以此为原则，特此加以说明。

七、代谢疾病、风湿性疾病和内分泌系统疾病

（一）硬皮病（1例）

病案：脾肾阳虚。

崔某，男，71岁，住院号：12365，入院日期：1998年12月7日。

全身皮肤渐变光硬2年余，手脚小关节疼痛、肿胀5月余。近年病情进行性加重，出现全身骨关节疼痛、四肢浮肿、乏力。曾到其他医院门诊治疗，诊为风湿病，服用中西药（具体用药不详），症状未见改善，逐渐出现全身皮肤皮革样改变，关节屈伸阻碍，1个月前开始出现低热。体温波动在37～38摄氏度。现到肇庆市中医院检查，并要求入院系统治疗。现症见：全身皮肤皮革样改变，颜面和四肢浮肿，全身骨关节疼痛，纳差，夜寐差，二便调，舌淡红，苔白薄，脉细数。

中医诊断：皮痹（脾肾阴阳两虚）。

西医诊断：硬皮病。

辨治：中医以滋阴清热，健脾利水为法。处方：

党参20克　白术12克　茯苓15克　砂仁（后下）10克
山苡15克　莲子15克　薏苡仁30克　羚羊骨15克
陈皮5克　泽泻15克　车前子15克　延胡索15克
木通10克　桑枝15克　益母草15克　桑白皮15克
猪苓15克

8月15日进一步确诊后修改药方：

山萸肉15克　山药15克　茯苓15克　熟地黄15克
杜仲15克　炒牛膝15克　肉苁蓉2克　枳实子15克
小茴香5克　巴戟天15克　枸杞子15克　小海马9克
仙茅15克　川续断15克　三七10克　丹参15克
益母草3克　全蝎10克

8月26日出院：症状已明显减轻。

按：该病是以皮肤症状为主要特征之痹证，出自《素问·痹论》。《张氏医通》卷六："皮痹者，即寒痹也。邪在皮毛，隐疹风疮，搔之不痛，初起皮中如虫行状。"多因脾肾阳虚，卫不能外固，风寒湿邪乘虚郁留，经络气血痹阻，营卫失调而成，治宜温经助阳、祛风散寒、调合营卫。内服用阳和汤或秦艽地黄汤；外用透骨草、艾叶等煎水湿洗或浸浴熏蒸疗法。该病初起，外邪痹阻络脉，病位在表；继则外邪传里，使阳气亏耗，阴寒内凝，这时出现内脏病变，皮肤顽厚面积较大，好发于手足，甚则遍及全身。表象在皮肤，实质在气血。本病诊疗较难，西药无特效药，只可对症支持治疗。气血痹阻者，以通为主，以温为佐；肾阳衰微者，则以温为主，以通为佐。

（二）强直性脊柱炎（1例）

病案：肾虚寒凝。

莫某，男，32，住院号：11626，入院日期：1997年11月13日。

患者8年前开始出现腰骶部针刺刀割样疼痛，痛剧则腰部活动受限，不能下蹲，于当地医院诊治，诊断为强直性脊柱炎，予西药抗炎止痛治疗，症状无明显改善，且渐疼痛至颈、胸椎处，活动欠灵，遂到肇庆市中医院要求中西结合治疗。入院时患者觉颈椎、胸椎、腰椎疼痛，骶骨关节疼痛，活动受限，疼痛呈针刺刀割样，局部无红、肿、热，伴寐差（疼痛所致），胃纳一般，二便调。体温37.10摄氏度。神疲，面色晦暗少华，唇淡暗。颈椎活动自如，胸椎和腰椎前屈、后伸、侧弯、旋转均受限，下蹲困难，骶髂关节处压痛。脊柱活动受限，右环跳处切痛明显。舌缘有齿印，苔白腻，脉沉细。

辅助检查：CT检查提示强直性脊柱炎。

中医诊断：尪痹（肾虚寒凝）。

西医诊断：强直性脊柱炎。

辨治：中药治疗，寒者热之，虚则补之，拟温阳蠲痹、益气养血生精为法，阳和汤加味，人参养荣汤加减。配合针灸理疗及功能锻炼；必要时西药对症止痛治疗。方药以阳和汤加减：

熟地黄30克　白芥子12克　麻黄3克　鹿角胶12克
肉桂（研粉）3克　姜炭3克　生甘草3克　羚角骨15克
牡丹皮15克　乳香5克　全蝎10克　延胡索15克

蜈蚣2条

水煎服，上午服，每日1剂。配合人参养荣汤加减：

党参15克	甘草10克	当归6克	熟地黄15克
肉桂（研粉）2克	黄芪15克	白芍15克	茯苓15克
丹参12克	鳖甲15克	益母草20克	小海马5克
白术15克			

水煎下午服，每日1剂。住院9天后，患者颈椎、胸椎、腰椎及骶髂关节疼痛明显改善，予出院。

按：患者以脊柱痛、活动受限为主要表现，放射科报告已有骨关节融合变形，而无半身不遂，显与中风相鉴，也无下肢筋脉弛缓无力之症，可与痿病相鉴。

此案大发病系因肾督亏虚、阳气不足的情况下，风寒湿热之邪深侵肾督所致。根据经络循行可知督脉行于脊背通于肾；足少阴肾经通向脊柱，属于肾脏；足太阳膀胱经挟脊柱，到达腰部。督脉总督人身诸阳，督脉受邪则阳气开阖不得，布化失司；肾藏精主骨生髓，肾受邪则骨失淖泽，且不能养肝荣筋，血海不足，冲任失调，脊背腰胯之阳失布化，阴失营荣，加之寒凝脉涩，必致筋脉挛急，脊柱僵曲。临床常见腰骶、颈背僵痛，俯仰受限，活动不利，故在治疗时，以补肾祛寒壮督为主。

《灵枢·海论》曰："夫十二经脉者，内属于腑脏，外络于肢节。"十二经脉及其分支纵横交错，入表出里，通上达下，相互络属于脏腑；奇经八脉联系沟通于十二正经；十二经筋、十二皮部联络筋脉皮肉，从而使人体的各个脏腑组织器官有机地联系起来，构成了一个表里、上下彼此间紧密联系、协调共济的统一体。人体各个组织器官，均需气血以濡养，才能维持其正常的生理活动。而气血之所以能通达全身，发挥其营养脏腑组织器官、抗御外邪、保卫肌体的作用，必须赖于经络的传注。而经络有一定的循行部位和络属脏腑，人体的各种生理病理现象均可通过经络传送到外部肌肤诸窍等，在临床治疗强直性脊柱炎时，循经辨治，即根据药物归经，选择用药，通过经络的传导转输，使药达病所，发挥其治疗作用，可明显提高痹证治疗效果。

（三）类风湿关节炎（3例）

案1：外邪犯袭，骨络痹阻。

谢某，女，65岁，住院号：11345，入院日期：1997年8月27日。

患者咳嗽、痰多1周，伴发热，肩臂痹痛。患者1周前起居不慎而感冒，出现发热，咳嗽，痰多，伴双肩、双臂疼痛，曾在当地个体诊所治疗，服药后（具体不详）热退、痰少，仍觉双肩疼痛，双上肢不能上举，伴胸翳，遂于1997年8月27日到肇庆市中医院要求住院治疗。现症见：神清，精神倦，咳嗽，痰少，双手臂痹痛不能上举，持物无力，纳可，二便调，舌淡红，苔白，脉紧。

辅助检查： ESR 50毫米/小时；双手正斜位，符合类风湿性关节表现。

中医诊断：痹证（外邪犯袭，骨骼痹阻）。

西医诊断：类风湿关节炎。

辨治：中医宜辛凉解肌，兼清里热，方用柴葛解肌饮加减，西医以清肺化痰止咳，扶正益气等对症支持治疗。

方药：

党参15克　柴胡10克　木香12克　法半夏12克
紫苏15克　葛根50克　枳壳10克　前胡15克
茯苓15克　木瓜20克　炙甘草6克　桂梗10克
桑枝15克　丝瓜络15克　泽泻12克　羌活10克

8月30日二诊：患者心悸、烦躁、多梦，头晕耳鸣，双上肢麻痹痛，腰酸痛，胃纳欠佳，盗汗，多夜尿，大便正常，舌淡红，苔厚腻，脉细数。

辅助检查：心电图检查示窦性心动过速。

中医诊断：心悸（阴虚火旺）。

西医诊断：①冠心病；②颈椎病；③类风湿性关节炎。

辨治：中医以虚则补之为原则，滋阴清火，养心安神，方用天王补心丹加减。

党参20克　丹参20克　玄参20克　茯苓15克
天冬10克　麦冬10克　桔梗10克　五味子10克
远志6克　酸枣仁10克　柏子仁10克　炙甘草6克
浮小麦30克　大枣6枚　山楂10克　旱莲草15克

9月4日三诊：患者开始出现肢关节游走性疼痛，伴红肿、热感。治疗中药为主，标本同治，补益气血，祛风止痛，用梁剑波教授验方人参养荣汤加味，并以生脉针和参芪片等益气补血。

党参20克　茯苓15克　白术15克　炙甘草10克
当归身5克　肉桂2克　生姜3片　白芍20克

熟地黄15克　黄芪20克　五味子5克　陈皮5克

远志5克　大枣15克　桑枝10克　羌活15克

防风10克　天麻10克　桂枝10克　枸杞子10克

同时配合下药：①参芪片4片，口服，每日1次。②生脉针30毫升加5%葡萄糖溶液250毫升静脉滴注，每日1次。

9月24日四诊：患者双上肢屈伸灵活，疼痛症状改善。出院。

按：在祖国医学经典著作《黄帝内经》中对风湿类疾病病因、病机、临床表现、辨证治疗等方面作了全面论述，认为“风寒湿三气合而为痹”，根据临床表现分为行痹、痛痹、着痹，并明确指出痹证与五脏六腑的关系，风湿病、类风湿病除导致关节各组织病变外，还会侵犯心、肝、脾等器官和组织，多由寒、湿、气滞、血瘀所致。东汉名医张仲景进一步总结前人与自己的医疗经验，提出历节病的理论依据，从而奠定了辨证治疗的基础。风湿类风湿属于祖国医学痹证、尪痹范畴。临床治愈率低，病程长发病率较高，疗效不太满意。

此病患者由于年过花甲，阳气衰半，卫阳不固，感受风寒邪侵，流经经络关节，气血运行不畅而为痹证。痹证迁延日久不愈，气血不足，又致痹症进一步发展。本病属中医痹证范畴，属气血两虚型，主要部位在于四肢关节、脊椎关节，涉及心、脾、胃气血，因其年老体衰，病程绵绵不愈，虽积极治疗，预后一般。梁剑波教授根据多年的临床实践，探索出“标本同治，补益气血，祛风止痛，用人参养荣汤加味，并以生脉针和参芪片等益气补血”的学术思想，以此指导类风湿性关节炎、颈椎病等痹症的临床选方用药，效果较好。

案2：湿瘀蕴结。

许某，女，32岁，住院号：12729，入院日期：1998年12月7日。

患者于1990年开始出现双手指、双腕、双膝关节疼痛，肿胀，曾到云浮市和肇庆市某医院诊治，症状未见好转，渐渐出现双膝关节变形，开步困难，于今日到肇庆市中医院要求检查及治疗，遂收入院。现症见：跛行，双手指、双腕、双膝关节肿胀、疼痛，口苦，口干，纳可，二便调，舌淡苔白，脉沉弦。

辅助检查：类风湿因子阳性；X线检查示双手指、双腕、双膝关节改变符合类风湿关节炎表现。

中医诊断：尪痹（湿瘀蕴结）。

西医诊断：类风湿关节炎。

辨治：中医辨证施治宜寒热兼用，拟清热祛湿、宣痹止痛为法，处方用四妙散加减：

黄柏15克　苍术12克　薏苡仁30克　牛膝15克
桑枝15克　羌活12克　独活12克　当归12克
鳖甲（先煎）15克　威灵仙15克　三七10克

4剂。

二诊：改用梁剑波教授验方温阳蠲痹汤加味：

熟地黄15克　黄芪30克　浙贝母30克　白芥子12克
鹿角胶12克　姜炭3克　麻黄3克　甘草3克
乳香5克　没药5克　当归6克　制川乌6克

肉桂（冲）1克　羚羊骨15克　牡丹皮15克

7剂。

12月16日出院：关节疼痛明显减轻。

按：本病难治，病程缠绵，当长期治疗方可减缓病情。初诊拟温瘀蕴结施治，俟湿邪却后，改投梁剑波教授自拟方温阳蠲痹汤而取痛减近期疗效。

案3：寒凝经络。

陈某，女，26岁，1991年6月24日初诊。

患者四肢关节疼痛、屈伸不利、功能受限2年多，尤以天气变化疼痛加剧，诊察时，两掌指关节、趾间小关节变形，舌淡苔白，脉弦，显一派风寒凝滞经络之征，试仿温阳蠲痹汤法治之。处方：

熟地黄30克　白芥子12克　麻黄3克　鹿角胶12克
肉桂（冲）3克　制川乌6克　姜炭3克　甘草2克
乳香5克　没药5克　黄芪30克　当归6克
浙贝母30克

6月30日二诊：服上方6剂后，四肢关节疼痛减轻，药已对症，续原方再进14剂。

7月13日三诊：药后关节疼痛显著减轻，屈伸自如，守方续服。

8月5日四诊：按上方继服12剂，疼痛消失，余症好转，嘱再服原方4剂以善后。

按：所谓痹，就是闭塞意思，由风寒之邪搏结肌肉、经络、筋脉乃至关节，导致局部气血运行受阻，经脉不通而成痹证，故主以祛风散寒、养血通络止痛之法，即梁剑波教授温阳蠲痹法。治疗1个多月，收到满意疗效。

（四）系统性红斑狼疮（2例）

案1：热毒炽盛伤阴。

何某，女，43岁，1991年2月9日初诊。

患者5年前因高热不退入院治疗，住院期间出现肾功能损害，经检查确诊为系统性红斑狼疮，经用激素、环磷酰胺等药治疗，症状消失而出院。1990年6月因双下肢肿胀而再次入肇庆市中医院，症状缓解后出院。出院后一直服用激素，症状基本控制。但于10天前，因着凉后出现发热、咳嗽、鼻塞、流鼻血，继之出现尿少、头面及双下肢浮肿，面部红斑明显加重，并伴有上腹部不适而再次入院治疗。血常规检查示轻度贫血。尿常规检查示PRO（+），WBC（++）。ESR22毫米/小时，抗“O”825单位。入院后经中西医药治疗，患者头面及双下肢浮肿基本消退，仍见面部红斑，呈鲜红色，关节疼痛，发热不退，转请梁剑波教授诊治。就诊时症见上述症状，舌红，苔黄腻，脉细略数。此乃热毒炽盛，熏灼肌肤，治当清热解毒凉血。方用普济消毒饮加味。处方：

黄芩15克	玄参15克	板蓝根15克	金银花15克
蒲公英15克	牛蒡子12克	柴胡12克	连翘12克
马勃12克	牡丹皮12克	青天葵12克	桔梗12克
川黄连10克	僵蚕10克	升麻10克	薄荷10克
陈皮5克	甘草5克	水牛角（先煎）10克	

连服7剂，热退，关节痛减轻，红斑渐隐退。近2天出

现恶心、呕吐、纳差、舌红、脉细。前方加竹茹15克，并以花旗参、麦冬、竹茹各15克，法半夏10克，清水1碗炖4小时，睡前服。

服中药2个多月，面部红斑消退，关节疼痛消失，但觉疲倦、乏力、失眠，舌淡红，苔薄，脉缓。拟益气养阴、潜阳安神。处方：

炒龟板30克	龙骨30克	牡蛎30克	石斛12克
山萸肉12克	女贞子15克	旱莲草15克	沙参15克
玉竹15克	生地黄15克	熟地黄15克	白芍15克
炒枣仁15克	麦冬15克	知母10克	黄柏10克
甘草10克	阿胶（烊）12克		

另花旗参、山萸肉各12克，炒枣仁、白芍、丹参各15克，五味子5克。清水炖服。

此后恪守本方，病情日好，诸症皆退，恢复工作，至今健康良好。

按： 本例为红斑性狼疮并发肾损害。梁剑波教授辨为热毒炽盛，熏蒸肌肤，用清热解毒凉血法治疗后，邪退本虚显现，再予益气养阴之剂为治，以顾其因热毒耗伤致阴血亏虚之体，收扶正养阴之全功。

案2：血燥表虚，火邪内伏。

梁某，女，72岁，1991年4月20日初诊。

患者半年前头面及腹部起暗红色皮疹，瘙痒，继而出现双上肢肌肉萎缩、乏力，渐至吞咽困难、气促，于同年入惠州某医院就诊，诊为：①系统性红斑狼疮；②皮肌炎。经用激素治疗，症状未见好转，于1991年4月5日入肇庆市中医院诊治。入院检查：心肺阴性，肝脾未触及。血常规检查示WBC 8.3×10^9/升，尿常规检查正常，肝功能检查示TTT 18单位，血清麝香草酚絮状试验（TFT）（++），ZnTT 20单位，脑絮（++），抗“O”835单位，ESR18毫米/小时，类风湿因子阴性，住院后经中西药治疗，效果均不明显，遂请梁剑波教授诊治。就诊时，患者头面、胸膜、四肢均见皮疹，动则气促，并自觉四肢肌肉疼痛抽掣，舌红、苔腻，六脉弦。本病乃表虚血燥，火邪内伏。治宜清燥救肺，解毒凉血。方用普济消毒饮化裁。处方：

黄芩10克　川黄连10克　黄柏10克　天麻10克
甘草10克　生地黄40克　桑叶20克　白芍15克
牡丹皮15克　龙胆草15克　浙贝母15克　板蓝根15克
青天葵15克　沙参15克　火麻仁30克　石膏30克
寒水石30克　金银花30克　滑石35克　玄参25克
水牛角（先煎）15克　正羚羊骨（先煎）15克

每日2剂，上下午各1剂。另：

大黄60克　苦参60克　金银花30克　紫花地丁30克
半枝莲30克　猪皮60克　甘草20克

煎水淋浴。每日1次，2个月为1疗程。

服药1个月后，患者头面及腹部皮疹逐渐消退，瘙痒减少，减少激素剂量，第2个疗程继续以本方去天麻加僵蚕、蝉蜕各12克，每日2剂。外洗方不更改。第2个疗程结束后，患者自觉四肢肌肉疼痛抽掣减少，仍见气促、乏力，第3疗程仍用上方，并隔晚炖服生脉散（花旗参、麦冬各15克，五味子3克）。共治4个疗程，症状好转，病情稳定，追踪至今，病情未见复发。

按：本例乃系统性红斑狼疮合并皮肌炎。本病特殊症状为四肢肌肉抽掣疼痛，经激素治疗未见好转。梁剑波教授辨证为表虚血燥，火邪内伏。治以清燥救肺、解毒凉血之剂，另加解毒滋阴之洗剂淋浴，内外兼治。如是调治2个月，症状减轻，再予益气养阴之剂调补，4个月后诸症逐渐好转向愈，可见大凡疑难病症，守方治疗甚为重要。

（五）湿疹（1例）

病案：湿毒内蕴。

李某某，男，43岁，住院号：14123，2000年2月22日初诊。

患者4年前始反复全身皮肤瘙痒，间经外院中西医治疗，症状稍缓解，停药后全身皮肤瘙痒症状反复出现，加重一周，于2000年2月22日入院。诊见：患者全身皮肤红疹、兼见结节，有抓痕、皮损、皮屑，部分有渗液、结痂。自诉全身皮肤瘙痒难忍。舌质红，苔微黄，脉洪。

中医诊断：湿疮（湿毒内蕴）。

西医诊断：湿疹。

辨治：清热解毒，凉血利湿消痒。方药：

水牛角15克　牡丹皮12克　地肤子20克　白鲜皮15克
苦参15克　黄芩15克　黄连12克　牛蒡子12克
玄参15克　桔梗12克　板蓝根15克　升麻12克
柴胡12克　连翘12克　僵蚕12克　薄荷10克
甘草6克　蒲公英15克　紫花地丁15克　金银花20克

上方以水600毫升，煎取200毫升，温服，每日1剂。

另以大黄苦参散煎水外洗，以清热燥湿止痒。拟方如下：

大黄30克　苦参30克　百部30克　黄柏20克
金银花30克　朴硝20克　白鲜皮20克　地肤子30克
荆芥15克　枯矾30克

二诊：连服10日后，皮肤瘙痒较前减轻，皮肤渗液减少，皮屑结痂。拟方：

黄芩15克　板蓝根30克　僵蚕15克　金银花15克
川黄连10克　升麻10克　薄荷10克　紫花地丁15克
玄参10克　柴胡10克　水牛角15克　白鲜皮15克
牛蒡子10克　马勃10克　牡丹皮10克　甘草10克
连翘15克　生石膏30克　桔梗10克　陈皮5克
寒水石30克

上方加水600毫升，煎取200毫升，温服，每日1剂。在前方基础上加用寒水石加强清热之效。另方：

地肤子30克　枯矾30克　大黄60克　白鲜皮30克
苦参30克　金银花30克　蛇床子30克　黄柏30克

上方煎水外洗，每日1剂。

三诊：继服7日，患者皮肤瘙痒明显减轻，皮屑结痂增多。口服方药不变，外洗方加土槿皮30克以杀虫止痒，继用7剂。

四诊：继服7日，皮肤瘙痒明显减轻，皮屑结痂部分脱落，带药出院。

按：“浸淫疮，是心家有风热，发于肌肤。初生甚小，先痒后痛而成疮，汁出浸溃肌肉，浸淫渐阔乃遍体……”其病总因禀赋不耐，风、湿、热阻于肌肤所致。患者饮食不节，伤及脾胃，脾失健运，致湿热内生，又外感风湿热邪，内外合邪，两相搏结，浸淫肌肤发为本病。治宜清热解毒，凉血利湿消痒为法，方用普济消毒饮合龙胆泻肝汤加减。普济消毒饮清热解毒、疏风散邪；龙胆泻肝汤泻肝经湿热，利湿止痒，两者共用，加强清热解毒利湿动，故有奇效。

（六）银屑病（1例）

病案：风热血燥。

冯某某，男，29岁，住院号：14928。

患者反复双下肢红斑、瘙痒、脱屑14年，加重3月。现症见：双下肢皮肤潮红，表面见细薄银白色鳞屑，可刮落，露出淡红色半透明的薄膜，刮去薄膜见点状出血。舌红，苔薄黄，脉滑。

中医诊断：白疕（风热血燥）。

西医诊断：银屑病—红皮病症。

辨治：凉血活血，清热解毒。方药：

紫花地丁15克　黄柏10克　川黄连10克　牛蒡子12克
玄参15克　甘草10克　桔梗15克　板蓝根15克
升麻12克　陈皮6克　柴胡15克　马勃10克
连翘10克　姜黄12克　牡丹皮15克　金银花15克
水牛角15克　薄荷10克　石膏30克　生地黄15克

上方加水700毫升，煎至200毫升，口服，每日1剂。外洗用大黄苦参汤。

二诊：3日后双下肢皮肤潮红较前减退，瘙痒减轻，表面见细薄银白色鳞屑，较前减少，可刮落，露出淡红色半透明的薄膜，刮去薄膜无出血，舌红，苔薄黄，脉滑。中药在原方基础上加减，拟方如下：

紫花地丁15克	黄柏15克	川黄连10克	牛蒡子15克
玄参15克	甘草10克	桔梗10克	板蓝根15克
升麻10克	白鲜皮15克	柴胡12克	马勃15克
连翘12克	陈皮10克	僵蚕10克	薄荷10克
水牛角30克	牡丹皮15克	石膏30克	生地黄20克

上方加水700毫升，煎至200毫升，口服，每日1剂。外洗用大黄苦参汤。

继服7日后复诊，双下肢皮肤淡红，无明显瘙痒，表面见少许细薄银白色鳞屑，舌淡红，苔薄白，脉滑。

按：本病由营血亏损，化燥生风，肌肤失养而成。患者因由外邪侵袭，郁内化热，血燥化风，外达肌表，肌肤失养，选方普济消毒饮清热解毒、凉血化燥，脉静身凉。

（七）痛风（2例）

案1：脾肾亏虚，筋骨失濡。

麦某，女，65岁，住院号：15425，入院日期：2001年4月6日。

患者2000年开始出现心悸、胸闷，双下肢关节疼痛，反复发作，伴尿少，曾到肇庆市某医院就诊，测血压明显升高，B超检查示双肾缩小，以左侧明显，诊断为肾性高血压病、踝关节炎，经用药症状好转后出院。近10天来出现双下肢关节疼痛加重，并双下肢轻微浮肿，查尿素氮33.4毫摩尔/升，肌酐580微摩尔/升，尿酸658毫摩尔/升。现症见：神清，头晕，心悸，自觉双下肢关节痛，胃纳可，夜眠一般，小便量少，大便正常。无颜面浮肿，无发热呕吐。查体见：双肾区有轻微叩击痛，脊柱对称无畸形，生理反射存在，病理反射未引出，双下肢轻微浮肿。

辅助检查：血常规检查示WBC 6.1×10^{9}/升，RBC 3.08×10^{12}/升，Hb 79克/升。尿常规检查示WBC（+），PRO（++）。大便常规检查未见异常。生化检查示BUN 18.9毫摩尔/升，Cr 577微摩尔/升，UA 749微摩尔/升，余项未见异常。B超检查示双肾、子宫萎缩。心脏彩超检查示左室壁增厚并左心室稍扩大，符合高血压心脏病变，主动脉硬化并轻度钙化。

中医诊断：痛风（脾肾亏虚）。

西医诊断：①痛风性关节炎；②痛风性肾病；③慢性肾功能衰竭。

辨治：健脾化湿，活血补肾。方药：

党参15克　白术15克　茯苓15克　炙甘草10克
山药20克　莲子15克　炒扁豆15克　大枣15克
泽泻15克　山萸肉15克　熟地黄15克　丹参15克

4月13日二诊：神清，精神可，自觉症状好转，关节无疼痛，间有咳嗽、痰少、咽痒，纳眠可，二便调，舌淡红，苔白，脉细。效不更方。

按：患者年老体虚，加之饮食不节，脾肾甚虚，中气受损，则受纳、运化、输布功能失常，气血津液生化之源不足，无力濡养五脏、运化血气致水液潴留，故筋骨失养，关节失利，双下肢浮肿，尿少；肾虚致清阳不升故头晕。病位在肾、关节，病性为虚，病机为脾肾亏虚。

案2：寒邪偏胜，内犯关节。

陈某，男，54岁，住院号：14660，入院日期：2000年8月12日。

患者20年前出现右足部第1足趾、跖趾关节疼痛、红肿，痛处固定，经服用止痛药后可缓解，曾在当地医院检查示尿酸偏高，确诊为痛风性关节炎，但一直未作系统正规治疗。近5年来患者四肢关节疼痛发作频繁，以双膝、踝、右肘关节红肿热痛为主，痛处固定，以夜间尤甚，无晨僵，无发热恶寒，经降尿酸、止痛药治疗后可缓解。现症见：神清，疲倦，双膝、踝、右肘关节疼痛，得温则减，伴发热、胃纳差，小便调，大便6天未解，睡眠欠佳，舌红，苔白，脉弦。查体见：双肾区无叩击痛；脊柱对称无畸形，双膝、踝、右肘关节局部肿胀，压痛（+），关节屈伸活动欠灵活，双下肢及上肢关节未触及结节，生理反射存在，病理反射未引出。

辅助检查：血常规检查示WBC 17.6×10^9/升，Hb 96克/升。尿常规检查示WBC（+），PRO（±）。大便常规检查未见异常。RF（+）。生化检查示BUN 7.6毫摩尔/升，Cr 197微摩尔/升，UA 436微摩尔/升，余项未见异常。胸部X线片及右肘关节X线片检查未见异常。B超检查示肝胆脾胰及泌尿系未见异常。心电图检查正常。

中医诊断：痛风（寒邪偏胜）。

西医诊断：痛风性关节炎急性发作。

辨治：温经散寒和营，方药以上、下、中三用痛风汤加减：

黄柏10克　川芎10克　苍术15克　白芷10克
制南星10克　桂枝15克　神曲15克　延胡索15克
防己15克　川楝子15克　威灵仙15克　天仙藤15克
桃仁10克　红花10克　龙胆草10克

6剂。

8月18日二诊：神清，精神可，双膝及肘部关节疼痛明显减轻，关节肿胀减轻，关节活动改善，可站立，胃纳差，睡眠可，二便调。舌红，苔薄腻，脉缓。

继守上方，7剂而愈。

按：患者平素嗜酒及动物内脏，故致脾胃损伤。脾虚则不能运化水湿致湿邪内停，湿为阴邪，必伤营络之血，营血瘀滞不通，则致外邪流注关节，适感风寒之邪，寒借风邪穿透之力，风借寒凝之积，风寒湿邪内犯关节，反复发作，则致本病。病位在关节，病性属实。患者患病日久，误治失治，反复发作，若变生他症，则预后较差。

（八）进行性肌营养不良症（2例）

案1：肝肾亏虚，筋脉失濡。

龙某，男，17岁，住院号：10023，入院日期：1996年3月25日。

患者足月顺产，出生后1岁能步行，4岁时出现步行时步态不如正常儿童，7岁时开始出现下蹲时站立困难，8岁时需别人牵手步行上学，9岁时上楼梯困难，10岁时不能行走，但能站立，11岁时开始不能站立，上肢肌力渐进性无力，曾到广州多间医院治疗，效果不佳。现症见：四肢痿软无力，渐进加重，食少，面浮无华，腰脊酸软，睡眠尚可，二便困难，舌暗红，苔薄黄干，舌底络脉色红，未见迂曲，脉细数。查体见：身体消瘦，发育一般。胸廓畸形，双肺呼吸运动未受限。右上肢肌力I级，左上肢、左下肢肌力0级。四肢肌张力减弱。四肢感觉、湿觉、痛觉正常，双侧肱二头肌腱反射消失，膝反射消失，跟腱反射减弱，巴氏征（-）。

中医诊断：痿证（肝肾亏虚，筋脉失濡）。

西医诊断：肌营养不良症 。

辨治：补益肝肾，滋阴清热。方药：

党参20克　　白术15克　　当归10克　　酸枣仁15克

炙黄芪120克　　远志8克　　白芍15克　　山药15克

茯苓15克　　枸杞子10克　　龟板30克　　鹿角胶15克

熟地黄15克　　紫河车10克　　海马10克　　海龙10克

3剂，上午煎服。

当归10克　　白芍10克　　黄柏10克　　知母10克

熟地黄15克　　龟板30克　　怀牛膝15克　　黄芪30克

党参15克　　鸡血藤15克　　山药15克　　莲子15克

茯苓15克　　白术10克　　炙甘草10克　　通草10克

石菖蒲10克　　灯芯10克　　泽泻10克

3剂，下午煎服。

3月31日二诊：四肢痿软无力，腰脊酸软，食少，面浮无华，舌质暗红，苔薄黄干，脉细数。继守上方。

三诊：胃纳增，面色稍见红润，症状减轻。

按：本病属“痿证”范畴，《景岳全书·痿证》“痿证，败伤元气者有之。无气败伤，则精虚不能灌溉，血虚不能营养者，亦不少矣”。此患者由于病久体虚，正气亏虚，元气败伤，伤及肝肾，肾精肝血亏损，则筋骨失其营养，经脉失其濡润，故渐成痿证，而见四肢痿软无力，不能随意运动；肾虚则气化乏力，不能制约小便，气虚则大肠传导无力，故见二便困难；腰为肾之府，肾主骨，精髓不足，腰脊失养，故见腰脊酸软；肝肾亏虚，精血不足，阴虚则内热，故见舌质暗红、苔薄黄干、脉细数之象。梁剑波教授治疗本例以补益肝肾，填精生髓之剂，久而见功。

案2：脾胃亏虚，精微不运。

顾某，女，39岁，住院号：10526，入院日期：1996年10月6日。

患者于24年前开始出现双下肢软弱无力，不能行走，站立困难，且日渐加重，曾在当地医院及广州各大医院治疗，症状反复，未见好转。20多年来症状渐进性加重。现症见：神清，面色无华，双下肢软弱无力，不能站立、行走，食少，乏力，伴头晕不适，无关节疼痛及麻木，双下肢无浮肿，舌淡红，苔薄白，脉沉细。查体见：神清，精神疲倦，心肺腹（－）。双上肢肌力与肌张力正常；双下肢无力，肌肉萎缩，肌张力减弱，双膝反消失。

辅助检查：血常规检查示Hct 0.353，Hb 104克/升。尿常规检查示葡萄糖（GLU）（±），胆红素（BIL）

（–）。大便常规未见异常。心电图、X线检查示片正常。生化检查示总蛋白（TP）60克/升，A 33克/升。

中医诊断：痿证（脾胃亏虚，精微不运）。

西医诊断：进行性肌营养不良症 。

辨治：补脾益气，健运升清。方药：

紫河车30克　炒龟板30克　锁阳15克　千年健15克
熟地黄15克　炒鳖甲30克　黄芪50克　牛大力15克
杜仲15克　鸡血藤30克　炒牛膝15克　麦冬15克
山萸肉25克　黄柏12克　楮实子15克
鹿角胶（烊）12克

11月2日二诊：患者四肢力度较前稍有加强，胃纳好转，面浮无华，二便调，舌质暗红，苔薄黄干，脉细数。继守上方而愈。

按：本病中医诊断为痿证，因久病体虚，中气受损，则受纳、运化、输布功能失常，加之气血津液生化之源不足，无以濡养五脏、运化血气，以致筋骨失养、关节不利、肌肉瘦削，而发为本病。脾胃虚弱，气血生化不足则筋脉失荣，故见肢体痿软，脾不健运，则食少；气血不足，不能供养头面而见面色无华，舌淡红，苔薄白，脉沉细。故本病病位在脾胃、肌肉，辨证当属脾胃亏虚，精微不运，属虚证，梁剑波教授运用填精补髓、峻补气血治之，症状好转。但因病程长久，正气亏虚，只可缓图建功。

（九）风湿关节炎（2例）

案1：寒邪偏胜，气血痹阻。

周某，男，42岁，1991年4月20日初诊。

患者起病半年多，四肢关节肿痛，腰部时痛，痛处固定，遇寒更甚。患侧皮色不变，漫肿，屈伸困难，曾在当地治疗未效。血常规检查示WBC 11×10^9/升，N 0.59，ESR 35毫米/小时，UA 714微摩尔/升。X线片检查示四肢关节软骨破坏，关节腔变窄，关节面不规则。舌淡苔白，脉弦紧。梁剑波教授审察此证属于寒痹，乃寒邪偏胜，气血为邪所闭，不得通行。治宜祛风散寒、养血通络止痛。用温阳蠲痹汤，连服7剂，四肢关节痛减。

1周后复诊，照上方服21剂，半月后再来复诊，症状全部消失，复查RF、ESR正常，停药3个月后未见复发。

案2：风寒凝滞经络。

陈某，女，26岁，1991年6月24日初诊。

患者四肢关节疼痛，屈伸不利，功能受限2年多，尤以天气变化疼痛加剧。诊见：两掌指关节、趾间小关节变形。血常规检查示WBC 12×10^9/升，N 0.70，ESR 50毫米/小时，RF（+），UA 596微摩尔/升。X线片检查示右手多个指关节改变，符合类风湿性关节炎特点。舌淡，苔白，脉弦。诊为痹证，属风寒凝经滞络。治宜祛风散寒、养血通络止痛。投温阳蠲痹汤，嘱其连服6剂，1周后来复诊，症状减轻，继以原方再进14剂后，因下雨路远往来不便，在家自持原方继进6剂，前后共服34剂，1个月后复诊，症状消失，各项指标恢复正常。

按：以上两个病例均为风寒凝滞经络所引起之寒痹，梁剑波教授均以祛风散寒、养血通络之法，投以自拟经验方温阳蠲痹汤治之而取效。此方乃多年来临床心得体会之结晶，为梁剑波教授运用古方协同作用的经验良方，用之治疗风寒湿痹有意想不到之功效，其温通经脉、祛寒剔邪、补虚镇痛之功甚强，医者可在临床中参考使用。

（十）糖尿病（8例）

案1：脾肾两虚。

温某，女，42岁，1999年2月24日初诊。

患者多饮、多尿、多食10余年，浮肿2年，双眼视力下降8个月。患者10多年前开始出现多饮、多尿、多食，先后服用胳列吡嗪、格列本脲，自诉血糖控制可。2年前出现浮肿，曾在当地及广州多家医院住院，均诊断糖尿病肾病，先后用过肾安、胰岛素、先锋类药物，病情好转，但时反复。8个月前出现双眼视力下降，曾在广州市某医院住院，诊断糖尿病视网膜病变，予诺和灵、波依定、血栓通等药物治疗，症状未见明显改善。经人介绍，特来肇庆市中医院找梁剑波教授诊治。入院时症见：面色晦暗、颜面及双下肢浮肿，双眼视力下降，多饮、多食、多尿、脘腹胀闷、恶心呕吐，寐差，大便溏。现症见：多饮、多食、多尿、浮肿，双眼视力下降，脘腹胀闷、恶心呕吐，寐差，大便溏，舌质淡暗，苔薄白略干，边有齿印。

辅助检查：血常规检查示WBC 8.8×10^9/升，Hb 87克/升。尿常规检查示GLU（+++），PRO（+++），OB（++）。肾功检查示BUN 9.6毫摩尔/升，Cr 350 微摩尔/升。

中医诊断：消渴（阴阳两虚），肾水（脾肾两虚）。

西医诊断：糖尿病（非胰岛素依赖型），糖尿病肾病。

辨治：用梁剑波教授验方，中成药以金水宝补益肺肾，以石斛夜光丸养肝明目，同时辅以西药对症支持治疗。治则治法以虚则补之、标本同治为原则，以温阳滋肾、利水消肿为法。方药：

太子参15克　白术15克　茯苓20克　炙甘草10克
炒扁豆15克　薏苡仁10克　砂仁（后下）6克
黄芪30克　益母草15克　杜仲15克　狗脊15克
益智仁15克　桑螵蛸15克　巴戟天15克　枸杞子15克
菟丝子15克　玉米须30克

每日1剂。

3月2日二诊：浮肿减轻，仍觉胃脘胀闷感，多食、多饮、多尿。中药以温阳滋肾、利水消肿为法。方药：

知母10克　黄柏10克　山药20克　山萸肉15克
玉竹10克　生地黄15克　泽泻20克　牡丹皮15克
茯苓20克　浮小麦30克　炒枣仁12克　菟丝子10克
益母草15克　杜仲15克　枸杞子15克　黄芪30克

每日1剂。

4月19日三诊：浮肿消退，间中恶心呕吐。中药以养血安神、镇静止呕为法。方药：

白术15克　党参20克　黄芪30克　何首乌15克
黑豆衣15克　茯苓15克　远志6克　炒枣仁15克
广木香10克　龙眼肉15克　龙骨30克　法半夏12克

砂仁10克　　白蔻仁10克　钩藤15克　白芍15克

延胡索12克　生姜3片　　大枣15克

连进7剂后症状基本消失。

按：关于本病病机《灵枢·五变》篇说："五脏皆柔弱，善病消瘅"；《素问·奇病论篇》篇说："此肥美之所发也，此人必数食甘美而多肥也，肥者令人内热，甘者令人中满，故其气上溢，转为消渴"。

案2：脾气虚，胃阴亏。

李某，女，60岁，1999年9月27日初诊。

患者糖尿病史5年，多饮20天。患者5年前体检发现血糖偏高，达19毫摩尔/升，诊断为2型糖尿病，在广州市某医院治疗，好转出院。20天前无明显诱因下出现多饮、口干、汗多，自测尿糖（++～++++），遂到肇庆市中医院就诊，由门诊收住入院。入院时症见：多饮、口干、汗多，小便频。舌淡苔白，脉沉缓。

辅助检查：血常规检查示WBC 6.1×10^9/升，Hb 143克/升。尿常规检查示GLU（+）。空腹血糖19毫摩尔/升，餐后2小时血糖13.4毫摩尔/升。

中医诊断：消渴（脾气虚，胃阴亏）。

西医诊断：2型糖尿病。

辨治：用梁剑波教授验方，辅以西药对症降糖治疗。根据"虚则补之"原则，以益气养阴为法。方药：

太子参30克　茯苓15克　　白术15克　　甘草10克

黄芪30克　　天花粉15克　生地黄15克　麦冬15克

天冬15克　　黄柏10克　　知母15克　　山药15克

丹参15克　　百合15克　　沙参15克　　石斛15克

每日1剂。

10月2日二诊：汗多怕热，饮水量较前减少，小便调。中药以健脾益气、滋阴清胃为法。方用沙参麦冬汤合四君子汤加减。处方：

太子参30克　黄芪30克　天冬15克　石斛15克

白术15克　山萸肉15克　花粉15克　生地黄15克

五味子10克　丹参15克　茯苓15克　甘草10克

麦冬15克　黄柏10克　知母15克　山药15克

百合15克　沙参15克

每日1剂。

10月14日三诊：口干欲饮明显减轻。中药守二诊方再进14剂，诸症尽消。

案3：肺胃阴亏，燥热内生。

陈某，女，43岁，1991年5月24日初诊。

患者发现糖尿病半年，2个月前查空腹血糖29.5毫摩尔/升，尿糖（+++），症见：大渴多饮，多食善饥，尿频量多，舌上赤裂，脉滑数。辨证属肺胃阴亏，燥热内生，治以润肺兼清胃热。处方：

天冬15克　天花粉15克　黄芩15克　麦冬15克

人参15克　知母12克　荷叶12克　甘草5克

服药21剂。诸症明显减轻，空腹血糖15.6毫摩尔/升，尿糖（–），疗效满意。

按：此例辨证为肺胃阴亏、燥热内生所致之糖尿病。治疗以润肺清胃热为主。药用人参以益气生津；天冬、天花粉、麦冬、知母以养阴止渴；荷叶升清，黄芩清肺热，甘草和中。诸药配伍，故能取得满意疗效。

案4：肝肾阴虚。

容某，女，38岁，1992年9月4日初诊。

患者于2年前曾患感冒，自觉发热，头痛，咽干喉痒，全身骨痛，曾住院治疗，经抗菌消炎及打退热针后，症状好转出院。回家后1个月逐渐出现烦渴引饮，饮一溲二，小便混浊如膏，检查空腹血糖33.2毫摩尔/升，用胰岛素治疗稍有好转。但停药后即复发，近日症状加重，遂转中医治疗。就诊时症见：患者形体消瘦，面颊潮红，肢体乏力，腰酸腿软，两目干涩，口干引饮，舌红，苔薄少律，脉细数。辨证属肝肾阴虚，宜滋阴固肾、益气生津。处方：

山萸肉15克　生地黄15克　山药15克　茯苓15克

人参15克　麦冬15克　牡丹皮12克　泽泻12克

寒水石15克　五味子10克

清水煎服。配合生脉散（花旗参、麦冬各15克，五味子3克），每晚炖服。

服药7剂后，精神转佳，饮水量略减，空腹血糖31.2毫摩尔/升，仍咽干喉燥，饥而欲食，舌淡红，苔少，脉细数。阴液尚未恢复，守上方再服21剂，生脉散继续炖服，药后烦躁、尿频、多食、善饥等现象明显好转，空腹血糖17.8毫摩尔/升，继以原方7剂巩固疗效。

按： 此例辨为肝肾阴虚所致的消渴病。治疗以滋阴固肾、益气生津为主要方法。此症型为糖尿病最常见类型，所用方法为治疗肝肾阴虚的常用之法，唯方中寒水石一味要灵活运用，因其性味咸寒，用之得当，极其有效。

案5：心火炽盛，胃热消谷。

邓某，男，53岁，1992年3月17日初诊。

患者近1年多来常见口渴引饮，五心烦热，食欲亢进，食后即觉饥饿。曾在当地卫生院治疗，由于疗效不显而转中医诊治。来诊时症见：患者精神紧张，五心烦热，口渴欲饮，舌质红绛，脉大滑实。血糖、尿糖、基础代谢检查均正常。辨证属心火上炎，胃热消谷。治以降其心火为法。处方：

生地黄15克　熟地黄15克　茵陈15克　黄芩15克
枇杷叶15克　天冬15克　麦冬15克　石斛12克
枳壳12克　牡丹皮12克　水牛角10克　甘草5克

服药7剂，口渴引饮明显减轻，食量减少，舌红苔薄，脉滑。脉症所示，心胃火炽程度已减，继服前方，经治疗半个月，口渴引饮、五心烦热消失。为巩固疗效，拟花旗参、麦冬各15克，五味子3克，每周炖服2次。1992年底因风湿来诊，询之消渴病未有复发。

按：本例患者辨证属心火炽盛，胃热消谷。病机为心胃火炽，治宜降火清胃。本病多见于初起之消渴患者，久病体虚者较少见。治疗时宜稍加凉血之水牛角、牡丹皮等，以泻其血热，效果更显。

案6：肾气方虚。

郑某，男，58岁，1992年3月15日初诊。

患者患消渴之症10年余。现每晚小便五六次，清白而长，味甜，顷刻凝结如脂，期间曾多处治疗，仍未见好转。就诊时症见：腰膝以下软弱，载身不起，胃纳差，面色皖白，六脉沉弱无力，检查空腹血糖8.6毫摩尔/升，尿糖（++），辨为肾气亏虚，拟温阳补肾。处方：

山萸肉15克　山药15克　茯苓15克　熟地黄15克
杜仲15克　炒牛膝15克　巴戟天15克　枸杞子15克
大枣15克　桑螵蛸15克　益智仁15克　肉苁蓉15克
楮实子10克　石菖蒲10克　五味子10克　小茴香5克
远志6克

服药7剂后腰膝软弱明显好转，夜尿减少，胃纳增加。按原方继服12剂，症状消失，病情稳定。复查空腹血糖11.6毫摩尔/升，尿糖（－），嘱服原方28剂。3个月随访，病未再发。

按：本例患糖尿病10余年，久治未愈，辨证为肾气亏虚，拟温阳补肾为治，方药以杨氏还少丹化裁，结果疗效显著，可见中医治病，必求本源，辨证施治得当，效如桴鼓。

案7：心胃火炽。

李某，女，36岁，工人，1989年10月5日初诊。

患者患糖尿病10年，血糖、尿糖终年异常，自觉症状严重。现血糖26毫摩尔/升，尿糖（++++），症见眩晕心悸，神疲乏力，消瘦，口臭，大渴引饮不止，烦热，食后即觉饥饿，舌质红绛，苔薄黄，脉大滑实。因考虑其系心胃火炽所致，梁剑波教授认为“心火上行，胃热消谷，阳明脉盛”，治以清燥热复胃阴，拟甘露饮加味治之。处方：

茵陈12克　黄芩15克　生地黄15克　熟地黄15克
枳壳10克　石斛10克　甘草5克　天冬15克

麦冬15克　水牛角10克　栀子15克　　石膏20克

连服20剂。

10月26日二诊：患者自诉烦渴已止，口臭、烦热症状也消失，食后饥饿不知饱的情况有所改善，但仍觉眩晕心悸、神疲乏力。上方去黄芩、石膏、栀子，加百合15克、玉竹15克、黄芪30克、枸杞子15克，嘱其连服15剂。

11月11日三诊：患者自觉头晕、心悸症状好转，视其体质消瘦，唇口干焦，梁剑波教授主张用六味地黄汤合生脉散：

山萸肉15克　生地黄15克　山药15克　牡丹皮15克

茯苓15克　　泽泻15克　　人参15克　五味子10克

麦冬10克

连服3个月。停药1年，病情稳定。

按：《黄帝内经》中有对本病的记载，称之为“消渴”或“消瘅”，把消渴分为“三消”。患者症状属于“上消”，由于心胃火炽，故口臭、心烦、大渴引饮不止；胃火炽盛，腐熟水谷之力较强，故多食易饥；阳明热盛，耗伤津血，无以充养肌肉，故形体消瘦；久病则眩晕心悸，神疲乏力。根据上述症状，梁剑波教授认为用甘露饮加味最为合拍，用六味地黄汤加生脉散善后。

案8：肝肾阴虚，暑伤肺阴。

黄某，女，35岁，1991年9月6日初诊。

1989年7月，时值大暑，天气炎热，患者自觉发热头痛、全身骨痛、咽干喉痒，误以为感冒，打退热针，服感冒药等，发热虽退，但仍觉肢体乏力、烦渴引饮、多食善饥，渐渐形体消瘦，小便频而量多，腰酸腿软，两目干涩，经某医院检查，诊断为糖尿病。舌淡，苔薄少津，脉细数。证属肝肾阴虚，治宜滋阴固肾、益气生津，以杞菊地黄汤加味合生脉散治疗。处方：

枸杞子15克　菊花15克　山萸肉15克　山药15克

牡丹皮12克　泽泻12克　熟地黄15克　茯苓15克

桑螵蛸15克　益智仁15克

同时配合花旗参15克、麦冬15克、五味子3克，每晚炖服。

9月12日复诊：服上两方7剂后，精神转佳，饮水量略减，但仍咽干喉燥，饥而欲食，舌淡红，苔少，脉细数。阴液尚未恢复，守上方继服12剂，继续炖服生脉散。

9月25日三诊：服上药后，口渴明显减轻，尿量减少。守上法继续治疗。

10月23日四诊：服上方28剂后，睡眠佳，烦渴、尿频、多食善饥等症状有所好转，再予原方7剂以巩固疗效。

按：本例患者先因暑邪所伤，因暑为阳邪，易耗气津，肺阴受损，故烦渴引饮，同样，热邪耗伤胃津，肌肉无以充养，故多食善饥，形体消瘦；由于精气亏虚，肾阴被耗，下焦虚疲，肾之摄纳不固，约束无力，故小便频而量多。本病虽有上消、中消、下消的区分，其实不外胃肾阴虚阳亢，火热上炎灼肺，故“三多”之症往往同时出现，只不过程度上轻重不同，因此三消很难截然划分。所以赵养葵、陈士铎等主张消渴之治法不分上、中、下，先治肾为急。故梁剑波教授遵循此法，以杞菊地黄汤加生脉散治疗，症状逐渐好转。

八、传染性疾病，小儿疾病

（一）感冒（5例）

案1：风寒束表犯肺证。

张某，女，53岁，住院号:11560，住院日期：1997年10月23日。

患者因咽干、喷嚏10天，咳嗽2天就诊。患者10天前因不慎受凉后出现喷嚏、流清涕、咽干、头痛，自服药物后症状稍有改善，但2天前出现咳嗽、无痰、咽干、咽痒，无发热、恶寒，无血痰，无气促，无盗汗，于1997年10月23日来诊。症见：干咳无痰，咽干咽痒，偶见喷嚏，流清涕，胃纳一般，二便调，寐差，咽红充血，舌尖红，苔薄黄，脉细。患者平素体质较弱，每因天气变化则出现流清涕、喷嚏。

辅助检查：血常规检查示WBC 5.0×10^9/升，L 0.76。

中医诊断：感冒（风寒束表犯肺）。

西医诊断：感冒。

辨治：中医急则治其标，拟散寒解表、宣肺止咳为法。方药拟梁剑波教授验方：

紫菀15克　荆芥6克　白前12克　百部12克
橘红5克　杏仁12克　芒果核2只　桔梗12克
前胡12克　紫苏叶10克　防风10克　薄荷10克
甘草5克　布渣叶15克

14剂，水煎服，每日2剂，上下午各1剂。

10月30日二诊：药后咳嗽减少，鼻塞、喷嚏、咽部不适等症状基本消失，舌淡红，苔薄白，脉细。患者现邪已渐退，但其素体气虚，卫表不固，易外感，故宜固表扶正祛邪，拟玉屏风合生脉散加减。方药：

黄芪15克　白术10克　防风6克　花旗参10克

麦冬15克　五味子3克　杏仁10克　前胡10克

陈皮6克　法半夏10克　川贝母10克　甘草5克

10剂，水煎服，每日1剂。经治疗后症状消失，病情痊愈出院。随访感冒减少。

按：感冒为临床常见病、多发病，对于年老体虚患者，若失于调护，往往发生传变或入里化热，病情加重。本例患者，初诊辨为风寒邪气较盛之实证，病位在表、在肺。风寒束表，卫气被郁，则有寒热表象；风寒犯肺，肺不宣降而发为本病。治疗应以治标实为先。梁剑波教授治疗此类患者多选用轻宣之剂，一是遵从“治上焦如羽，非轻不举”，二是患者素体虚弱，不耐强攻。二诊邪气已衰大半，但患者平素易感冒，考虑为素体气虚、卫表不固所致，故投固表扶正祛邪之剂，攻补兼施。前后两诊体现了梁剑波教授中医辨证论治思想和治疗学中因人而异的辩证观。

案2：风寒发热。

周某，女，2岁，1974年5月14日初诊。

患儿3天前忽发热，体温39.5摄氏度，瑟缩偎人，怕风怕冷。发热前一天，曾伤风流清鼻涕，发热后间有几声咳嗽，无汗，曾在肇庆市中医院门诊2天，热未退。来诊时体温为39.5摄氏度。查心肺无异常，咽充血（+），脉浮缓，舌质红，苔微白，病由感冒风寒，邪留腠理，治与辛温解表，拟杏苏散加味：

紫苏叶5克　杏仁9克　前胡6克　桔梗5克
枳壳3克　桑白皮12克　甘草3克　麦冬5克
陈皮2克　花粉9克　生姜3片

水煎服，嘱穿衣取汗。

第二天复诊：其母说服药2剂后，出汗，热至半夜退去，精神恢复，怕风瑟缩之象已减少，仍有咳嗽。诊其脉转缓，舌淡红，体温37.3摄氏度，病势已退，与前方以清余邪。紫苏叶改为枇杷9克，服2剂后病愈。

按：小儿气血未充，腠理薄弱，抵御外邪之力不足，每因多穿厚衣，常令汗出，腠理不密，风寒易侵；或换衣出浴，为风寒所袭，致成感冒。本例发热，怕风恶冷，流清涕，瑟缩偎人，脉浮缓，舌质红、苔白，显为风寒感冒之征，故以辛温解表之杏苏散加味取汗，二剂热退，因余邪未净，仍有咳嗽，复诊时以苏桑太疏散，改拟枇杷以清肺卫余热而咳自减，病机合拍，故能治愈。

案3：感冒夹食。

李某，男，1.5岁，1974年6月7日初诊。

患儿发热1周，体温至38.6～39.5摄氏度，怕冷，厌食，口气臭秽，小便短赤，腹胀实，大便二天未解，出汗，曾给中、西药并注射青霉素3天，热仍未退，由其祖母抱来门诊治疗，就诊时体温39.4摄氏度，查心肺无异常，咽充血（+），腹热膨胀，舌红苔黄厚，脉数。病纯属感冒夹食之症，拟解表和中、平胃清热为治，与加味平胃散，处方：

川厚朴5克　枳实5克　苍术5克　橘红3克

金银花12克　淡实豉5克　栀子9克　山楂9克

神曲5克　　　滑石18克　甘草3克　川莲须5克

2剂，清水煎服。

第3天复诊：自服药后，大便1次，酸臭而黄，小便增长，热第2天退至37.8摄氏度，呼取食物，其祖母很高兴。体查：腹部膨胀已转柔软，脉转缓，舌质红，苔黄已转薄，再宗前法，不予加减，煎服2剂后痊愈。

按：小儿平日饮食无节，或因父母溺爱，嗜食肥甘饼饵，胃肠中宿食停滞，如再为风热致感，即为肠胃型感冒。本例似较典型。其热家之所以7天不解，自汗，腹热膨胀，口气臭秽，舌苔黄厚，显系感冒夹食实疑，故拟平胃清热。便秘不用大黄而用滑石，以小便短赤，腹虽膨胀而阳明之腑未实耳。方药中窍，病自能除。

案4：感冒夹惊。

梁某，男，2岁，1974年3月15日初诊。

患儿发热5天，热稽留在39～40摄氏度。当初发热时，曾因其姐打烂一磁碟，为其父打骂，引起患儿惊啼，第2天中午后遂烦躁不安，高热40摄氏度，即到某医院诊治，滴鼻及酒精浴后，热退至38摄氏度，留观察室观察。第3天午后热又升高至39.8～40摄氏度，复用退热散及中药，并注射青霉素，热仍未退，故来肇庆市中医院门诊求治，门诊时测体温39.8摄氏度。查：心肺无异常，咽充血（+），神倦，烦躁，作渴，脉洪散，舌绛苔白，面色青，颊赤唇红，睛青，青紫色而浮，不用推寻，便可察见。血常规检查示WBC 9×10^9/升，中性粒细胞分类无异常，病为感冒夹惊，以致心肝之火，郁而旺炽，故非清热镇惊、凉肝息风之法治之恐生他变，为拟凉风治之。处方：

龙胆草9克　防风5克　青黛6克　钩藤9克

川莲5克　柴胡5克　麦冬5克　栀子5克

竹桑6克　原砂拌茯苓12克　灯心花3扎

每日煎服二帖，上下午各1剂。

二诊：自服药后烦躁大减，能安眠，半夜后热势渐退，清晨体温38.2摄氏度，唇红、面青、颊赤、脉缓浮紧均见减退，拟前方去柴胡、防风之劫阴，加石决明以潜阳，煎服2剂。

三诊：热已退至37摄氏度，精神恢复，脉仍数，舌尖红，苔净，睛青已退。予平肝清心，方药为琥珀养心汤：

北沙参9克　琥珀5克　茯苓12克　山药12克

甘草3克　竹桑6克　麦冬5克　川莲5克

灯心花3扎　木通6克　白马9克

服3剂后随访已痊愈。

按：小儿感冒发热，忽然热而烦急，面青、颊红、唇赤，烦躁，多为肝热生风或挟惊恐，目触异物，耳闻异声，神气因感冒之热而散乱。本例纯因感冒发热导致惊恐，故诊为感冒夹惊，诊断既明，当以治惊为主，故予清热镇惊之凉惊丸。中医治惊，急惊多用寒凉之药，这是急则治标之法（凉则可用，寒则必须根据病情体质，不可妄施），若惊邪一退，余热尚在，又当用琥珀养心以清余邪，不宜过用寒凉。从这一例子可以看出，运用中药治病，必须根据辨证施治的方法，区别对待病情。

案5：暑湿发热。

欧某，男，3岁，1974年6月4日初诊。

患儿发热2个星期，体温持续在38～39摄氏度，朝轻暮重，自汗，作渴引饮，小便短黄，嗜卧懒食，初起在当地卫生室治疗3天，病未退，再到肇庆市某医院门诊，服中药银翘散3天，热亦未退，后又改用西药四环素并注射青霉素，发热如故，直延至第13天来诊。查：心肺无异常，咽充血（+），体温上午38.2摄氏度，下午39.4摄氏度，作渴喜饮水，溺赤，出汗，懊侬发烦，脉浮而湿，舌苔白腻，精神因倦，以时当夏令，热型弛张，故诊为暑湿发热。以暑症多见心烦、脉虚、自汗而渴，湿症则溺赤神倦、舌苔白腻，因拟清暑仕湿之三仁汤加味与之。处方：

杏仁5克　白蔻仁5克　薏苡仁15克　竹桑9克
滑石18克　川厚朴5克　白通草9克　法半夏9克
冬瓜仁12克　南豆花9克　青蒿5克　生甘草3克

患者配药因缺川厚朴，方改用大腹皮12克煎服3剂 。

复诊：服上药3剂后，第2天热退至37.5摄氏度，下午退至正常，作渴、自汗、烦恼等症状均解除，其家人大为欢喜。再诊时脉转细，舌苔白腻退去，再拟前方去青蒿加麦冬以清余邪，病愈。

按：本例患者舌白腻而润为湿邪，心烦、热型弛张、溺短、作渴、脉虚为暑邪，凭此见症，故诊断为伤暑伏湿发热。三仁汤为化三焦湿热之良方，加入南豆花以清暑，冬瓜仁以解热利尿、宽胸益气，青蒿以逐秽解热，极为中的，故3剂即收良效。如本例发热而留汗，又应以香薷饮合三仁汤为之治疗。

（二）麻疹（1例）

病案：风热犯肺。

钟某，男，4岁，住院日期：2000年7月22日。

患儿咳嗽、咽痒1周，发热皮疹半天。患者1周前因受凉后出现咳嗽，咽痒，外院对症治疗后症状未有明显减轻，7月21日晚患者开始发热（体温38.4摄氏度），颜面部出现皮疹，压之褪色，稍见瘙痒，渐融合成片，并波及胸、腹、背部，于今日来诊。症见：神清，发热恶寒，体温38.4摄氏度，咽痛，干咳，眼面部潮红，皮疹融合成片，胸、腹、背、双上肢均见红色小丘疹，压之褪色，稍瘙痒，无脱屑，无渗液，目红，无关节痛，胃纳差，二便调，寐差。咽红充血，双扁桃体Ⅰ°肿大，舌红干，苔腻，黄白相间，脉浮数。

辅助检查：血常规检查示WBC 12.7×10^9/升，淋巴细胞（W-SCC）5.76×10^9/升。

中医诊断：麻疹（风热犯肺证）。

西医诊断：麻疹。

辨治：中医治以疏风解毒、宣肺透疹为法。方药拟银翘散加减：

金银花10克　连翘10克　牛蒡子8克　板蓝根10克
牡丹皮6克　葛根10克　紫草8克　甘草3克
芦根12克　黄芩10克　杏仁6克　鱼腥草15克
蒲公英10克　桔梗10克　浮萍8克　淡豆豉8克
薄荷（后下）5克

5剂，水煎服，武火水煎15分钟，热饮。

7月27日二诊：药后患者发热已退，皮疹已出透于手足心，渐消退。咳嗽、咽痛等症状基本消失，纳寐改善，但觉口渴乏力，舌淡红，苔少，脉细。患者现热毒已除，邪未全解。治以益气养阴兼清余邪，方用沙参麦冬汤加减：

沙参10克　麦冬8克　生地黄10克　玄参8克

党参8克　白薇6克　扁豆8克　芦根15克

牡丹皮6克

3剂，水煎服，每日1剂。经治疗后症状消失，病情痊愈出院。

按：中医学认为麻毒属阳毒，经口鼻而入，主要侵犯肺、脾二经。发病初期，邪在肺卫，故见发热、咳嗽、咽痛等。邪毒由内向外，由里达表，则表现为皮疹色泽红润，自头面部向下蔓延，皮疹透布全身，邪尽外达，无并发症者，为顺症。梁剑波教授认为，麻疹出疹前、时以“透”为要，治宜疏风解毒，宣肺透疹；出疹后以“清、养”为主，治以益气养阴兼清余邪。本病初诊为麻疹的出疹期，故在银翘散加减的基础上，用板蓝根、黄芩、鱼腥草等清热解毒，佐以金银花、连翘、浮萍以透疹，牡丹皮、紫草、葛根兼以凉营。二诊为麻疹的疹殁期，故以沙参、麦冬、党参、扁豆等益气养阴，生地黄、玄参、白薇、芦根等疏风凉血兼清余邪。

（三）小儿夏季热（2例）

案1：暑伤肺胃，停痞化热。

周某，男，3岁，1991年8月21日初诊。

患儿1个月前起发热，高热持续9天，入某医院治疗后体温下降3天，后因索食荔枝七八枚，体温骤然复升高，此后持续不退。屡用多种抗生素、退热药治疗未效，遂出院请中医会诊。住院期间查血常规、肝功能正常，体温38.9摄氏度。形体消瘦，面白唇红，肌肤干燥，触之灼手，肚腹、手足心热，晨轻暮重，烦渴，口臭，腹痛，拒纳，大便不爽，小便清长。舌红苔白稍厚，指纹紫滞。诊为小儿夏季热（暑伤肺胃，停痞化热），治宜清里消痞、透解暑热，用地金保和汤加减：

地骨皮10克　鸡内金10克　独脚金10克　青蒿10克
莱菔子10克　冬瓜仁15克　枳实10克　荷叶10克
神曲10克　厚朴6克

水煎分多次服，3剂。

8月24日二诊：服上药后，每日泻下2～3次，大便黄褐色，黏腻胶质，发热略减，肌肤微汗出，烦渴减轻，腹胀消除，已肯进粥食。舌较红苔薄白，指纹紫色。痞积已消，宜改投益气养阴、清透暑热之剂。用王氏清暑益气汤加青蒿6克、地骨皮10克、白薇6克，每日1剂。连服7天。

8月31日三诊：体温已恢复正常，精神眠食日渐好转，口渴消失，暑热已除，肺胃阴津渐复。用花旗参3克、麦冬6克、五味子2克，炖猪瘦肉，以巩固疗效。1个月后随访，患儿痊愈。

按：患儿因夏日伤暑，肺胃阴伤发为夏季热，复食生冷停痞，痞积化热，积热交阻，高热不退。故先予内下热结，外透暑邪，使痞热暑邪分消，抑其鸱张之势。尔后再投益气养阴、清暑透热之剂而愈。

案2：暑伤肺胃，气阴两伤。

简某，女，2岁半，1992年7月13日门诊。

患儿4周前突发高热、咳嗽，经当地卫生院治疗3天后咳嗽好转，但发热持续不退，时高时低，后转肇庆市某医院治疗，用抗生素、激素、抗病毒口服液等治疗无效。体温稽留于39.5～40摄氏度。梁剑波教授会诊时体温39.6摄氏度，形体消瘦，肤热灼手，头及四肢尤甚，无汗，口渴，小便如常，胃纳尚可，易发脾气，唇干舌嫩红，指纹深红。胸部X线片检查示心肺未发现病变，血及大小便常规检查均属正常。细询其家长，谓患儿去年夏季亦曾有类似发热史近2个月。诊为小儿夏季热（暑伤肺胃，气阴两伤），治宜育阴益气、清暑透热。方用二至生脉散加味：

五味子6克　麦冬10克　竹叶6克　地骨皮10克
银柴胡10克　女贞子10克　旱莲草10克　青蒿10克
白薇10克　生石膏12克　花旗参（另炖兑入）10克

清水煎服，3剂。

7月16日二诊：服药3剂后，体温37.8摄氏度，烦渴略减，舌嫩红，指纹红。效不更方，原方加荷叶12克，续服5天。

7月22日三诊：体温正常，诸症已除，唯微有口渴，舌质嫩淡红，指纹淡红。三伏时节，虑其复发，予养阴健脾巩固，用参苓白术散去陈皮、砂仁，加石斛、玉竹，连服1周而病痊愈。

按：患儿因气阴素亏，腠理不固，故两年逢炎夏时令，阴阳失于平衡，调摄失度，发为夏季热。本例除通常的肺胃阴伤外，还有久热津亏伤肾阴，故投以育阴益气，佐以清透暑热，使阴平阳秘，自然热退病愈。

梁剑波教授还指出：小儿夏季热临床上以长期发热、口渴多饮、多尿、汗闭为特征。本病无并发症，至秋凉多可自愈，但因发热不退，会对小儿体质造成损害，对家长造成严重心理压力，故仍需积极治疗。小儿有“阳常有余，阴常不足”的生理特点。本病属本虚标实之病，故治疗时须时刻注重维护阴津阳气，即使有其他因素，仍当以此为原则。

（四）水痘（1例）

病案：风热夹湿。

李某，男，15岁，2001年4月17日初诊。

患者发热2天，全身水疱样皮损1天就诊。患者2天前无明显诱因下开始出现发热，间有轻咳，咯少量白痰，无鼻塞流涕，至外院诊治，拟诊上呼吸道感染，予对症治疗（具体用药不详），症状未有改善，于昨日出现头面及全身皮肤散在红斑丘疹、水疱，微痒，于4月17日来诊。症见：头面及全身皮肤散在红斑丘疹、水疱，基底潮红，部分水疱已破裂结痂，发热，间有轻咳，咯少量白痰，胃纳、睡眠尚可，二便调，体温38.2摄氏度，精神疲倦，舌红，苔薄黄，脉滑数。

辅助检查：血常规检查示WBC 4.4×10^9/升，L 0.750，W-SCC 4.1×10^9/升。

中医诊断：水痘（风热夹湿）。

西医诊断：水痘。

辨治：中医急则治其标，以疏风清热、解毒祛湿为法。方药拟普济消毒饮加减：

黄芩10克　　黄连6克　　牡丹皮15克　　甘草5克
玄参12克　　柴胡15克　　桔梗6克　　板蓝根15克
马勃15克　　牛蒡子15克　　蒲公英15克　　升麻9克
金银花15克　　青天葵15克　　菊花15克　　桑叶15克

4剂，水煎服，每日1剂。

4月21日二诊：药后全身皮肤散在红斑丘疹，水疱渐破裂结痂，已无发热，无咳嗽咯痰，精神可，睡眠、胃纳可，二便调，舌红，苔薄黄，脉滑数。效不更方，为加强疏风清热、解毒祛湿之力在内服上方基础上加用五味消毒饮加减外洗，方药如下：

金银花30克　　野菊花30克　　蒲公英30克　　荆芥30克
紫草30克　　大黄30克　　甘草30克　　黄柏30克
紫花地丁30克　　薄荷（后下）20克　　枯矾20克

10剂，外洗，每日1剂。7剂后全身水疱全部破裂结痂，痂皮脱落，病情痊愈。

按：本病病位在肺、脾，病性属实。因外感水痘时邪病毒，内蕴湿热所致。水痘时邪病毒从口鼻而入，邪犯肺卫，蕴于肺脾，风热时邪与湿热相搏于肌腠，外发肌表而致红斑丘疹、水疱，发热。咳嗽咯痰、精神疲倦、舌红、苔薄黄、脉滑数皆为风热夹湿之象。梁剑波教授认为治疗此类病证应以疏风清热、解毒祛湿为法，拟普济消毒饮加减内服、五味消毒饮加减外洗。本病病位在肺、脾，在上焦，恰与普济消毒饮之风热疫毒壅于上焦之病机相合，故投此方，收效甚捷，更配合五味消毒饮加减外洗以加快水疱破裂结痂，痂皮脱落，实为临床治疗之范例。

（五）恙虫病（1例）

病案：湿热内蕴。

林某，男，66岁，住院号：19267，住院日期：2004年6月23日。

患者1周前出现发热、微恶寒、头痛、疲乏，无鼻塞流涕，无咳嗽咯痰，至外院诊治，拟诊上呼吸道感染，予对症治疗（具体用药不详），热可退，但反复出现，最高体温为40摄氏度，并烦躁不安，于6月23日来诊。症见：神清，无发热恶寒，头微痛，疲乏，口干微苦，无咳嗽咯痰，小便黄，大便不爽，胃纳、睡眠差；左侧腋窝见1个0.2厘米×0.3厘米大小焦痂，舌暗红，苔厚微黄，脉滑。

辅助检查：血常规检查示WBC 9.6×10^9/升，L 0.834。

中医诊断：沙虱病（湿热内蕴）。

西医诊断：恙虫病。

辨治：中医急则治其标，以清热祛湿为法。方药拟三仁汤加减：

杏仁12克　薏苡仁20克　白蔻仁12克　厚朴12克
法半夏15克　竹叶12克　滑石30克　通草10克
车前子15克　水牛角15克　金银花15克　连翘15克
青蒿15克　地骨皮15克

5剂，水煎服，每日2剂，上下午各1剂。

6月28日二诊：药后患者连续3天无发热，胃纳、睡眠较前改善，二便调，舌红，苔微厚，脉滑。效不更方，药物随症加减，方药如下：

薏苡仁30克　厚朴12克　法半夏15克　竹叶12克

滑石30克　石膏30克　车前子15克　水牛角30克

金银花15克　连翘15克　粳米10克　青蒿15克

地骨皮15克　甘草6克

5剂，水煎服，每日2剂，上下午各1剂。症状消失，病情痊愈。

按：本病病位在肺、脾，病性属实。患者务农，常赤足步行湿秽之地，沙虱乘机入侵。沙虱为湿热之邪，侵入人体，则见左腋窝焦痂。困脾生湿化热，滞而难除，久而出现发热不止、恶寒、头痛、疲乏；湿邪中阻，影响脾胃运化之功，则见食欲不振、口干微苦、小便黄、大便不爽、舌暗红、苔厚微黄、脉滑之湿热内蕴之证。梁剑波教授经验认为治疗此类病证应以清热祛湿为法，先是湿热分离，然后分而治之，通阳利小便，使湿从下夺，湿去而热孤，微汗以表散之，发热自除。初以三仁汤化裁治之，湿邪已去大半，又针对其余湿邪、热邪加减用药，诸药合用，宣上畅中渗下，使湿热之邪从三焦分消，湿祛热清，则诸症自解。

（六）带状疱疹（1例）

病案：湿热内蕴。

苏某某，女，32岁，住院号：15794。

患者5天前进食辛辣之品后出现左胸部及左腋窝疱疹疼痛，手掌大范围成簇状、发亮、内有稍混浊液体，疱疹周围红晕，疼痛难忍。舌红，苔黄腻，脉弦数。

中医诊断：蛇串疮（湿热内蕴）。

西医诊断：带状疱疹。

辨治：以清热解毒、凉血为法。方药：

黄芩15克　川黄连12克　牛蒡子12克　玄参15克
桔梗12克　板蓝根15克　升麻10克　柴胡12克
马勃10克　连翘12克　陈皮5克　僵蚕12克
薄荷10克　金银花15克　蒲公英15克　紫花地丁15克
青天葵12克　甘草10克　生石膏30克　生地黄15克
寒水石20克　滑石30克

以清水800毫升煎至150毫升，温服，每日1剂。

连服5日复诊，见左胸部及左腋窝下皮肤疱疹已干，部分结痂，疼痛明显减轻，再予3剂巩固。

按：本例蛇串疮因由患者饮食不节，脾虚湿蕴，湿阻气机，加上情志内伤，肝郁气滞，久而化火，外溢肌肤而发，治宜清热解毒、理气疏肝为法。方用普济消毒饮加减，解毒散邪兼施而以清热解毒为主，加味寒水石、生石膏、滑石以助清热凉血之效，加味青天葵、蒲公英、紫花地丁以解毒散结。其中三石散乃梁剑波教授常用药对之一。

（七）化脓性扁桃体炎（3例）

案1：热毒蕴结。

程某，男，42岁，住院号：12629，入院时间：1998年11月6日。

患者进食燥热食物后出现咽痛、发热。在外院诊断为急性化脓性扁桃体炎，予众生丸等治疗后，症状未解。继而出现咳嗽，头痛，神昏。目前主要症状：发热，体温39摄氏度，咽痛不适，咽充血（+++），左侧扁桃体Ⅱ°肿大，表面见白色分泌物，可擦脱，胃纳差，睡眠欠佳。心、肺、腹无特殊，四肢肌力和肌张力正常。舌淡红，苔微黄腻，脉滑数。

辅助检查：血常规检查示WBC 36.8×10^9/升，N 0.88，L 0.12，ESR 165毫米/小时，抗“O” 500单位。

中医诊断：急乳蛾（热毒蕴结）。

西医诊断：急性化脓性扁桃体炎。

辨治：中药以清热解毒为法。方用：

羚羊骨 12克　金银花 15克　天麻 10克　连翘 10克
甘草 10克　桔梗 12克　薄荷 10克　淡豆豉 10克
黄芩 10克　菊花15克　牛蒡子 10克　天花粉 15克
地骨皮 10克　薏苡仁 15克　桑枝 15克　丝瓜络 15克

上方加水700毫升，煎煮至200毫升，饭后温服，每日1剂。

11月12日复诊：低热，体温37.8摄氏度，咽充血较前减轻，胃纳睡眠可，舌淡红，苔黄腻，脉滑。复查血常规示WBC 12.4×10^9/升，N 0.68，L 0.32，ESR 140毫米/小时。中药以清热解毒为法，方用：

金银花 15克　连翘 10克　薄荷 10克　丝瓜络 10克
天花粉 15克　桑枝 10克　薏苡仁 15克　桔梗 10克
川厚朴花 10克　佩兰 10克　滑石 15克　杏仁 10克
白蔻仁 5克　通草 10克

上方加水700毫升，煎煮至200毫升，饭后温服，每日1剂。

11月19日三诊：下午至晚上有发热，热前有寒战、发热，能自行消退。胃纳可，二便调。舌淡红，苔黄腻，脉滑。复查血常规示WBC 14.6×10^9/升，N 0.62，L 0.38，ESR 140毫米/小时。肥达氏试验：阴性。血中未找到疟原虫。继续以清热解毒为法，效不更方。

11月26日四诊：仍有发热，以下午为甚，能自行消退。胃纳可，二便调。舌淡红，苔微黄，脉滑。中药以养血和营、甘温除热为法，方用：

五味子 5克　当归 6克　熟地黄 15克　白芍 15克
党参 15克　白术 15克　茯苓 15克　炙甘草 10克
黄芪 30克　远志 5克　陈皮 5克　石斛 12克
炒谷芽 15克　山楂 15克　鸡内金 12克　生姜3片
大枣 15克

上方加水700毫升，煎煮至200毫升，饭后温服，每日1剂。

12月3日五诊：患者精神佳，发热渐降，胃纳可，二便调。舌淡红，苔微黄，脉滑。中药以养血和营、甘温除热为法，守上方，服3剂 。

12月7日六诊：患者精神佳，体温已降至正常，胃纳可，二便调。舌淡红，苔微黄，脉滑。

按：患者因饮食不节，喜食燥热之品，致热毒蕴结于咽喉而发为本病，故见发热、咽红、乳蛾肿大。中药以清热解毒为法，患者仍有低热不退，梁剑波教授再以养血和营、甘温除热为法。可见拟方用药随症活变的重要性。

案2：热毒内蕴。

陈某，男，29岁，住院号：21986，入院时间：2006年4月20日。

患者1周前出现咽痛不适，发热，无咳嗽、咯痰。门诊静滴头孢哌酮舒巴坦针后症状未见好转。目前主要症状：发热，体温39.3摄氏度，咽痛不适，胃纳差，睡眠欠佳，咽充血（+++），双侧扁桃体Ⅱ°肿大，表面见白色脓性分泌物，心肺腹无特殊，舌红，苔微黄，脉数。既往有扁桃腺炎病史数年。

辅助检查：血常规检查示WBC 9×10^{9}/升，N 0.91，L 0.8。

中医诊断：乳蛾（热毒内蕴）。

西医诊断：急性化脓性扁桃体炎。

辨治：中药以疏风清热为法，方用：

金银花 15克　连翘 15克　马勃 12克　板蓝根 15克
青天葵 12克　甘草 10克　桔梗 12克　玄参 15克
赤芍 15克　生地黄 15克　石膏 20克
薄荷（后下）10克

上方加水700毫升，煎煮至200毫升，饭后温服，每日1剂。

4月23日二诊：体温36.4摄氏度，咽充血较前减轻，胃纳睡眠可，舌红，苔微黄，脉数。复查血常规示WBC 8.5×10^{9}/升，N 0.72，L 0.38，中药以清热解毒为法，守上方。

4月27日三诊：患者精神佳，胃纳可，二便调，舌淡红，苔微黄，脉滑。

案3：外感风热。

林某，男，27岁，住院号：19566，入院时间：2004年9月19日。

患者5天前受凉后出现咽痛、发热、恶寒，体温高达40.0摄氏度，曾在外院门诊静滴青霉素针治疗，症状未见改善。来肇庆市中医院门诊就诊，予西力新、地塞米松、甲硝唑、清开灵等治疗，体温仍不退，并伴头晕，门诊以急性化脓性扁桃体炎收入院。目前主要症状：发热40.0摄氏度，头晕，咽痛不适，胃纳差，睡眠欠佳。左颌下淋巴结如黄豆大小，活动度可，咽充血（+++），双侧扁桃体Ⅱ°肿大，有脓点，心肺腹无特殊，四肢肌力和肌张力正常。舌红，苔白，脉浮数。

辅助检查：血常规检查示WBC 11.9×10^9/升，N 0.95，ESR 27毫米/小时，抗“O” 250单位。

中医诊断：急乳蛾（外感风热）。

西医诊断：急性化脓性扁桃体炎。

辨治：中药急则治其标，以清热解表为法，方用：

金银花 15克　连翘 10克　蒲公英 30克　桔梗 10克
甘草 6克　牛蒡子 10克　板蓝根 15克　黄芩 10克
薄荷（后下）10克　藿香 12克　荆芥 10克
玄参 12克

上方加水700毫升，煎煮至200毫升，饭后温服，每日1剂。

9月20日二诊：无发热，左颌下淋巴结如黄豆大小，活动度可，咽充血（++），双侧扁桃体Ⅱ度肿大，脓点较前减少，咽充血较前减轻，胃纳睡眠可，舌红，苔白，脉浮数。中药以清热解毒、芳香化湿为法，方用：

杏仁 10克	薏苡仁 20克	白蔻仁10克	淡竹叶12克
玄参12克	通草10克	滑石15克	甘草6克
法半夏12克	栀子10克	佩兰10克	苍术6克
牛蒡子 15克	桔梗 10克	马勃10克	

加水700毫升，煎煮至200毫升，饭后温服，每日1剂。

9月23日三诊：无发热，无头晕、头痛，稍有咽痛，无咳嗽、咳痰，胃纳可，二便调，舌红，苔白，脉浮数。浅表淋巴结未触及肿大，咽充血（+），双侧扁桃体Ⅰ度肿大，脓点消退，复查血常规示WBC 9.6×10^9/升，N 0.75，中药以清热解表为法，守上方去栀子、马勃，加泽泻15克、茯苓15克。

9月24日四诊：患者精神佳，无明显咽痛，胃纳可，二便调，舌淡红，苔白，脉数。

按：患者因起居不慎，外感风邪之热，塞于咽喉，发为本病，故见发热、咽红、乳蛾肿大。中药以清热解表为先，后视病情，投以三仁汤芳香化湿为法，使病情迅速好转。

九、妇科疾病

（一）功能失调性子宫出血（5例）

案1：阴虚血热。

黄某，35岁，1996年4月3日来诊。

患者既往月经规律，长达4个月余仍淋漓不净，时下时止，伴腰痛，曾到肇庆市某医院诊治（具体不详），阴道流血未减，并渐出现头晕，全身疲乏无力。于1996年开始出现月经周期长达2～3个月，有时1个月行经3次，量不多。遂于1996年4月3日找梁剑波教授求中医治疗。症见患者面色淡白，体倦乏力，头晕，下腹隐痛，阴道流血量中、色红、有少许血块，胃纳如常，眠一般，二便调，舌淡红，苔薄黄，脉沉细。证属虚热内扰，迫血妄行，治宜滋阴清热、凉血止血为法。方见：

川续断15克　益智仁15克　地骨皮15克　玄参15克
生地黄15克　白芍15克　小蓟15克　黄芩15克
女贞子12克　旱莲草12克　焦山栀12克　荆芥炭12克
地榆12克　茜根12克　牡蛎30克　炒龟板30克
龙骨30克　川贝母10克　菟丝子10克

5剂。

二诊：5天后患者阴道流血甚少，精神好转，守前方继服3剂后阴道流血止，精神好，神疲、头晕等症较前减轻，寐差。予以正心宁神汤加减。拟方：

玄参15克　丹参15克　党参15克　白芍15克
女贞子15克　浙贝母15克　旱莲草15克　生地黄15克
熟地黄15克　炙甘草15克　天冬10克　麦冬10克
五味子10克　桔梗10克　远志5克　牡蛎20克
龙骨20克　炒枣仁12克　柏子仁12克　延胡索12克

6剂而安。

按：中医古籍无功能失调性子宫出血病名，按本病的临床表现，如月经过多、不规则的阴道出血以及大出血等情况，分别散见于“崩漏”“月经过多”“月经先后无定期”等病证中。中医认为本病的病机主要责在肾经，《黄帝内经》有“经本于肾”“肾为生命之源”“肾为生殖之本”的论点。对于功能失调性子宫出血的患者，采用调补肾阴、肾阳的方法，有部分患者能使月经周期恢复正常，收到较为满意的效果。本例患者素体阴虚，加之多产劳损，伤肾亏阴，阴道流血淋漓不净长达3个月余，导致阴血大亏，肝木失养，心火失济，阴虚火旺。热扰冲任，血海不宁，经水妄行，故经血淋漓无期。病位在胞宫，属冲任失调，为本虚标实，治疗以补肾固冲、养阴凉血止血。血止后，梁剑波教授因患者崩漏日久，血虚，心血不足，心失所养，心神不安则寐差，故在后期每予自拟正心宁神汤滋养心肾，养血安神善后。

案2：心脾两虚。

谢某，女，43岁，1988年9月14日初诊。

患者自1988年6月中旬开始出现月经淋漓不断，血稍止后又复来，曾在某医院求治，体查未发现宫颈赘生物，遂施行刮宫术，术后血稍止，两天后再发大量出血，予以妇康片等激素以及止血药物治疗，未效。于9月14日求梁剑波教授诊治。症见患者面色㿠白，倦怠乏力，偶有头晕胸闷，心悸怔忡，胃呆欠佳，失眠，阴道流血量多、色淡、质稀，大便溏，小便调，舌淡，苔少，脉细弱。考虑患者崩漏所致，治以养心健脾、益气摄血之归脾汤化裁。方见：

白术10克　党参15克　黄芪15克　当归6克

茯苓12克　远志6克　炒枣仁12克　地榆炭15克

龙眼肉15克　益母草15克　甘草5克

服药3剂后血仍未止，精神好转，纳寐可，觉口干涩，舌脉如前。守原方加麦冬、五味子各10克，3日后血少，精神好转，食欲增进，仍有心悸，脉舌如前，予原方加龙齿24克、牡蛎30克，3日后血止。继用归脾汤加五味子10克、龙齿24克、牡蛎30克，6剂以巩固疗效。1个月后月经周期恢复正常，随访至今，月经周期正常。

按：妇女在非行经期阴道大量出血或持续淋漓不止的，称为崩漏证。《血证论》云："漏者，非经期而下血之谓也。"一般以来势急，出血量多者为"崩"；出血量少，淋漓不尽，病势缓慢者为"漏"。崩与漏虽然临床表现不同，但两者在演变过程中每可互相转化。如血崩日久气血大虚可变成漏；久漏不止，病势日进，可变成崩。所以在中医妇科学中，恒崩漏并称。本病患者大多素体脾虚，或劳倦思虑、饮食不节损伤脾气。脾虚血失统摄，甚则虚而下陷，冲任不固，不能制约经血，发为崩漏。如《妇科玉尺》云："思虑伤脾，不能摄血，致令妄行"，脾失统血，导致经血淋漓不净，又因反复失血过多，阴血不足，心脾失养，故而胸闷心悸。此案乃心脾两虚所致的崩漏。患者面色㿠白，神疲心悸，经血三月断续未止，为典型的脾虚不能统摄，血不能归经所致，故梁剑波教授抓住主要矛盾所在，以养心健脾、补气固摄之归脾汤化裁，加五味子、龙骨、牡蛎以佐收敛固涩之。四诊后，经血止而获显效。

案3：血热。

刘某，女，26岁，1989年5月18日初诊。

患者既往月经规律，15岁初潮，周期30～39天，4天净，量中，素有痛经。19岁曾出现月经量多，并间有经水趋前半月，经治疗后好转。24岁结婚，婚后生一男孩，体健，断乳后初次月经量多、色红，之后每月行经2次。1989年4月2日行经，量多色鲜红，伴血块，17天血止，曾到某医院治疗，诊为功能性子宫出血，予以维生素K_3、卡巴克洛、黄体酮、益母草糖浆等药物治疗，血未止，再服胶艾八珍之属，血量更多，5月17日突然血下如注，头晕昏眩，不省人事，送某医院急救后出血稍减。患者拒绝住院，于5月18日上午再发阴道流血，量多如崩，即前来梁剑波教授诊室求治。症见患者精神疲困，倦卧，面色萎黄，头晕目眩，小便赤，大便三日未解，时有腹痛，唇红，舌质红，苔黄腻，脉洪而数。病情颇急，急则治其标，遂投清热固经汤加味凉血固脱以塞其流。方见：

棕榈炭30克　牡蛎30克　藕节30克　地榆炭12克

炒栀子10克　黄芩10克　地骨皮10克　阿胶（烊）10克

大黄炭6克　生地黄15克　甘草3克

红参（先煎）10克

服药后当日下午血量即减，6小时后再服，至清晨血即渐减，脉转缓，舌质仍红，黄苔稍退。乃去红参，加生龟板30克，又3剂而血止，脉缓，舌红，苔薄。既已“塞流”，为求得“澄源”，拟方：

牡蛎30克　炒龟板30克　藕节30克　地榆10克

栀子10克　棕榈炭10克　青蒿10克

阿胶（烊化）10克　地骨皮10克

生地黄15克　黄芩5克　甘草3克

12剂后乃得痊愈，8个月后随访，月经周期正常。

按：《傅青主女科》云："冲脉太热而血即沸，血崩之为病，正冲脉之太热也。"患者因素体阳盛，肝火易动；或者素性抑郁，郁久化火；或者感受热邪，或过服辛辣助阳之品导致热扰冲任，迫血妄行，即发为崩漏。本案例即为血热内蕴的崩漏，梁剑波教授治疗此症分2步进行，第1步先采用清热凉血、止血固脱以塞其流，乃急则治标的方法，药以清热固经汤并重用炭类药以收涩止血。第2步血止后为求固本澄源，采用滋肾平肝、安冲止血之安冲汤加味治疗，使药到病安。体现治病标本缓急，步步是法的原则。

案4：肝肾亏虚。

叶某，女，29岁，1989年2月25日初诊。

患者17岁初潮，平素月经周期26天，经期稍长，于1989年初开始出现阴道流血，量中，色或褐或红，长达2个月仍淋漓未净，时觉眩晕泛恶，近日更有齿痛耳鸣，左侧偏头痛，心悸神烦，入睡困难。曾到某保健院诊治，诊为功能性子宫出血，行刮宫术后血仍未止，再用激素治疗未显效，进而又出现腰酸腿软、低热，故于1989年2月25日前来求治。来诊时见患者精神尚好，脉弦数，舌红津少，苔光剥。此乃肝肾亏虚所致，拟加味安冲汤煎服。方见：

女贞子12克　川续断12克　杜仲12克　旱莲草30克
生地黄15克　茜草根15克　玄参15克　贯众炭15克
麦冬10克　鹿角霜10克　牡丹皮10克　石斛10克
3剂。

二诊：3日后患者精神好转，阴道流血量少色淡，齿痛、头痛、耳鸣均减，脉弦，舌红转润，苔光剥之象稍退，守方再进3剂，血止，头痛、眩晕、心悸诸症皆除，无不适，如上法再服3剂。

三诊：3月26日月经来潮，量中，求诊，治以“固本”。拟方：

鹿角霜10克　补骨脂10克　五味子10克　牡丹皮10克
炒牛膝10克　菟丝子10克　杜仲12克　益母草各12克
旱莲草15克　生地黄15克　熟地黄15克。

得愈。

按：此病例乃肝肾亏损阴伤引起的崩漏症，辨证的关键是抓住月经淋漓不止、血色褐红、腰酸腿软、低热、舌红津少、苔光剥、脉弦数等主要症状，以滋肾平肝、安冲止血为法则，经三诊而治愈。可见梁剑波教授辨证善抓关键症状分析，才能准确无误，遣药中的，效果立现。

案5：肾虚血瘀。

李某，30岁，1990年7月11日初诊。

患者已婚已育，14岁初潮，周期28天。自1985年开始出现月经不调，周期15～70天，经行9～12天净。于1988年6月因功能失调性子宫出血量多如崩曾于外院施行诊刮术，并口服中药后血止，诊刮后病理报告提示子宫内膜增殖症。因“经量过多7个月余”于1990年7月11日找梁剑波教授求治。来诊时正值经期，血量多且有瘀块，下腹胀坠，疼痛拒按，口干，头痛，眩晕。面色淡白，眼眶黯黑，唇色紫黑，舌质紫黯，舌边有瘀斑瘀点，苔少，脉沉涩。诊为崩漏，证属肾虚血瘀，病势急，以化瘀止血为法，投以逐瘀止崩汤加减方，方见：

艾叶10克　阿胶（烊）12克　茜草根炭15克
牡丹皮10克　乌贼骨30克　五灵脂12克
蒲黄炭10克　白芍12克　生地黄30克
三七末（冲）6克　甘草6克

3剂。

1剂后经血鲜红量多，2剂后血量渐减，3剂血止，遂予守方继进3剂。服第4剂药后出现淋漓出血，但血色转淡，继服第5剂，血又渐止，服完6剂，诸症得愈。效不更方，予原方再服3剂。治病求本，经血得止，当澄源复旧，遂予六味地黄汤加二至丸以调经复旧。方见：

山萸肉12克　生地黄15克　熟地黄15克　泽泻10克
牡丹皮10克　山药15克　茯苓12克　女贞子10克
旱莲草30克

12剂。停药26天后，月经来潮，色、量、质正常，随访1年，未再发病。

按：本病例先有月经不调5年，继又经量多7个月，西医诊断考虑功能失调性子宫出血，中医诊断属崩漏病，证属肾虚血瘀。治疗关键在于把住“急则治标以止血，缓则治本以调经”的原则。结合患者经血有瘀块、少腹痛坠以及舌脉不难鉴别。急时取用活血化瘀的逐瘀止崩汤止血，继则滋阴补肾法以巩固疗效。

（二）妊娠呕吐（1例）

病案：脾胃虚弱。

陈某，女，29岁，1998年4月14日来诊。

1998年2月13日，患者曾自查尿妊娠试验阳性，1个月前开始出现恶心呕吐，不思饮食，或食入即吐，口淡乏味，吐清涎，神疲思睡，曾于外院住院治疗，未见明显缓解而出院。4月13日晚又出现频繁呕吐，遂于4月14日前来求治。予以查妇科B超提示早孕活胎（约10孕周）。症见患者神疲思睡，面色㿠白，恶心欲吐，不思饮食，或食入即吐，呕吐清涎，小便短黄，舌淡红，苔白腻，脉细滑。考虑患者妊娠恶阻，证属脾胃虚弱，治以健脾和胃、降逆止呕为法，香砂六君子汤加减，方见：

党参20克　白术15克　茯苓15克　大枣15克
甘草5克　法半夏6克　陈皮6克
木香（后下）6克　生姜3片　菟丝子10克
川续断各10克　砂仁（后下）6克

2剂。

2天后患者诉恶心呕吐症状减轻，面色红润，寐安，但仍有呕吐清涎，胃纳一般，舌淡红，苔白腻，脉细滑。治疗有效，原方基础上加白蔻仁6克，连用4剂后病情得愈。

按：妊娠早期，出现恶心呕吐，头晕倦卧，甚至怕闻食气，食入即吐，称为早孕反应，又称恶阻。《广嗣纪要》认为："阻者，谓有娠而阻其饮食也。"这种早孕反应是多种多样的，有喜欢吃酸，有喜欢吃辣，有喜欢吃特别稀罕的东西，前人有词曰："含笔问檀郎，梅子枝头黄否？"是最恰当的形容"恶阻"时要买酸梅子的写照。脾虚胃弱是恶阻发生的根本，主要病机是冲脉之气上逆犯胃，胃失和降。脾胃素虚，孕后经血不泻，冲脉之气较盛。冲脉为阳明之脉，其气上逆犯胃，胃失和降，反随冲气上逆，同时因脾虚不运，停痰积饮，冲气挟痰湿上逆而致呕恶，故泛吐清涎。呕吐频发可致胎动不安，对本病的治疗当治病与安胎并举，凡峻下、滑剂、祛瘀、破血、耗气散气及一切有毒药品均慎用或禁用，故梁剑波教授在健脾和胃的基础上加用补肾安胎的药物，方以香砂六君子汤为基础方，加菟丝子、川续断以补肾安胎，标本兼治，加生姜以温胃止呕，复诊后加白蔻仁既可化湿行气，又能温中止呕，正谓“中宫气健，胃中宿无痰饮，清浊能升降，不会秽气上壅，自无恶阻得证”。

（三）盆腔炎（2例）

案1：脾虚湿盛，热邪入侵。

何某，女，29岁，1996年8月24日来诊。

患者平素月经量少，色淡，半月前游泳后出现腰痛、小腹坠胀，当时无发热恶寒等不适，未予重视，后病情逐渐加重，遂于8月24日前来求诊。症见患者腰痛拒按，小腹坠胀不适，无发热，无尿频、尿急、尿痛，胃纳差，眠一般，白带量正常，色偏黄，无异味，舌淡，苔白，脉涩。予查妇科彩超示子宫附件未见异常，盆腔少量积液。考虑患者摄生不慎，体虚邪侵，病情迁延失治所致，治当内外兼顾，扶正祛邪，予以健脾祛湿的基础上加用辛凉解表药物，上午服完带汤加减方，下午服银翘散合桑菊饮加减。方见：

党参15克　山药15克　柴胡15克　白术15克

苍术15克　黑芥穗15克　白芍15克　车前子15克

陈皮5克　甘草5克　当归10克　黄芪20克

上午分次温服，6剂。

金银花15克　生石膏15克　桔梗15克　杏仁15克

牛蒡子15克　菊花15克　竹叶10克　黄芩10克

连翘10克　桑叶10克　荆芥10克　薄荷（后下）10克

甘草5克

下午分次温服，6剂。

二诊：服药第6天时出现微恶风寒，咽痛，胃纳睡眠欠佳，腹泻每日3～4次，质烂，量适中，小便调，6天后复诊诉腰痛及小腹坠胀感减轻，予以天王补心丹加减。方见：

玄参12克　远志6克　柏子仁10克　桔梗15克

生地黄15克　熟地黄15克　丹参15克　天冬15克

麦冬15克　党参15克　白芍15克　茯苓15克

酸枣仁15克　延胡索15克　牛膝15克　狗脊15克

川续断15克

每日1剂，连服5天。

三诊：5天后腹痛明显缓解，但见少许阴道流血，舌红，苔白，脉细。遂拟六味地黄丸合二至丸以滋阴止血。方见：

炒龟板30克　益母草30克　牡丹皮12克　柴胡12克

女贞子10克　旱莲草10克　荆芥10克　五味子10克

升麻10克　茯苓15克　泽泻15克　山萸肉15克

生地黄15克　党参15克　地榆炭15克　菟丝子15克

每日2剂，早晚各1剂，连服3天。

四诊：3天后患者腰痛缓解，小腹坠胀减轻，无恶风寒，咽痛消失，纳眠可。复查妇科彩超示原盆腔积液已全部吸收。予以口服参苓白术散加减方健脾化湿，巩固疗效，3剂得愈。

按：在中医妇科学典籍中，无盆腔炎的专论。而其主要症状，如发热、小腹疼痛、腰疼腹坠、白带增多、下腹有肿块、不孕等，则散见于痛经、癥瘕、带下、热入血室等证候群中。《医宗金鉴》谓："妇人产后，经行之时，脏气虚，或被风冷相干，则血室之内必有瘀血停留，其人必面色萎黄，脐腹胀痛，内热晡热。"综合各家学说，认为本病之急性盆腔炎，多为湿热病毒侵入胞宫，扩散于盆腔，使气血瘀阻，影响冲任、气血。它的临床表现为：发热恶寒，下腹胀痛，腰酸重坠，白带增多，质稠而黄，且有臭味。本例患者素有脾虚，不慎感受外界湿热邪，迁延失治，湿浊交阻于胞宫，蕴结不通，不通则痛。本病属于本虚标实之证，治疗以固本与驱邪并施，正如《傅青主女科·带下》中所述"妇人有带下而色黑者……其症必腹中疼痛……治法惟以泄火为主，火热去而湿自除矣"。

案2：湿热蕴结。

彭某，女，37岁，1995年10月28日来诊。

患者自1991年开始出现崩漏，长达4年未愈。自1995年10月下旬开始出现少腹疼痛，伴带下量多、色黄、无异味，月经来潮后腹痛未缓解，经血量多、色鲜红、夹血块，伴头晕、心悸，纳差等不适，遂于10月28日前来就诊。来诊时见患者面色少华，舌质红，苔黄腻，脉弦滑。考虑本病邪热侵犯冲任胞宫，与气血相搏所致，遂拟清热利湿、化瘀止痛为法。方见：

地骨皮12克　地榆12克　女贞子12克　旱莲草12克

茜根12克　焦山栀12克　荆芥炭12克　玄参30克

生地黄30克　白芍30克　黄芩30克　大蓟15克

小蓟15克　牡蛎30克　炒龟板 30克　龙骨30克

2剂。

二诊：2剂后患者腹痛稍减轻，但阴道出血未止，夜寐差，精神焦虑，舌淡红，苔白，脉缓，拟止血、安神固涩之剂，拟方如下：

柴胡12克　荆芥炭10克　蕲艾10克　炙甘草10克

棕榈炭10克　升麻10克　白术15克　地榆炭15克

侧柏叶15克　党参15克　牡蛎15克　大蓟15克

小蓟15克　赤石脂30克　炒龟板30克　益母草30克

黄芪30克　陈皮5克

5剂

三诊：5天后患者腹痛明显缓解，但阴道流血仍未止，舌红，苔白，脉细。再拟举元止血固涩之剂，方见：

炒龟板30克　益母草30克　牡丹皮12克　柴胡12克

女贞子10克　升麻10克　旱莲草10克　荆芥10克

五味子10克　泽泻15克　茯苓15克　山萸肉15克

生地黄15克　党参15克　地榆炭15克　菟丝子15克

5剂。

四诊：5天后患者无腹痛，无阴道流血，胃纳正常，夜寐可，舌质淡红，苔薄白，脉细。

按：本病为湿热交阻于胞宫，蕴结不通，不通则痛，冲任气血失调，功能失常，热入血室则迫血妄行，血下则胞宫空虚，不荣则痛，虚实夹杂，治疗上“急则治其标”，以清热凉血止血为主，血海充盈则冲任气血调和，通则不痛。

（四）子宫颈炎（2例）

案1：阴虚血热。

袁某，女，36岁，1997年6月11日来诊。

患者带下赤白3年，量时多时少，质稠黏，味微腥臭。近9个月来症状加重，常带下数月不止，绵绵不断伴小腹隐痛，月经先后无定期，量少挟血块。虽经中西医治疗，但效果欠佳。遂于1997年6月11日前来找梁剑波教授求治，来诊时正值经净后1周，白带量多，红白相杂，状若桃红，质稠黏味腥臭，小腹绵绵作痛，腰骶酸痛，阴痒，头晕倦怠，手足心灼热，梦多烦躁，舌质红苔薄白，脉沉细。梁剑波教授认为，此乃患者长期带下耗损，气阴亏虚，任带不固，胞络失约，加以虚火妄动、灼伤血络，故成带下赤白绵绵之候。诚如《医学启源》谓：“缘任经脉虚，结热滞于带脉，故脐下痛，阴中绵绵而下。”治疗宜益气滋阴、清热止带为法。处方：

太子参15克　山萸肉12克　女贞子15克　旱莲草15克
牡丹皮10克　山药15克　黄柏10克　椿根白皮10克
海螵蛸15克　茜草根15克　白石脂20克（先煎）

6剂。

二诊：6月17日患者诉带下量明显减少，带中仍间夹少量血丝，颜色淡红，腰骶酸痛减轻，舌尖红，苔薄白，脉细。原方加鹿角霜12克、黄芪20克，以益气固摄冲任。

三诊：9剂后血带止。守方继进，调治2月后，带下诸症悉除，至今未再发。

按：梁剑波教授认为，带下等妇科病与肾主封藏、脾主运化、肝主疏泄密切相关，与现代医学之慢性宫颈炎所致带下量多相符合。子宫颈炎是指子宫颈的急、慢性炎症病变，是妇科常见的疾病。一般以经产妇为多。现代妇产科学认为子宫颈是抵御阴道内病原体侵入子宫腔的重要屏障，但其本身却经常受到物理、化学、生物等因素的影响和侵袭，容易引起感染。例如分娩时子宫颈发生创伤，受细菌感染而发生产褥期子宫颈炎，如未治愈，以后则发展为慢性宫颈炎；又如局部的长期的刺激或损伤，使分泌物的量增加或性质改变，可使子宫颈上皮发生脱落改变而易受感染；或因手术创伤，使局部抵抗力下降而受感染。由于慢性炎症的长期刺激，是诱发子宫颈癌的重要原因之一，故须积极治疗。子宫颈炎的临床表现有急、慢两种：急性子宫颈炎，在临床上比较少见，其症状为白带增多，黏稠，有时为脓臭味，小腹坠胀，腰背酸痛，时伴低热。慢性子宫颈炎，往往为急性感染后的继续，亦可能无急性阶段，一发现即为慢性。它的主要症状为带下增多，呈黄色或赤白相兼，偶有腰酸背痛。一般患者无自觉症状，亦不影响生育劳动。本例患者因久病耗损，损肾及脾，任带不固，胞络失约，复又阴虚肝火妄动，灼伤血络，形成虚实夹杂之顽疾，故治疗时宜标本兼顾，先予益气滋阴、清热止带以扶正祛邪，再用固摄冲任以培本善后。如是调治2月，方可使3年带下顽疾者脱离苦海。

案2：脾肾亏虚。

张某，女，38岁，1993年3月29日来诊。

患者自1992年5月体检发现子宫肌瘤，经中西药治疗半年后肌瘤消失。但自1993年1月月经来潮后，出现白带量多，持续3个月不净，色淡质稀，同时伴腰酸、下腹坠胀不适。曾服中西药，疗效不佳，遂于1993年3月29日来梁剑波教授门诊求治。就诊时症见患者形体消瘦、面色㿠白、气短心悸，舌质淡红，苔白，六脉细弱。妇科检查示子宫大小正常，活动良好，附件未扪及肿物及包块，子宫颈中度糜烂。B超示检查示子宫及双侧附件未见异常。诊为带下病，证属脾肾亏虚，治以益气升陷、固冲止带为法。梁剑波教授用举元汤加味，方见：

黄芪30克　白术15克　升麻10克　党参15克
柴胡12克　甘草5克　荆芥10克　菟丝子12克
芡实15克　金樱子15克　鹿角霜15克

12剂。4月11日患者精神好转，白带量减少。舌淡红，苔薄白，脉弦细。药已见效，再用举元汤加龙骨、牡蛎固涩止带，以巩固疗效。

按：患者素体脾虚，脾虚气陷，统摄无权，致冲任不固，带下量多清稀，淋漓不净；气虚火不足，故带下色淡而质薄；阳气不布，故面色㿠白；舌淡苔白，脉细弱为气虚之象。综合脉症，病位在脾，证属脾虚气陷。用固冲止带、益气升陷之剂而愈。

（五）子宫肌瘤（2例）

案1：寒凝血瘀。

杨某，女，37岁，干部，已婚已育，1992年7月21日来诊。

患者自诉近2年来出现痛经，且逐月加剧，伴月经周期延长，经血淋漓，色淡红。患者于1992年7月18日查核磁共振（MRI）提示：①子宫肌内异常信号，考虑为多发性子宫腺肌瘤（子宫体明显增大，其前上后侧壁有数个大小不等、边界部分清楚病变信号）；②右侧附件囊肿（约4.8厘米×5.0厘米×7.0厘米椭圆形囊性肿块）；③盆腔炎。因月经来潮时腹部剧痛于1992年7月21日前来就诊。来诊时见患者头晕，面色青白，四肢不温，腹喜温敷，白带清稀量多，舌淡边有齿印，脉沉细涩。证属阳虚内寒，冲任胞宫失煦，寒凝血滞而成癥。治宜温经暖宫、养血消结。遂用温经散寒消结法治疗，处方：

吴茱萸10克　桂枝10克　香附10克　牡丹皮10克
艾叶10克　川芎5克　当归12克　白芍12克
乌药12克　延胡索12克　党参20克　生姜5片

7剂。

二诊：1周后月经干净，腹痛大减。仍守上方加莪术10克、炒鳖甲15克以消癥散结。

三诊：连服4周，精神日渐转佳，面色红润，经来腹痛大减，周期正常。守此方选加牡蛎、益母草、炒穿山甲、三棱等药，连服3个月后，诸症悉除。复查MRI，与1992年7月18日比较，右侧卵巢异常信号灶消失，子宫体积缩小、无明显异常信号。诊断：盆腔、子宫及附件形态及信号大致正常。随访至今，未见复发。

按：子宫肌瘤为妇科较常见的良性肿瘤，现代医学认为本病的发生，可能与卵巢激素有关，因为多发生于妇女卵巢功能旺盛年龄。绝经期雌激素水平下降后，肌瘤一般停止继续生长，递渐萎缩。根据肌瘤生长部位不同，临床上可分为子宫体肌瘤、子宫颈肌瘤。依其发展方向不同，可分为黏膜下、间质性、浆膜下肌瘤，以间质性肌瘤为多见。多数子宫肌瘤无症状，一般在盆腔检查时才发现。肌瘤大的患者，症状与体征较明显，故诊断并不困难。在中医妇科学中本病属于“癥瘕”“石瘕”范畴，其主要原因为气血凝聚，或痰郁血瘀而成。其临床表现多为月经变化，主要为月经量增多，亦有经期延长，或阴道不规则出血。较大的子宫肌瘤可在腹部摸到。大型子宫肌瘤可引起某些压迫症状，如压迫膀胱可引起尿频、尿急或尿潴留，压迫直肠时引起便秘腹胀，压迫盆腔组织可引起下腹部疼痛、腰部酸痛等症状。此外可伴贫血、白带增多、不孕，亦可有头晕、心悸、乏力、面色萎黄、舌质淡等气血两虚的症状。在《灵枢·水胀篇》有与子宫肌瘤临床症候相符的记述，并提到本病的病因病理。如“石瘕何如？石瘕生于胞中，寒气客于子门，子门闭塞，气不得通，恶血当泻不得泻，血不以留止，日以益大，状如怀孕，月事以时下。”指出胞宫为寒邪所侵，子门闭塞，气血受寒而凝结，运行不畅，瘀结而发生本病；又因胞宫为寒邪入侵之后，冲任二脉亦受累引起月经失调、痛经。本病例症起阳虚内寒，胞宫失煦，寒凝血滞而成肌瘤。治以温经暖宫、养血消结法而痊愈。可见梁剑波教授审因治法，独具经验。

案2：瘀血阻滞。

罗某，女，42岁，职员，1991年3月22日来诊。

患者自诉少女时即有痛经史，每值行经，少腹剧痛，有时需注射止痛针方解。婚后已产男女各1胎。近2年来月经失调，屡用甲羟孕酮等方能行经。半年来经量渐少，有时仅来1～2天，甚至半天。曾经B超检查提示为子宫肌瘤（宫后壁偏右可见1个实质性肿物4.3厘米×5.1厘米×4.0厘米，被膜清，内光点分布均匀，无液性暗区）。因闭经4个月于1991年3月22日前来就诊。来诊时症见患者面色黯晦，形体瘦削，神疲腰酸，少腹疼痛拒按，以右侧尤甚，每至半夜低热阵发。舌黯红、舌面右侧有明显暗瘀区约2厘米长，脉沉细涩。证属癥瘕，缘由气滞肝郁所致，冲任受损，瘀血凝蓄，肌瘤坚实，瘀阻经闭而兼蓄血发热。《女科经纶》云："善治癥瘕者，调其气而破其血，消其食而豁其痰，衰其大半而止。"治宜破血消癥、逐癥软坚。方见：

莪术15克　炒穿山甲15克　怀牛膝15克　炒鳖甲20克
当归10克　桃仁10克　桂枝10克　蒲黄10克
五灵脂10克　茺蔚子12克　赤芍12克

每日1剂，连服4周后再诊。

服药2周后夜热已除，3周后月经来潮，仍色紫暗量少，经来少腹疼痛难忍。投药后初见成效，再拟上方加丹参、延胡索、三棱、三七等药以加强散结止痛之力，再服4周，诸症渐除，精神转旺，舌红，苔白，脉细弦。

1991年5月21日复查B超示子宫肌瘤较前明显缩小（2.4厘米×3厘米×2厘米）。欣喜于肌瘤渐化，患者信心倍增，但虑其久病正虚邪恋，遂改投攻补兼施之剂。守原方进退，并加服人参养荣丸。

如是调治至4个月后，于1991年8月27日再经B超复查。子宫肌瘤已全消散。月事正常，身健如初，年半后随访，未见异常。

（六）乳腺增生（1例）

病案：肝气郁结，痰凝乳络。

翁某，女，41岁，职员，1991年3月14日来诊。

患者平素性格内向，自述发现双侧乳房有多个肿块已5年，呈周期性疼痛，月经前期尤甚，经多方治疗未愈。曾作增生物活组织切片检查，鉴定为乳腺增生及囊性扩大纤维组织增生。为求中医调治于1991年3月14日求诊。诊见患者双侧乳房皮色不变，各以上象限为主，可扪及2～3个大小不等、形如雀卵或核桃状肿块，触之不甚痛，推之可移，韧而不坚硬，腋窝淋巴结无肿大，心肺脾肝未见异常。观其舌瘦偏红，苔薄白，脉弦细稍滑。辨证属肝气郁结，痰凝乳络，治宜解郁散结、祛痰软坚，方拟复元通气饮加减。方见：

青皮10克　陈皮10克　漏芦10克　炒穿山甲15克
浙贝母5克　全瓜蒌20克　柴胡12克　天花粉12克
防风12克　广木香6克　生甘草6克　大枣4枚
生姜3片

7剂。

7日后患者乳房胀痛大减，肿块变软，时有乳房发痒感觉。药已生效，拟上方加莪术10克、牡蛎30克，再服2周。

2周后患者双乳房肿块完全消失，亦无压痛。虽时值月经前期，亦无甚痛楚。乃嘱每月经前再服此方3剂以资巩固，随访至今，未见复发。

按：乳腺增生症又称乳腺结构不良症，是一种非炎性亦非肿瘤性的乳腺病变，是妇科的常见病，属中医“乳癖”范畴。临床上以乳房肿块，经前肿痛加重，经后减轻为特点。其发病与七情有关，患者多素有肝脾不和，情怀不畅，致气滞痰凝，郁结于乳络而成肿块结核。治疗大法，当遵照古人“坚者削之”“结者散之”的治疗原则，梁剑波教授采用复元通气饮加减治之，颇有成效。本方出自《医宗金鉴》，功能疏肝通络，顺气祛瘀。可治诸气涩闭、疝气作痛、妇人乳吹等症。本方经化裁后，柴胡、青皮疏肝解郁；广木香、防风顺气行滞，使风可胜湿，杜绝湿痰形成之源；浙贝母、全瓜蒌消痰通乳开胸；炒穿山甲善通乳络；更以生甘草为使，姜枣为引。诸药配伍，药虽貌似平淡，而功专力宏，故而只十余天用药，使五年痼疾，迎刃而解。

（七）不孕症（2例）

案1：肝肾亏虚。

李某，女，35岁，1991年6月20日初诊。

患者婚后8年未避孕未孕，平素月经先后不定期，来潮2天即止，量甚少，色暗淡，平日有头晕腰酸不适。曾于各大小医院求治，服中西药不少，均不见效，遂于1991年6月20日来诊。视其人身体瘦长，面色萎黄，舌淡红，苔薄白，脉弦。外院检查提示子宫较小，略后倾，双侧附件轻度炎症。梁剑波教授乃告之此病可治，需耐心服药，治宜滋养肝肾、和调气血，予以毓麟珠加减。处方：

熟地黄15克　当归10克　丹参15克　党参15克
白术10克　菟丝子12克　枸杞子12克　杜仲15克
香附子10克　白芍15克　龟板胶12克　鹿角胶12克
山萸肉15克　紫河车10克　炙甘草5克

服药28剂后患者月经来潮，量较前期增多一半，色鲜红，头晕、腰酸减轻，余症同前。原方继服1个多月，患者精神好转，面色红润，头晕、腰酸继续减轻。嘱守方再服。服药6个月后随访患者已怀孕，并于1992年8月19日顺产一男孩。

按：在中医妇科学中，提到不孕症，《山海经》《神农本草经》《脉经》称之为“无子”。《备急千金要方》称为“全不产”，继发性不孕则称为“继绪”。结合历代名医的治疗经验及临床实践，对于本病的常见症候分析，就有肾虚、肝郁、痰湿等病因。《黄帝内经》谓：“女子二七肾气盛，天癸至，月事以时下，故能有子。”肾气乃先天之真阳，天癸乃先天之真阴。肾阳盛，肾阴足，于是月事按时而潮，乃能有子。此例患者月经量少，头晕，腰酸，并非贫血之象，乃是肝肾虚损，故以滋养肝肾、和调气血，方能获效。

案2：肾虚血瘀。

陈某，女，26岁，工人，1992年7月12日初诊。

患者已婚3年，同居未避孕而不孕。自14岁月经初潮，每35～40天一行，量中等，色黯黑，有瘀块，持续4～5天。经行下腹冷痛，得温则减。平日白带量多，常全身乏力，精神疲倦，头晕眼花，恶寒畏风，每至经期前后即感冒。曾在某医院作妇科检查，除宫颈轻度糜烂外，余未发现异常。经服中药未效而请梁剑波教授诊治。症见患者形体一般，面色㿠白，精神萎靡，气短懒言，四肢欠温。舌淡，苔白，脉细弱沉迟，辨为肾气虚衰、冲任失调之不孕症，治宜补肾调经、摄精助孕。处方：

熟地黄15克　当归10克　丹参12克　鹿角胶12克

山萸肉15克　紫河车15克　香附12克　炙甘草5克

五味子10克　覆盆子12克

服药21剂后月经按期而至，继以上方加川续断15克、山药15克，每日1剂，调治4个月后即孕，顺产一男婴。

按：《圣济总录》说：“妇人所以无子，由于冲任不足，肾气虚寒故也。”肾为先天之本，主藏真阴真阳，肾虚真阳不足，命门火衰，不能温煦胞络冲任，胞宫因之不能摄精成孕。故患者往往婚后多年不孕，月经初期推迟，经行后，又常周期延长，经来量少，色淡，面色灰暗，形体消瘦，腰膝酸软，带下绵绵如水。梁剑波教授擅用加味毓麟珠合五子衍宗汤补肾调经治不孕症，常收到满意的疗效。

（八）先兆流产（6例）

案1：肾虚血热。

刁某，女，25岁，2003年7月21日初诊。

患者末次月经为2003年6月6号，量色质如常，至2003年7月16日患者月经仍未来潮，拖地后出现少量暗红色阴道流血，无腹痛，曾前往高要市人民医院求诊，查尿妊娠试验（+），诊为先兆流产，予黄体酮、酚磺乙胺、孕康等治疗后症状无明显好转，遂于2003年7月21日来求梁剑波教授诊治。来诊时见患者有少量暗褐色阴道流血，无腹痛，间有腰酸，纳可，二便调，舌红，苔微黄，脉滑。予以查妇科B超提示宫内妊娠约7周，胚胎发育未见异常。考虑肾虚血热导致胎漏，予以补肾凉血固胎为法，以寿胎丸加减。方见：

菟丝子15克　桑寄生15克　川续断15克　白术15克
杜仲15克　生地黄20克　黄芩12克　白芍20克
甘草6克

第二天复诊时见患者神疲，腰酸，阴道无流血，舌暗红，苔微黄，脉弦滑。予以前方基础上加用蕲艾12克，侧柏叶、地榆、阿胶（烊化）、大枣各15克，砂仁10克，山药30克。3剂。3天后患者精神可，无阴道流血，无腹痛、腰酸，得以痊愈。

按：先兆流产的临床表现为妊娠早期有阴道少量流血，或伴有轻度下腹痛。妇科检查时子宫口未开，子宫增大与妊娠月相符；尿妊娠试验阳性的，称为先兆流产。中医妇科学中的“胎漏”“胎动不安”，常包括本症在内。受孕的前提为肾气充盛，天癸成熟。冲任不固则不能摄血养胎而至胎漏。正如《灵犀集》云：“先兆流产，古称‘胎漏’‘胎动不安’，纯由冲任不固，不能摄血养胎而致者。”因为冲为血海，任为胞胎；血有所养，则胎有所栽。反之则血失所养，而出现胎漏下血。本症应慎于辨治。本病为肾虚血热之征，治疗以固肾清热为主，治病与安胎并举，冲任二脉功能协调则胎有所得。正如《医宗金鉴·妇科心法要诀·胎前诸证门》所述“孕妇气血充足，形体壮实，则胎气安固”。

案2：冲任不固。

罗某，女，33岁，1999年3月29日来诊。

患者1999年3月初曾于外院行B超检查确诊为早孕，3月15日开始出现少量暗黑色阴道分泌物，伴头晕、恶心欲吐，胃纳差，曾于外院住院治疗，症状稍好转出院，出院后上述症状反复出现，遂于3月29日找梁剑波教授求治。予以行B超检查提示宫内早孕，胎儿未见异常。症见：患者神清，面色少华，自觉眩晕感，恶心欲吐，胃纳一般，阴道少许暗红色分泌物，腰膝酸软，无腹痛，夜寐一般，二便调，舌质淡红，苔薄白，脉细滑。考虑患者冲任亏虚，发为胎漏，治以补肾固冲安胎，以经验方保产无忧方加减治之。方见：

牡蛎30克　杜仲15克　川续断15克　蕲艾15克

棕榈炭15克　桑寄生15克　地榆炭15克　阿胶（烊）15克

白芍15克　大蓟15克　小蓟15克　白术12克

黄芩10克　菟丝子10克　荆芥炭10克　川贝母10克

甘草10克　五味子6克

每日2剂，早晚分服。辅以中成药滋肾育胎丸口服。

服药3天后患者阴道流血止，无腰膝酸软，无腹痛，纳眠可，舌淡红，苔薄白，脉滑。前方继续服用3天，患者无阴道流血，无腰膝酸软，无腹痛，病情痊愈。

按：受孕的前提为肾气充盛，天癸成熟，冲任二脉功能协调，子宫藏泄有期，男女生殖之精适时相合。冲任不固，不能摄血养胎而致胎漏，其治法为补肾培脾、清热养血，补肾为固胎之本，培脾为益血之源，本固血充则胎自安。杜仲、菟丝子、桑寄生为补肾之品，白术、白芍、甘草为培脾之物，阿胶、蕲艾、荆芥炭、地榆炭、大小蓟、棕榈炭养血止血，五味子、牡蛎固涩，黄芩、川贝母清热止血，体现了妊娠病治病与安胎并举的治疗原则，正如《校注妇人良方》所述："冲任荣和，则胎得所，如鱼处渊"。

案3：热壅脉中，迫血妄行。

刘某，女，24岁，1989年5月3日初诊。

患者因怀孕3月余，阴道流血3天，曾于外院治疗，诊为先兆流产，应用中西药治疗效果不显，遂于1989年5月3日找梁剑波教授求治。来诊症见患者面色潮红，内热心烦，舌质红，苔薄黄，脉滑数有力。患者平素嗜食辛辣，考虑过食辛辣，热壅血中，迫血妄行。治以清热益阴安胎。方见：

生地黄30克　　苎麻根30克　　龟板30克

牡蛎（先煎）30克　　大蓟15克　　小蓟15克

地榆炭15克　　女贞子15克　　旱莲草15克

黄芩10克　　甘草10克　　阿胶（烊）15克

3剂后患者阴道流血量减少，仍有心烦口渴，热尚未清，守前方加生龙骨（先煎）20克、茜草根炭10克以清热固摄，3剂后患者阴道流血止，诸症消失，改服知柏地黄汤以善后，年底足月产下一男孩，母子健康。

按：此案乃过食辛辣所致妊娠胎漏症。傅青主云：“泄其火之有余，则血不必止而自止矣。”梁剑波教授诊断为热壅脉中，迫血妄行之先兆流产实热证。予清热益阴、安胎固摄之法，泄其有余之火邪，病因一除，用药6剂后即见显效。

案4：中气不足，冲任不固。

范某，女，28岁，1990年8月13日来诊。

患者平素体弱，婚后1年余受孕，诊时已经怀孕3个月，来诊前1周曾伤食腹泻，已治愈。腹泻后2天后即出现少腹坠痛，伴少许阴道流血，曾到外院妇产科门诊求治，考虑为先兆流产，应用止血药等无效。遂于1990年8月13日找梁剑波教授求治。症见患者面色皖白，神疲懒言，小腹胀坠，出血不止，但色淡如洗血水，心悸不安，夜不能寐，舌质淡，苔薄白略干，脉沉弱。考虑此因中气不足，冲任不固，发为胎漏。治以健脾统血、固摄安胎。方见：

白术12克　茯苓12克　炙党参15克　阿胶（烊）15克
桑寄生15克　白芍10克　炙甘草10克　炙黄芪（先煎）20克
大枣10克　生姜3片　艾叶炭10克　牡蛎（先煎）20克

连服3剂，阴道流血转淡红色，时断时续，头晕心悸减轻，夜已能睡。药已奏效，守方再服3剂。药后出血停止，其余诸症大减，唯胃纳不馨，改用参苓白术散调理，并嘱饮食将息。后足月顺产一男孩，母子平安。

按：此乃孕妇体弱并伤食后所致先兆流产病案。缘起中气不足，冲任不固，发为胎漏。故宜益气统血，固摄安胎。二诊后出血停止，再用健脾法和饮食调理，巩固胎元而善后。

案5：脾肾亏虚，冲任不固。

杜某，女，31岁，1991年11月3日来诊。

患者结婚8年，曾生育1胎，后流产2次，每次均在怀孕3个月后发生。流产后失于调理，现又怀孕4月，孕后带下连绵，腰背酸痛，常头晕耳鸣，近3天来觉小腹下坠，腰骶部酸痛难耐，小腹疼痛，阴道流血量少色鲜红。妇科医生考虑患者不良生育史，现诊为先兆流产，嘱其住院治疗，患者因经济紧张而改就门诊。遂于1991年11月3日找梁剑波教授求治。症见：面色萎黄，精神忧郁，恐惧不安。舌质淡，苔薄，脉两尺沉细弱。考虑此因脾肾两亏，冲任不固，治以固肾益精安胎，方见：

阿胶（烊）20克　菟丝子20克　山药15克　杜仲15克
桑寄生15克　川续断15克　鹿角霜12克　大枣12克
五味子10克　血余炭（研）10克

服药3剂后，腹痛已止，漏红大减，但腰痛小腹下坠未除，头晕耳鸣，神疲乏力。胎气不固，仍有流产之虞，原方加黄芪20克、白术12克、艾叶炭10克，服3剂后，漏红已止，头晕耳鸣、腹坠、腰酸均见改善，唯尺脉仍弱。继续调理脾肾二经以固胎气，并嘱多服血肉有情之品调养。次年顺产一女婴。

按：此乃屡孕屡堕，应期即漏之习惯性流产病案。梁剑波教授诊为脾肾亏虚，冲任不固所致。缘由产育人流过多，又失调摄，肾精亏耗，阴阳俱虚，致冲任空虚，胎元难固。予益肾扶阳、填精补气之剂及血肉有情之品以补营血而痊愈。

案6：外伤损胎，内有蓄瘀。

赵某，女，25岁，1992年4月2日来诊。

患者怀孕3月时不慎骑车跌仆，翌日即腹中疼痛，自觉小腹下坠感，3天后出现少许阴道流血，色黯。遂于1992年4月2日找梁剑波教授求治。来诊症见：患者面青舌黯，腰痛如折，脉象弦细涩。考虑为跌仆损胎，内有蓄瘀所致。治以补气和血安胎，方见：

黄芪20克　阿胶（烊）20克　菟丝子20克　党参15克
桑寄生15克　白术12克　艾叶炭10克　白芍10克
川续断10克　三七粉（冲）5克

6剂后诸症消失，嘱其静卧调养。年底顺产一男婴，母子平安。

按：此乃病起跌仆伤胞胎之病案。为外伤损伤冲任，内有蓄瘀所致，予益气和血安胎之法以祛瘀止血镇痛而治愈。梁剑波教授指出，此类患者用药宜慎重，必须要在补益之剂下选用和血祛瘀之品，寓攻于补，做到适可而止，血止则已，免伤胎气或动阴血之虞。

（九）围绝经期综合证（2例）

案1：肝气郁结。

陈某，女，47岁，1996年6月7日来诊。

患者因7年前丈夫突然病故，接着被人骗走大笔钱财后，渐渐出现情绪紧张、忧郁、敏感多疑，间中到当地医院门诊治疗，诊断为围绝经期综合征，服食谷维素、维生素等药物及中药（多为养心安神之类），病情尚稳定，能正常工作。3个月前又因工作紧张，开始出现精神恍惚，心神不宁，悲忧善哭，失眠，烦躁，甚则心悸，出汗，伴食欲减退，曾到当地医院治疗（具体诊疗不详），无明显好转，遂于1996年6月7日找梁剑波教授求治。来诊时症见：患者神清，心神不宁，恐惧多疑，失眠心悸，多思忧虑，无头痛胸闷，带下量多、色黄、味臭，二便调，舌淡红，苔薄白，脉弦细。考虑为肝气郁结，湿热下注所致，治以疏肝解郁、清热利湿。方见：

白术15克	山药15克	芡实15克	黄柏15克
白芍15克	白鲜皮15克	地榆15克	芡实12克
苍术10克	牡丹皮10克	柴胡10克	荆芥10克
车前子10克	枳实10克	甘草6克	栀子6克

5剂。

5天后患者诸症好转，黄带减少，舌脉同前。守前方继服7剂后诸症改善而得愈。

按：患者因情志刺激，超过机体的调节能力，导致肝失条达，气失疏泄，肝气郁结，情志失调。气郁则湿不化，湿郁久化热，湿热互结，下注下焦，则见湿热带下。故治以疏肝解郁、清热利湿。

案2：心气不足，肝郁阴虚。

周某，女，52岁。

患者于1999年开始出现心悸不适、咽痒，当时无发热恶寒，无关节疼痛，无胸痛及气促，曾在肇庆市中医院及肇庆市某医院门诊查过抗“O”250单位，ESR 10毫米/小时，心电图均提示正常心电图，胸部X线片未见异常。一直在多间医院门诊以中西药物治疗（具体情况不详），症状时好时差，每遇劳累及休息欠佳而出现症状反复。1周前患者自觉心悸加重，偶有咽痒不适，伴右胁部胀痛，无发热，无目黄、皮肤黄及尿黄。曾于门诊静滴生脉针、能量合剂等，口服益气养心安神的中药，症状未见好转。遂前来找梁剑波教授求治。症见：精神一般，自觉心悸不适，咽痒，手指末端麻不适，胃纳一般，夜寐差，二便调，舌质淡，苔白，脉细。咽无充血，扁桃体不大，甲状腺不大，心肺未及明显异常。考虑为心气不足、肝郁阴虚所致，治以益气养阴、宁心安神。方见：

龙骨30克　百合30克　山药20克　党参15克
茯苓15克　麦冬15克　酸枣仁15克　玉竹15克
合欢皮15克　丹参15克　大枣15克　白术12克
五味子12克　炙甘草10克

3剂。

二诊：3天后患者自觉偶有心悸，右手指关节痹痛，胃纳可，二便调，舌红，苔薄，脉沉细。处方：

浮小麦30克　牡蛎30克　龙骨30克　郁金15克
太子参15克　酸枣仁15克　玄参15克　白芍15克
合欢皮15克　大枣15克　丹参15克　茯苓12克
麦冬12克　桔梗12克　甘草5克

5剂。

三诊：5天后患者仍偶觉心悸，夜间加重，咽喉不适，胃纳可，二便调，舌淡，苔白，脉细。处方：

北沙参20克　生地黄20克　百合20克　麦冬15克

酸枣仁15克　玉竹15克　玄参15克　合欢皮15克
郁金15克　桔梗12克　天花粉12克　川贝母12克
生甘草6克

3剂。

四诊：3天后复诊见患者精神疲倦，自觉有头晕眼花，夜寐欠佳，胃纳可，二便调，舌淡苔薄，脉沉细。考虑患者素体气虚，无以推动血脉运行，致血脉阻塞，瘀阻脉络，脑窍失养以致眩晕，故在原有基础上辅以活血化瘀通络，予复方丹参针静滴。处方：

浮小麦30克　龙骨30克　牡蛎30克　莲子20克
大枣15克　酸枣仁15克　合欢皮15克　党参15克
熟地黄15克　生地黄15克　茯苓12克　天冬12克
麦冬12克　五味子10克　炙甘草10克　远志5克

3剂。

五诊：服药后患者觉四肢乏力，胃纳，眠可，二便调，舌淡，苔白，脉细弱。处方：

山药30克　莲子30克　何首乌20克　百合20克
谷芽15克　大枣15克　酸枣仁15克　合欢皮15克
女贞子15克　石斛15克　茯苓12克　麦冬12克
党参12克　白术12克　五味子6克　甘草5克

3剂。3天后患者无心悸，无咽痒，胃纳，睡眠可，舌淡红，苔薄，脉细弱。得以痊愈。

按：围绝经期为性成熟期向绝经期过渡时期，一般发生在45～55岁。妇女在精神上、身体上需要重新适应这一时期，一般须2年左右。在经绝期前后，由于卵巢功能衰退，导致内分泌失调，发生以植物神经系统紊乱所产生的症状为主的症候群，称为围绝经期综合征。中医妇科学称本病为经断前后诸证。中西医对于本病的认识是基本一致的。《黄帝内经》谓："女子七七任脉虚，太冲脉衰少，天癸竭"。《中医妇科学》认为："妇女绝经期前后，肾气虚衰，冲任二脉亏损，以致天癸竭，真阴亏损，阳失潜藏。常出现肾阴虚和肾阳虚的症候，并可累及心、肝、脾，出现痰湿、瘀血、气郁等兼夹证。"运用中药辨证施治，还是较为理想的。本例患者处绝经之年，肝肾不足，加上情志不舒，由于所愿不遂，忧愁悲哀易损伤心神，使心失所养，心气不足，心神失养，故见心悸不适。情志不舒，使肝失条达，气机不畅，以致肝气郁结，加之年过半百，脏腑亏虚，阴阳各半，阳气易浮，阴虚火旺，虚火上炎至咽喉，故觉咽痒不适。故治疗以益气养阴、宁心安神为法。

十、肿瘤

（一）消化系肿瘤（13例）

案1：气亏血瘀，肋下癥积。

艾某，男，67岁，1987年5月11日初诊。

患者1986年9月前经CT、B超等检查确诊为原发性肝癌，同年11月行右叶癌灶切除手术，随后进行化疗。至1987年3月，肝左叶又发现包块，腹水剧增，身体羸弱，病情危重，其家属已准备后事。后经介绍请梁剑波教授会诊。诊见患者呈恶病容，语言低微，腹胀如鼓，腹水征（+++），青筋暴露，胁痛，纳呆，肝脾扪诊不满意，脚肿尿少，舌质黯红边有瘀斑，苔黄腻，脉沉弦。证属肝积，气亏血瘀，胁下癥积。治宜益气活血、消癥逐水，以行瘀除癥汤加减。处方：

黄芪60克　葫芦茶60克　白术15克　郁金15克
丹参15克　赤芍12克　香附12克　炒穿山甲20克
莪术10克　三棱10克　泽泻30克

水煎服，另每日早晚服犀黄丸1瓶，高丽参10克炖服。经治疗一个半月病情控制，腹水消退，纳增。

此后，完全停服西药及化疗。上药与人参养荣汤、杞菊地黄汤交替调治，配合食疗等，以扶正祛毒、增强免疫力，患者贫血好转，体力增强，每日能跑步并坚持冬泳，精神旺盛，判若两人。B超检查提示肝右叶肿块较前缩小约3厘米，腹水消失。如是带瘤生存近6年。后于1993年6月突发脑溢血，住院抢救3天，不治身亡。

按：患者证属肝积，手术及化疗后，因体内湿毒未清，加之手术化疗再伤体质，无疑雪上加霜，故体虚邪发。肝肿瘤又发作，已成危重病。梁剑波教授据此断其正虚邪实，用益气活血、消癥逐水之法，攻补并进。再配以解毒软坚之犀黄丸，扶正益气之高丽参。进月余，方力挽垂危，使患者渐复，带病延年6年之久，可见中药运用得当，在肿瘤的防治上是有其长处的。

案2：痰瘀凝结，气虚津亏。

朱某，女，59岁，1990年9月18日初诊。

患者1990年4月经胃镜和病理活检确诊为食道中段鳞状上皮细胞肿瘤和慢性浅表性胃炎。到处求医半年未效。1990年9月18日来诊。症见形体消瘦，神疲乏力，精神忧郁，胸部疼痛，时泛黏涎，每日进半流质饮食少许，便如羊粪，艰涩难下，舌质黯紫，苔白而腻，脉沉细涩。证属痰瘀凝结，气虚津亏。治宜益气养阴、通络化瘀。先予急性蚤甘丸通膈解毒，随意含化，再与育阴消结饮加减。处方：

赤芍12克　当归12克　黄芪30克

花旗参（另炖兑入）12克　生地黄20克　天花粉15克

石斛15克　丹参15克　桃仁10克

炒穿山甲20克　蜣螂虫6克　三七末（冲）6克

并嘱每日饮服鲜热鹅血300毫升。

7天后再诊，患者胸痛减轻，每餐能食稀粥1小碗，黏涎减少。药见小效，守上方再进。3个月后精神气色均好转，能食米羹，咽下时仍有轻微胸痛，大便2～3天一行，色黄褐臭秽。嘱停服鹅血，以中药增减治疗。

1991年4月复查纤胃镜，癌灶基本控制，体检未发现锁骨上窝淋巴结转移。继进益气养阴、通腑化瘀中药调治，随访能带病延年，生活自理。

按：本例为痰凝瘀结，气虚津亏所致的食管中段肿瘤。梁剑波教授治以益气养阴、通络化瘀之法。其中运用育阴之花旗参与虫类药蜣螂虫治疗，并用鲜鹅血饮用之法。鲜鹅血咸，平，微毒。《本经逢原》有“鹅血能涌吐胃中瘀结，开血膈吐逆，食不得入，乘热恣饮，即能呕出病根”之见解。梁剑波教授每治此症必用之，常获得意想不到的疗效。

案3：气血两亏，血瘀痰凝。

冯某，男，56岁，1992年12月14日初诊。

患者半年前出现进食时有梗阻感，且胸骨疼痛明显加重，遂到某医院诊查，经X线食道钡餐检查，诊断为食道中段瘤。曾服中西药数月未见效果。诊见：形体消瘦，吞咽食物梗阻，胸骨后疼痛，舌淡红，苔白，脉弦细。证属气血两亏，血瘀痰凝。治宜扶正固本、降气化痰。处方：

法半夏12克 胆南星12克 天竺黄15克 代赭石30克

高丽参（另炖分兑）10克

清晨煎服。

白术15克 党参15克 黄芪15克 何首乌15克

茯苓15克 炒枣仁15克 龙眼肉15克 丹参15克

竹茹15克 代赭石15克 黑豆衣10克 丁香10克

牡蛎30克 远志5克 木香5克

水煎，上、下午分服。另用鲜鹅血，早晚各一杯，连服1月，并用韭菜100克榨汁，炖牛奶佐食。

服药2周后，胸骨疼痛与进食时异物梗阻感比以前减轻。药已中病，守上方再服。3周后胸骨疼痛基本消失，可进食软饭及稀粥，精神转佳。守方继服3周。患者于1993年4月16日在某医院作X线钡餐复查，发现食道中段充盈缺损较前缩小。

按：本例患者为食道中段癌，梁剑波教授辨为气血两亏虚、血瘀痰凝，以扶元固本、降气化痰为治。方药标本兼顾，日进2方，并辅以鲜鹅血和韭菜牛乳汁食疗，如是调治3个月，患者病情得以控制。说明中药应用，有时需复方、多方并进，方能对付顽疾。

案4：瘀毒内结，气血虚亏。

郭某，男，64岁，1989年3月25日初诊。

患者患萎缩性胃炎7年，于1988年11月经胃镜及活检确诊为胃体早期中分化管状腺小胃癌、慢性萎缩性胃炎。经中西医治疗3个多月，效果不显。患者形体消瘦，有贫血征，上腹隐痛拒按，食欲不振，强食有恶心感。眩晕心悸，便干色黑难涩难解，数日1行。舌黯、苔黄白干，舌下脉络瘀点，脉关尺细涩。证属瘀毒内结，气血虚亏。治宜益气养血，化瘀祛毒。梁剑波教授自拟化瘀扶正汤加减。处方：

五灵脂15克　山楂15克　凌霄花12克　当归12克

赤芍10克　三棱10克　枳实10克　香附10克

延胡索10克　黄芪45克　蜣螂虫6克

每日1剂，分2次温服。

连服4周后再诊，患者服药后上腹隐痛日减，食欲好转，大便每日均解少许，呈黄黑相间，舌脉如前。

继前方再进，煎成冲服三七末6克。并用花旗参10克、丹参15克，隔天炖服猪瘦肉。定期复查病情。

此后宗上方治疗1年，精神转佳、体重增加，贫血好转，黑便消失。1990年4月经胃镜检查诊为管状腺微小胃癌，较前病灶略有好转。

按：此例为早期中分化管状腺小胃癌，症属瘀毒内结、气血虚亏所致，梁剑波教授治以益气养血、化瘀祛毒之剂，其中重用黄芪以益气，以五灵脂、凌霄花、三棱、赤芍祛瘀解毒，以蜣螂虫软坚消癥，再辅以花旗参、丹参、三七益阴止痛，诸药配合，力挽垂危。

案5：脾虚瘀结，气滞成积。

王某，女，71岁，1996年9月来诊。

患者1995年11月出现腹胀，双下肢浮肿。1996年8月在某医院作彩色B超检查，发现：①右肝前叶占位性病变，考虑肝C癌；②肝硬化。同年9月请梁剑波教授诊治，拟“积病”入院。入院时患者消瘦，腹胀，肝区隐痛不适，纳差，少尿。体查示肝肋下触诊不满意，腹部移动性浊音，双下肢浮肿（++）。入院B超检查提示肝内占位性病变，肝癌，巨块型。梁剑波教授认为，患者年已古稀，阳气渐衰，脾阳不运，湿痰内聚，阻滞气机，气滞血瘀，积块乃成。病机为脾虚瘀结，治疗上不可妄用下药，应保护其正气，解除症状，冀其带病延年，以治本补虚为原则。拟健脾和肝、活血散结为法，方用抑阳转阴汤加减：

山萸肉15克　牡丹皮15克　甘草10克　木香10克
女贞子15克　熟地黄15克　泽泻20克　桔梗15克
炒龟板（先煎）20克　旱莲草20克　茯苓15克
党参15克　莲肉15克　炒鳖甲（先煎）20克
桑葚15克　山药15克　白术15克　砂仁10克
溪黄草20克　丹参30克

水煎服，每日1剂。并配合使用白蛋白、利尿剂等对症支持治疗。用药2个月后，患者症状基本消失，B超复查示肝内实性团块较入院时略有缩小。病情稳定出院，继续门诊治疗。3个月后返院复诊，无肝区病痛，无腹胀，无下肢浮肿。

按：本例高年巨块型肝癌患者，肝区隐痛不适，梁剑波教授辨为脾虚瘀结，认为其疼痛乃虚不胜痛之主要矛盾，治疗上不宜妄用下药，宜以顾护正气为原则，所以方药以健脾和肝为主，如是用药2个多月，解除疼痛症状，达到带病延年目的。这亦是运用中药治疗癌痛的一大长处。

案6：脾胃虚寒，瘀久成癥。

沈某，男，43岁，住院号：16192，入院时间：2001年12月18日。

患者于2个月前开始出现胃脘疼痛不适，排柏油样便，每日约100毫升，伴呕吐咖啡色胃内容物1次，量约400毫升，曾到外院就诊，胃镜检查发现胃体腺癌并出血，CT检查示腹腔恶性肿瘤，侵入胃、脾、胰。患者要求中医治疗而转肇庆市中医院。目前患者主要情况：头晕气短，腹胀胸闷，恶心欲呕，大便呈柏油样便，每天4次，胃纳差，睡眠差。既往有十二指肠溃疡史，无高血压病，糖尿病。心肺无特殊，腹胀，腹水征（+），移动性浊音（+），肝大肋下平脐、质硬，脾大、质硬，四肢肌力和肌张力正常。舌质淡，边有齿印，苔白腻，脉细数。

辅助检查：彩色B超检查示左肝实性占位性病变。考虑转移性肝癌。少量腹水，上中腹巨大实性包块。胸部X线检查示符合腹水征，左下胸膜炎（不排除癌性浸润）。心电图检查示窦性心动过速，可疑低血钾。

中医诊断：便血（脾胃虚寒），胃癌（脾胃虚寒）。

西医诊断：胃癌并上消化道出血，腹腔转移癌。

辨治：中药以健脾益气、温中止血为法，方用归脾汤加减，处方：

黄芪20克　党参20克　柴胡15克　砂仁10克
白及15克　槐花20克　白术15克　炙甘草10克
酸枣仁15克　广木香10克　地榆炭30克　荆芥炭15克
侧柏叶15克　血余炭20克

上方加水煎煮，每日1剂。

12月22日二诊：精神可，排黑便次数减少，可进食少量流质食物，无呕吐咖啡色胃内容物，舌质淡，苔白，脉细数。证属脾胃虚寒，治疗以温中健脾、益气摄血为法，处方：

猪苓20克　茯苓皮30克　泽泻15克　白术15克
地榆炭30克　大黄炭15克　荆芥炭15克　海螵蛸15克
浙贝母10克　白及15克　制天南星10克
炒龟板30克　牡蛎30克　车前子12克　大腹皮15克
前胡15克　焦山楂15克　鸡内金12克　黄芪30克

上方加水煎煮，每日1剂。配合服用：

高丽参10克　三七10克　赤石脂15克　川黄连6克

清水一碗，炖4小时后睡前服。

按：患者饮食不节，损伤脾胃，致脾虚不能运化水谷精微，统血无权，血溢肠内，随大便而下形成便血。脾虚湿浊内蕴，气虚血行不畅致气滞血瘀，湿浊、气滞、瘀血互结于腹中形成痞块，故见腹胀如鼓。久病未愈，气血亏虚，不能上荣于头则头晕、面色无华，心失所养则心悸。脾失健运则胃纳差，胃失和降则胸闷、恶心欲呕。本病情属本虚标实，病位在胃，与脾、肝有关，总病机为脾胃虚寒，气滞痰瘀互结。本病辨证施治以温中健脾、益气摄血为法，归脾汤加减。

案7：气血亏虚，肾精不足。

关某，男，72岁，住院号：13637，入院时间：1999年8月30日。

患者曾因痔漏出血到外院治疗，经手术治疗并做病检示直肠癌，术后患者出现双下肢浮肿及左下腹肿胀，诉服利尿药后肿胀消退。近几天来，患者自觉腰痛，不能走路，双下肢肿胀，为求进一步治疗到肇庆市中医院。目前主要症状：腰痛不能直立、行走，双下肢肿胀，纳呆，睡眠差，尿少。双肺呼吸音粗，可闻及痰鸣音，左下腹肿胀，双肾区轻叩击痛，双下肢肿胀，痛觉、温度觉减弱，舌淡红，苔白，脉细。

辅助检查：彩超检查提示左腹壁内液实性占位性病变，考虑转移癌。

中医诊断：直肠癌（气血亏虚）。

西医诊断：直肠癌手术放疗后。

辨治：中医以虚则补之为治则，以益肝肾、补气血、败风止痛为法，方用独活寄生汤加减，处方：

独活12克	桑寄生15克	防风10克	牛膝15克
杜仲15克	秦艽15克	细辛5克	桂枝10克
党参15克	茯苓15克	艾草10克	当归10克
川芎10克	白芍15克	熟地黄15克	川续断15克

黄芪15克　延胡索12克

上方加水400毫升，煎煮至150毫升，饭后温服，每日1剂。

9月7日复诊：患者腰痛、双下肢肿胀较前稍好转，有咳嗽、咯痰，胃纳、睡眠较差，舌淡红，苔白，脉细。中药以宣肺止咳为法，方用：

法半夏12克　陈皮6克　茯苓15克　甘草10克

竹茹10克　枳实10克　制天南星10克　川黄连10克

瓜蒌皮15克　瓜蒌仁15克　浙贝母15克　白及10克

延胡索12克　麦冬10克　天竺黄15克　石菖蒲10克

上方加水400毫升，煎煮至150毫升，饭后温服，每日2剂，上下午各1剂。

花旗参15克　川贝母10克　天竺黄10克　白及10克

麦冬10克　炒枣仁10克

上方加水400毫升，煎煮至150毫升，睡前服。

按：患者因饮食不节，内损脾胃，湿热留于大肠，久积成块，发为肠癌，经手术放疗后，正气受损，加之年老体虚，肾精耗损，肾气不足，膀胱气化乏力，开阖失常。水湿内停、水湿下注，见双下肢肿胀；肾精血亏损，肾府失养，见腰痛；脾胃内损，脾失健胃，可见一派亏虚症状。本病主要是正虚瘀结，脾胃两虚，治宜以扶正祛邪、健脾补肾、活血化瘀为法。

案8：正虚瘀阻，热毒壅盛。

杨某，男，52岁，住院号：14732，入院时间：2000年9月2日。

患者今年三四月间觉颈肩疼痛，6月出现腰背疼痛，在当地医院诊断为颈椎、腰椎间盘突出，经中西医治疗后症状未缓解，逐渐出现疼痛加剧，活动受限，站立行走困难，8月在广州陆军总医院诊断为升横结肠癌并全身转移。行化疗后出现口腔糜烂，咽痛，不能进食和吞咽，遂来诊。症见：颈肩、腰背疼痛，咽痛，流涎，不能吞咽，夜寐差，二便调，舌红，苔黄厚腻，脉细数。

辅助检查：肠镜检查提示升横结肠癌，病检提示结肠癌，类癌可能性大。

中医诊断：肠癌（正虚瘀阻，热毒壅盛），口疮（热毒壅盛）。

西医诊断：升横结肠类癌并全身骨转移，口腔、咽喉溃疡。

辨治：中医以急则治其标为原则，先拟清热解毒凉血之剂，方用犀角地黄汤合普济消毒饮加减：

川黄连10克	黄芩10克	玄参15克	板蓝根15克
牛蒡子10克	甘草10克	桔梗12克	水牛角15克
赤芍10克	延胡索15克	大黄12克	羚羊骨12克
石膏30克	牡丹皮12克	金银花15克	寒水石30克
蒲公英15克	麦冬15克		

上方加水400毫升，煎煮至150毫升，饭后温服，每日2剂，上下午各1剂，6剂。

9月6日二诊：咽痛、流涎减轻，能进流质，纳差，夜寐差，仍颈肩、腰背疼痛，舌红，苔薄黄，脉细数，在原方基础上加四君子汤加减（高丽参15克、西洋参20克、茯苓10克、白术20克、甘草10克），3剂后上症均减轻，能进流质，夜寐可，二便调。

按：患者因饮食不节，损伤脾胃，水湿内生，久之酿生湿热，复感外邪，搏阻肠道，致气滞血瘀。瘀血湿浊交结阻于肠道，久而发为肠癌。日久耗伤气血，致毒溃流窜全身脏腑骨骼，变生他证。本病实乃本虚标实之证，故在驱邪之后，则要注意扶正。故予犀角地黄汤、普济消毒饮、四君子汤以顾护人身之正气，祛全身之热毒。

案9：脾气虚弱，湿瘀互结。

伍某，男，48岁，住院号：18135，入院时间：2003年8月15日。

患者2002年因出现腹泻黏液便，伴里急后重，左下腹胀痛，诊断为直肠癌伴肝转移，于2002年12月28行直肠癌切除术，并分别作3次介入治疗，术后一般情况可。今患者诉腹泻黏液便，里急后重，下腹及肛门处疼痛，为进一步治疗收入肇庆市中医院。入院时患者腹泻黏液便，间有红色黏液，每天5～8次，里急后重，下腹及肛门坠胀痛，胃纳差，面色萎黄少华，寐差。心肺检查未见异常，腹部可见手术疤痕，舌淡苔白厚，脉弦细。

辅助检查：腹部B超提示肝转移癌介入术后声像。

中医诊断：肠癌（脾气虚弱，湿瘀互结）。

西医诊断：直肠癌手术后复发，肝转移癌介入术后。

辨治：中医以虚则补之为治则，以健脾益气、化湿活血为法，处方：

党参15克　茯苓15克　白术12克　甘草10克

药朱20克　丹参20克　扁豆15克　　白头翁20克

槐花15克　白芍30克　土茵陈15克　苍术15克

桃红12克

上方加水400毫升，煎煮至250毫升，饭后温服，每日1剂。

2003年8月26日二诊：患者诉肛门坠胀痛缓解，黏液血便较前好转，胃纳可，睡眠较差。舌淡苔厚，脉弦细。继续守上方而愈。

按：患者因饮食不节，内损脾胃，湿热留于大肠，久积成块，发为肠癌，经手术放疗后，正气受损，脾胃内损，脾失健运，可见一派亏虚症状。本病主要是正虚瘀结、脾胃两虚，治宜以扶正祛邪、健脾益气、活血化瘀为法。

案10：肝郁脾虚，痰瘀互结。

陈某，男，53岁，教师，已婚，2000年5月31日初诊。

患者右胁胀满伴消瘦2月余就诊。2个月前感冒后，自觉右上腹胀满不适，伴消瘦、纳差、口角糜烂、唇舌生疮，曾到广州个体中医治疗，予外敷消积散，内服祛积方，症状未见明显缓解。症见：忧虑，懒言声低，疲乏，间有右腹隐痛，无呕血黑便，无昏迷，无腹胀，纳眠差，二便调，舌淡红，苔薄白，脉细。体格检查示消瘦，身目发黄，有乙肝病史十余年。

辅助检查：番禺市某医院检查示肝右叶巨块型肝癌伴有2个子灶形成，肝硬化，脾肿大，脾静脉曲张。AFP 1 200微克/升，癌胚抗原（CEA）18微克/升。

中医诊断：肝癌（肝郁脾虚，痰瘀互结）。

西医诊断：肝右叶巨块型肝癌。

辨治：中医以标本兼治为治则。拟益气健脾、行气疏肝、化瘀散结为治法。方药拟梁剑波教授验方：

党参15克　柴胡12克　山楂15克　陈皮6克
白术15克　莪术10克　鸡内金15克　延胡索15克
茯苓15克　三棱12克　炒鳖甲30克　木香15克
炙甘草10克　白芍15克　炒龟板30克　郁金15克
川楝子15克　溪黄草20克

14剂，水煎服，每日1剂。

6月14日二诊：自觉腹痛减轻，间有腹胀、纳差。方药：

党参15克　白术15克　茯苓15克　炙甘草10克
延胡索15克　川楝子15克　木香10克　砂仁10克
丹参15克　三七5克　鳖甲30克　溪黄草15克
旱莲草15克　女贞子15克

10剂，水煎服，每日1剂。

6月24日三诊：夜间间有胁痛，纳眠差，无腹胀，无黄疸。方药：

党参15克　白术15克　茯苓15克　炙甘草15克
黄芪30克　三七5克　丹参15克　乳香5克
没药5克　香附15克　郁金15克　鳖甲30克
龟板30克　陈皮5克　山楂15克

10剂，水煎服，每日1剂。

药后间觉右胁胀闷不适，纳眠可，二便调，病情好转出院。

按：中医学认为，肝为刚脏，主疏泄，喜条达，恶抑郁。当素体正虚，脏腑功能失调，邪毒乘虚而入，内蕴中焦，伏于营血，久则化癌生变。患者因饮食不节，恣食肥甘厚味，伤及脾胃，致脾失健运、痰浊中生，加之性情忧郁，复感乙肝邪毒，伤及肝脏，致肝气郁结、气滞血瘀，痰瘀互结，与气血相博，积于肝脏，而成肝癌。治宜健脾利湿、疏肝养肝、消癥散结。本案例用党参、黄芪、白术、茯苓补气健脾，女贞子、旱莲草滋肾，柴胡、白芍疏肝养肝，佐以溪黄草、莪术、鸡内金消癥散结，加三七以加强消癥散结之功，随证治之，症状明显好转。

案11：肝郁脾虚，湿热蕴结。

徐某，男，66岁，农民，已婚，1999年10月4日初诊。

患者腹胀不适，伴消瘦8个月就诊。患者8个月前，劳累后右上腹胀满不适，并身黄、尿黄，纳差，曾在当地诊治，CT检查示肝内占位性病变，并服药治疗，未效，遂转诊于广州某医院，并住院治疗，建议手术治疗，患者不愿手术。3个月前，来肇庆市中医院求诊于梁剑波教授，服中药健脾利湿之剂，皮肤黄疸等有所改善，但腹胀渐甚，消瘦，故今日门诊复诊。症见：疲乏，消瘦，面色黧黑，身目尿黄，腹部膨隆，无压痛，肝肋下2横指处可及，质稍硬，边缘尚清，腹水征（+），口干，口苦，无发热，大便尚调，舌红，苔薄黄，脉弦滑。

辅助检查：血常规检查示WBC 3.0×10^{9}/升，RBC 2.67×10^{12}/升，Hb 80克/升，PLT 50×10^{9}/升。B超检查示

肝实性占位性病变，轻度脾大，中量腹水。

中医诊断：肝癌（肝郁脾虚，湿热蕴结）。

西医诊断：原发性肝癌并腹水。

辨治：中医拟标本兼治为原则，拟疏肝健脾、清热解毒利湿为法，方药如下：

白术9克　茯苓12克　猪苓12克　姜黄9克
砂仁6克　泽泻9克　陈皮15克　知母12克
黄连9克　制法半夏9克　枳实12克　厚朴12克
生牡蛎12克　阿胶（后下）6克　炙甘草6克

14剂，水煎服，每日1剂。

10月18日二诊：药后精神好转，腹胀减轻，仍觉口干，无口苦，热象已减，利水伤阴，治疗上拟清热利湿，养阴散结为法，方药如下：

白术10克　茯苓15克　猪苓15克　姜黄10克
砂仁6克　泽泻15克　陈皮5克　知母10克
黄连10克　法半夏10克　枳壳15克　厚朴10克
阿胶6克　甘草6克　炒鳖甲30克　莪术12克
溪黄草30克

10剂，水煎服，每日1剂。经治疗后精神好转，身目黄染减轻，基本无腹胀。

按：原发性肝癌在中医属“黄疸”“臌胀”“癥积”“暴癥”等范畴。唐《外台秘要》论述暴癥曰：“腹中有物坚如石、痛如刺，昼诊啼呼，不疗之百日死。”可知本病来势凶险，预后尤差。本例辨证属肝郁脾虚，湿热蕴结，予白术、陈皮、茯苓、猪苓、泽泻以健脾利湿，黄连以清热解毒，枳壳、厚朴以行气消胀，溪黄草以清利湿热，反佐以阿胶、炒鳖甲以滋阴。本病治以攻补兼施，疗效满意。

案12：阴亏气滞，痰瘀交阻。

刘某，女，72岁，住院号：14529，初诊日期：2000年6月29日。

患者渐进性吞咽困难2个月。患者2个月前始出现吞咽噎塞困难，逐渐加重，中西治疗效果不显，现仅能进食粥水，语声低微，嘶哑，喉间有痰声，大便干，低热入夜尤甚，消瘦，疲乏，面色㿠白，舌淡红，苔薄干，脉沉细滑。体温37.5摄氏度，平素喜食煎炸食物。

辅助检查：外院上消化道钡餐检查示食管中下段癌。

中医诊断：噎膈（阴亏气滞，痰瘀交阻）。

西医诊断：食管中下段癌。

辨治：治以行气化痰、养阳，处方：

当归10克　白术15克　党参15克　黄芪30克
炙甘草10克　茯苓15克　远志6克　竹茹15克
炒枣仁15克　山萸肉15克　木香10克　龙眼15克
柿蒂30克　代赭石（先煎）30克　莪术10克
丁香10克

二诊：上方服用5剂后，食欲稍增，粥中米粒可下咽，语声渐有力，仍有低热，大便干涩，夜寐难安。守前方，另予花旗参10克、麦冬15克、五味子6克、莪术10克、炒枣仁15克，每日1剂，睡前炖服。

三诊：10剂后已可进食面条（捣碎）等半流食物，无发热，夜寐安。守方带药出院。

案13：痰气交阻，气阴两伤。

关某，男，78岁，住院号：13296，初诊日期：1999年5月20日。

患者渐进性吞咽困难1年余，加重半月。患者1年前出现吞咽困难，进食后胸骨后疼痛，甚则食入即吐，在广州市某医院行胃镜检查提示食管上段癌。近半月加重，饮食难入，伴痰多，色白黏，胸际闷胀微痛，消瘦，大便干结，咽红充血，舌红少苔，脉弦细。

辅助检查：外院行胃镜提示食管上段癌。

中医诊断：噎膈（痰气交阻，气阴两伤）。

西医诊断：食管上段癌。

辨治：治以行气化痰，益气养阴。处方：

白术15克	党参20克	黄芪30克	丹参15克
莪术12克	三棱10克	当归10克	炙甘草10克
茯苓15克	远志5克	炒枣仁15克	广木香10克
龙眼肉15克	代赭石30克	龙骨30克	丁香5克
柿蒂30克	生姜3片	大枣15克	竹茹15克

上方每日2剂，10日后胸际闷胀微痛稍减，痰减少，可进食稀粥，仍觉疲乏无力，咽干。守前方每日1剂，另予花旗参10克、法半夏12克、川贝母15克、丁香3克、柿蒂15克，睡前炖服。5日后胸际疼痛已除，微觉闷胀，进食以粥泡馒头为主，可食少许青菜。带药出院。

按：噎膈一症，多因喜怒悲忧恐五志过极，或恣食烟酒煎炸，以致阳气内结、阴血内枯而成，治宜调养心脾以舒结气，填精益血以滋枯燥，张景岳云："气不行则噎膈病于上，精血枯则燥结病于下”，“治噎膈大法，当以脾肾为主”，其理甚通，当宗之。花旗参等睡前炖服，固护气阴、润燥宁神、辅助正气，每获奇效。凡香燥消涩之药，久在禁内，总以调化机关，和润血脉为主。阳气结于上，阴液衰于下，精髓也。

（二）肺癌（4例）

案1：肺阴亏虚，痰瘀成积。

黄某，男，57岁，1996年6月来诊。

患者于1995年11月开始出现双侧胸胁疼痛，逐渐发展至腰痛、屈伸困难。在当地医院经胸部X线，胸部CT及脊髓造影检查，确诊为肺癌，并向肋骨、胸骨转移。1996年6月拟“肺积”入院。入院时胸胁腰痛，痛势较剧，痛处固定不移，伴咳嗽少痰，气短声低，面色㿠白，神疲乏力，口干纳差。体格检查中度贫血貌，桶状胸，双侧肋骨压痛明显。腰4、5椎局部压痛。梁剑波教授认为，本病属中医“肺积”范畴。究其原因，乃年过半百，阴气自半。又平素嗜烟，灼伤肺脏，肺气肃降失调，郁滞不宣，继而壅塞血脉，渐至气滞血瘀，久则形成肿块，发为肺积，并衍生诸症。肺阴亏耗，失于清肃，气逆致咳嗽痰少；肺气不足，则气短声低；积块阻塞血脉，不通则痛，故胸痛。日久耗蚀精气，损伤骨骼，发为腰痛，病机为气阴两虚，气滞血瘀，证属本虚标实，治疗当标本同治，扶正祛邪，益气养阴，活血祛瘀，行气止痛。用百合固金汤加减，处方：

生地黄15克　麦冬15克　百合20克　白芍15克

熟地黄15克　川贝母10克　当归10克　甘草6克
玄参15克　桔梗10克　丹参10克　延胡索15克
炒鳖甲30克　川楝子10克　断续30克

水煎服，每日1剂。

西洋参10克　延胡索15克　丹参15克　罂粟壳10克

炖服，每日1剂。

另配合犀黄丸，每日1支，口服。

服药20天后，腰痛缓解，胸胁仍觉疼痛，但痛势较前缓解，效不更方，在原炖方中加小海马1条，以增强扶正祛邪功效。治疗40天后出院，出院时疼痛缓解，无咳嗽气短，精神好，胃纳可，二便调，带药继续治疗，定期返院复查。

按：本例为肺癌转移性癌痛。其主要病机为气血两虚，气滞血瘀，证属本虚标实。治宜扶正祛邪 ，标本兼顾。予益气养阴、活血祛瘀、行气止痛并进，使痛减病缓，达到解除患者疼痛，改善其精神状态，提高生存质量的目的。梁剑波教授经验认为：罂粟壳一药之应用，应配伍得当，如必须加上西洋参、红参、麦冬等益气扶正、养阴生津之品，用之既可镇痛，效果确切，而又可避免其成瘾性及口干、面红、心跳等毒副作用，其经验可供临床应用时参考。

案2：痰瘀蕴结。

苏某，男，56岁，住院号：14582，2000年7月18日初诊。

患者有多年吸烟史。2个月余前因劳累后出现胸闷不适，右胸部疼痛，偶有气促、咳嗽，咯黄白黏稠痰，遂到台山市某医院CT检查示右肺中央型肺癌，曾在当地予消炎药治疗（具体不详），症状未见好转，并出现低热、消瘦、胃纳差、口干；而后到广州肿瘤医院复诊，CT检查提示同前，遂转来肇庆市中医院门诊就诊，服中药治疗，自觉症状有所改善。近12日来患者出现高热，以下午尤为明显，体温曾高达40摄氏度，双下肢轻浮肿，胃纳差，夜寐一般，二便调，舌淡红，苔微黄，脉滑。西医诊断为右肺中央型肺癌；中医诊断为肺癌，证属痰瘀蕴结，治以宣肺清热、解毒化痰散结为法，处方：

浙贝母15克　桔梗10克　胆南星15克　法半夏15克
荆芥10克　僵蚕15克　金银花15克　枝花头15克
瓜蒌15克　川黄连10克　甘草5克　枳壳15克
紫菀10克　前胡10克　白前10克　桑白皮15克

7月24日二诊：患者仍发热，右胸部闷痛减轻，偶有咳嗽，咯白色黏稠痰，胃纳差，二便调，舌暗红，苔白腻，脉滑。患者诸症均减，辨证以原方继续施治。

7月28日三诊：患者昨天已无发热，间有右胸部闷痛，偶有咳嗽，咯白色黏稠痰，胃纳差，小便调，大便质软，舌淡红，苔白腻，脉滑。患者因癌肿消耗肺之气阴，故治以育阴益气、清肺止咳为法，选《医方集解》之紫菀汤加减：

阿胶（烊）10克　紫菀15克　丹参15克　知母15克
甘草5克　三七10克　川贝母15克　桔梗10克
玄胡10克　党参15克　白芍15克　款冬花15克
茯苓20克　乌梅15克　龟板10克　五味子15克

炒鳖甲（先煎）30克

守上方继续治疗后，患者于2000年8月4日好转出院。

按：患者长期吸烟，灼耗肺阴，气随阴亏，加之烟毒之气内蕴，羁留肺窍，阻塞气道，而致痰湿瘀血凝结，而成肺癌。劳累后正气愈损，外邪乘虚袭肺，致肺失肃降，气机不畅，气滞痰阻，郁而化热，痰热蕴肺，衍生诸症。故治以宣肺清热、解毒化痰散结为法。

案3：气虚痰阻，复感寒邪。

刘某，女，46岁，住院号：14124，2000年2月23日初诊。

患者平素多思善愁，体虚气弱，1999年12月出现干咳无痰，未作检查及治疗。2000年1月出现喘促，动则尤甚，尚能平卧，遂到广州市某医院住院检查，作胸部X线片、痰培养检查，诊断为“肺癌？肺转移癌？肺部真菌感染”。患者拒绝作化疗，只抗感染治疗，并到肇庆市中医院门诊诊治，服中药后咳嗽稍减。但觉双锁骨上窝、左腹股沟淋巴结肿大，1月26日到广州空军医院作淋巴结活检，诊断为“肺黏液腺癌并肝转移，肋骨转移，双锁骨上窝及左腹股沟淋巴结转移”，一直服中药治疗。近2天气候骤冷，患者出现呛咳，气喘加重，不能平卧，伴足肿，恶心，消瘦，神疲，纳寐差，尿较少，大便调，舌淡红，苔薄白而腻，脉细数。

西医诊断：肺癌并多发转移。

中医诊断：肺癌（气虚痰阻，复感寒邪）。

辨治：本病为本虚标实，治宜先治其标，以宣肺止咳、豁痰平喘为法，处方予止嗽散合葶苈大枣泻肺汤加减：

紫菀15克　陈皮5克　荆芥15克　白前15克
法半夏12克　百部15克　瓜蒌仁（打）15克
葶苈子12克　甘草10克　枳壳12克　川厚朴15克
紫苏子15克　川贝母15克　大枣15克

2月28日二诊：患者咳嗽、气促减轻，口干，恶心、呕吐消失，足无浮肿。但仍干咳少痰、气促，动则尤甚。舌淡红干，苔少，脉细数无力。患者药后表证渐解，本虚仍存，证见气虚痰阻，予以标本同治。法当泻肺平喘、益气养阴，活血豁痰，处方：

紫菀15克　川贝母15克　百部12克　桔梗15克
阿胶（烊）10克　荆芥15克　紫苏子15克
款冬花15克　前胡15克　丹参15克　大枣15克
车前子10克　葶苈子10克　炒鳖甲（先煎）15克

3月3日三诊：患者间有咳嗽、气促，舌淡红，苔少干，脉细数滑。患者为痰浊阻肺，肺气不利。治以泻肺平喘、豁痰止咳为法。处方：

荆芥12克　百部15克　白前15克　葶苈子12克
甘草10克　僵蚕12克　桔梗12克　瓜蒌仁15克
前胡12克　川黄连6克　浙贝母15克　旋覆花15克
牛蒡子15克　大枣15克　白芍20克　款冬花15克
陈皮10克　紫菀15克　枝花头15克
阿胶（烊）10克　炒鳖甲（先煎）15克

守上方继续治疗后，患者于2000年3月9日好转出院。

按：患者正气虚损，阴阳失调，又七情所伤，气机不畅，升降失调，导致脏腑功能失调，肺气郁滞，宣降失司。气机不利，血行受阻，脾失运化，湿聚成痰，上贮于肺，痰凝气滞，瘀阻络脉，于是瘀毒胶结，日久形成肺部积块，此所谓“积之成者，正气不足，而后邪气踞之”。辨属肺癌，证为气虚痰阻型。本虚之人，气候骤冷，易感外邪，寒邪闭肺，肺失宣肃，气逆上冲致呛咳喘促。本案气虚为本，邪闭为实，本虚标实。初诊治其标，以止嗽散宣肺止咳合葶苈大枣泻肺汤以泻肺平喘。待外邪稍缓，予以标本同治，故二诊、三诊以豁痰宣肺、益气养阴、降逆平喘为法，取得预期效果。

案4：肺阴亏损，痰毒内结。

梁某，男，56岁，1991年11月15日初诊。

患者1年前因咳嗽中带血，右锁骨上淋巴肿大，经某医院胸部X线片、CT检查诊断为右肺癌，手术后情况良好。半年前出现咳嗽、气喘、痰中带血，遂于1991年11月15日请梁剑波教授诊治。症见：面光皖白，咳嗽，气喘，胸闷，疲乏无力，烦热，舌红，苔少，脉细数。证属肺阴虚损，邪毒痰浊内扰，治宜益气养阴、解毒化痰。处方：

紫菀15克	川贝母15克	党参15克	茯苓15克
阿胶15克	生地黄15克	熟地黄15克	玄参15克
麦冬15克	百合15克	白芍15克	知母12克
桔梗12克	五味子10克	当归10克	白及10克
青天葵10克	白茅根10克	冬葵子30克	花蕊石30克
甘草5克			

清水煎服，每日1剂。另用花旗参、麦冬各15克，五味子3克，清水1碗炖4小时，睡前服。服上药1周后，咳嗽、气喘减少，痰血消失。继用上方长期服用，病情稳定，能步行来院复诊。

按：本病属肺阴虚损、邪毒蕴痰困肺所致之肺肿瘤。故梁剑波教授用益气养阴、化痰解毒消积之法治之。梁剑波教授认为：肺癌一病，无论起因如何，最后气阴两虚，化火伤肺阴，是其必然趋势，故益气养阴为必用之法。亦常视患者情况运用清金固母、培土生金之法，以扶正祛邪治疗危重的肺癌病。

（三）脑部肿瘤（2例）

案1：正虚痰阻。

翟某，男，46岁，住院号: 13199，住院日期：1999年5月18日。

患者反复头痛9月。患者9月前始出现头痛，在南方医院确诊为脑胶质瘤Ⅲ期，行手术治疗及化疗后症状消失。1999年5月初在南方医院复查头部MRI示脑瘤复发，行放疗后间有头晕、头痛，为求中药治疗遂来肇庆市中医院就诊。症见：间有头痛、头晕，纳差，寐可，二便调，舌淡红，苔薄白，脉弦细。平素恣食膏粱厚味。

辅助检查：头部MRI检查示脑瘤复发。

中医诊断：脑瘤（正虚痰阻）。

西医诊断：脑胶质瘤术后复发。

治法方药：治以健脾豁痰、养血息风，方以梁剑波教授验方：

党参20克　白术15克　茯苓15克　炙甘草10克
陈皮5克　法半夏12克　川贝母10克　天竺黄15克
胆南星15克　丹参15克　三七6克　蜈蚣2条
全蝎6克　僵蚕12克　天麻10克　石决明15克
钩藤15克　炒鳖甲15克

复诊：服上方10剂后患者诉头痛、头晕减轻，乏力，口干不欲饮，纳寐可，二便调，舌淡红，苔薄白，脉弦细。予加益肾养阴之剂，冬虫夏草10克、山药15克、麦冬15克、五味子5克、川贝母10克、枸杞子10克，睡前服用。

按：本病为患者平素饮食不节，恣食膏粱厚味，损伤脾胃，运化失司，酿湿生痰，且外伤致瘀血停留，痰浊败瘀交结于脑而致脑瘤，手术、化疗、放疗耗伤气血，故辨证为正虚痰阻型，治疗上以扶正固本、豁痰活血为法。脾胃为后天之本，气血生化之源，故扶正重在健脾，使脾运正常则气血生化有源，正气不虚。巅顶之上，唯风能到，故治疗本病要注意加息风之剂。后期患者症状改善，但久病暗耗阴液，可加益肾养阴之剂以脾肾同补，元气充足，正气存内则邪不可干。

案2：痰瘀凝聚脑络。

卢某，女，49岁，1992年12月22日初诊。

患者2年前因头痛、视物模糊、颈转侧欠灵而到某医院作头部CT扫描，诊为右侧颞叶肿瘤，建议手术治疗。患者因惧怕手术，要求中医治疗。诊见：形体虚胖，面色㿠白，头痛，目光呆滞，言语欠清，四肢微颤、麻木，颈向左转侧欠灵，舌淡红，苔白腻，脉弦细。证属痰瘀凝聚，治宜化痰软坚、通窍息风。处方：

麻黄5克　甘草5克　炮姜炭5克　熟地黄30克　白芥子12克　鹿角胶12克　法半夏12克　制胆南星12克　天麻12克　黄芪45克　当归10克　肉桂心（冲）1克　全蝎10克　浙贝母15克　钩藤15克　僵蚕15克　蜈蚣3条

水煎服，每日1剂。另用犀黄丸每日1瓶。

服药2周后，头痛减轻，精神转佳，余症同前，舌淡红，苔白，脉弦。药已中的，效不更方。嘱按原方坚持服药半年，头痛不作，视力增加，四肢震颤、麻木减轻，言语较前清楚，病情稳定。

按：本例为右侧颞叶肿瘤，梁剑波教授辨之为痰瘀凝聚，阻塞脑络所致。方用化痰软坚、通窍息风之剂而取效。临床上，治疗脑部肿瘤，梁剑波教授常喜用阳和汤、温胆汤合虫类药，如全蝎、蜈蚣、僵蚕等药物以治疗，或加用小海马、海龙等以填精补髓，使受损之髓海恢复功能，如是攻补兼施，往往可取得意想不到的疗效。

（四）甲状腺癌（1例）

病案：阳寒痰凝。

梁某，男，47岁，1991年11月4日初诊。

患者半年前发现左叶甲状腺肿大，结块约3厘米×3.5厘米大小，皮色不变，漫肿无头，中等硬度，随吞咽动作上下移动，心悸乏力，畏寒肢冷，胃纳、二便正常，舌淡苔白，脉沉细，显一派阳寒凝滞之证。治宜温阳补阴，散寒通滞。处方：

熟地黄30克　鹿角胶12克　姜炭3克　肉桂（冲）0.9克
麻黄5克　白芥子12克　甘草5克　浙贝母30克
胆南星10克　法半夏12克　麦冬15克

18剂。

犀黄丸10瓶，每日早晚各1瓶。

11月21日二诊：药后心悸乏力、畏寒、肢冷等症有所好转，舌淡红，苔薄，病有转机，治法同上。

12月8日三诊：上药再服18剂，药丸继续早晚1瓶，诸症大部分减轻，仍有结块约2厘米×2.5厘米，守上方继续服18剂。

1992年1月25日四诊：服药后，结块缩小，平复，诸症好转。为巩固疗效，嘱其再服药3周，犀黄丸早晚1瓶，连服20天。另：花旗参15克、麦冬15克、五味子3克，清水一碗炖4小时，睡前服，以作善后。

按：甲状腺腺瘤属中医“肉瘿”范围，多因血气凝聚，日久成痰。本例患者甲状腺肿大半年，皮色不变，漫肿无头，心悸，乏力，畏寒，肢冷，显一派阴寒凝滞之证，故用阳和汤温阳补阴、散寒通滞，合活血行瘀、解毒消痈的犀黄丸和益气、养阴、生津的生脉散治疗，服药3个多月，结块消失。可见梁剑波教授运用古方，常能应手而效。

（五）膀胱癌（1例）

病案：气阴两虚。

黄某，男，62岁，住院号：11460，住院日期：1997年

9月19日。

患者尿频、尿痛、尿血2个月就诊。患者2个月前开始出现尿频、尿急、尿痛、尿血，间有下腹部疼痛，于当地医院检查，发现膀胱占位性病变，考虑膀胱癌。之后患者于广州市某医院行相关检查后诊断为膀胱癌，当时未作治疗，即来肇庆市中医院请梁剑波教授中药治疗，服药后症状好转，今到肇庆市中医院要求入院继续治疗。刻诊：患者神清，神疲，面色无华，咳嗽痰少，下腹步痛，拒按，大便稀烂，尿频、尿急、尿痛、尿血，胃纳一般，夜寐尚可。起病后，无发热，体重下降约3千克。有慢性咳嗽病史，嗜烟，每日抽烟1包半。平素体质差。体格检查示慢性病面容，贫血貌，消瘦，左腹股沟可扪及一淋巴结如黄豆大、质硬、活动度可，胸前壁可见6～7个蜘蛛痣，桶状胸，双肺呼吸音粗，可闻及散在干啰音及哮鸣音。肝肋下2厘米处可触及，质中，光滑，轻触痛，下腹部压痛，尤以膀胱区及左下腹明显，左下腹可扪及1个肿块，如鸭蛋大，触痛，表面光滑，移动度差。舌淡白，苔薄黄干，脉沉滑。

辅助检查：B超检查提示膀胱占位性病变，考虑膀胱癌。CT检查提示膀胱癌。血常规检查提示WBC 6.9× 10^9/升，RBC 3.22 ×10^{12}/升，HGB 93 克/升，分叶核 0.711。尿常规检查示OB（++）， WBC（+）。

中医诊断：尿血（气阴两虚）。

西医诊断：膀胱癌。

辨治：中医急则治其标，缓则治其本，本证属本虚标实，故标本兼治，拟益气养阴、止血止痛为法，方药以正心宁神汤合二至丸加减：

玄参15克	党参15克	天冬15克	麦冬15克
酸枣仁12克	茯苓15克	丹参15克	生地黄15克
柏子仁10克	远志5克	川杜仲15克	甘草6克
延胡索15克	钩藤15克	大蓟15克	五味子10克
茜根15克	龙骨15克	车前子15克	女贞子15克
旱莲草15克	熟地黄15克	小蓟15克	

14剂，水煎服，每日1剂。

10月2日二诊：药后尿急涩、尿痛及血尿减少，神疲倦无减轻，间有呕吐，觉腹胀痛，口干，舌暗红，苔薄干，脉弦。宜健脾消胀、扶正抗癌为法，用参苓白术散加减，拟方如下：

党参20克	茯苓15克	白术15克	炙甘草10克
山药20克	海螵蛸20克	莲子30克	桔梗10克
陈皮5克	砂仁10克	川厚朴10克	竹茹15克
大腹皮15克	炒谷芽15克	延胡索15克	石斛12克
法半夏10克			

4剂，水煎服，每日1剂。

10月6日三诊：经治疗后症状改善，精神好转，胃纳稍增，病情好转出院。

按：本例治病特点因“心主血脉”，膀胱血病责之于心，故下病治上，先补心阴，祛心经虚火，凉血止血，待尿痛及血尿减少后，再健脾消胀、扶正抗癌，用此方维持病情尚稳定。

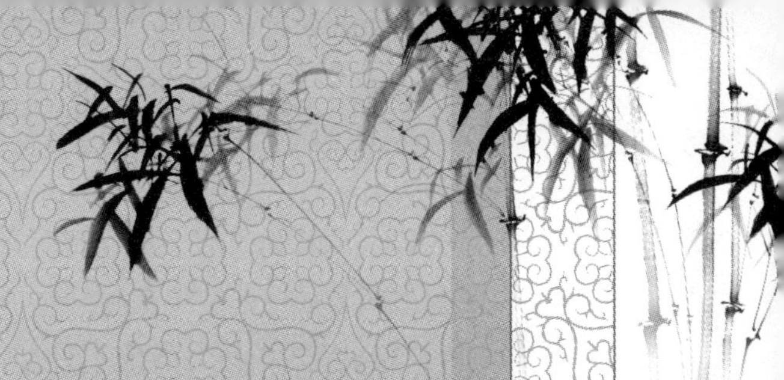

附录

愿为霖雨消苛病，不畏忙如转磨牛

记梁剑波教授为中医事业奋斗的六十春秋

梁剑波教授笔名宇澄、海观、紫渊、远客、眷琰阁主等。广东省肇庆市人，祖籍新会，1920年9月12日出生于一个两代名中医的家庭。

他生逢乱世，正是粤桂战争爆发的1920年。

兵燹流离，疾病流行，医生尤显本色。

他的祖父、父亲都是享誉肇庆遐迩的名医。

半个世纪过去了，江山代有人才出。

他从小就受到中华传统文化的熏陶，念中学时，爱上新文学，1950年10月参加革命后，一直从事医疗、文化、文艺、书画艺术等工作。曾任原肇庆市副市长、肇庆市政协副主席、肇庆市工人医院副院长；历任肇庆市卫生学校副校长，肇庆地区中医院副院长、院长，肇庆市中医院名誉院长；兼任珠海市中国南方逸仙益寿医院院长。系广州中医药大学兼职教授，中国名老中医，国务院授予“科技有突出贡献专家”称号，广东省肇庆市红十字会副会长，中国书法家协会会员，中华诗词学会广东分会常务理事，广东作家协会会员，安徽黄山画院国画山水系顾问，中国美术家协会会员，广东中医书画社社长等。

梁剑波教授，在广东可谓妇孺皆知。中央人民广播电台曾播出对他的访问记，在港、澳和南洋华侨中，不少亦咸知其名。

王光美说他“仙境名医”。

刘田夫赞他“济世救民”。

许士杰赠他诗“学贯中西诚妙手”。

陈邦贵说：“纵观肇庆五百多年历史，像梁剑波教授那样行医五十余年，能说、能干、能写，并有众多的医学著作传世的中医真是绝无仅有。”

邓铁涛说：“端州市长，寿世五十春。”

微音说：“行医半世纪，惠泽无数人。”

何海霞语称：“医易精心称国手，济世造福为人民。”

赖少其语称：“深心托毫素。”

《中国中医药报》曾载文：“为人消疴疠，忙如转磨牛。”

《南方日报》载文：“诗书金石称三绝，更钦声价重医林。”

《羊城晚报》载文：“此心但愿人皆健。”

1995年秋天，陶萍发表在《羊城晚报》“花地”专栏的《求医记》更写出了梁剑波教授中医学术临床的炉火纯青。

还是我国书法家协会第一批会员的梁剑波教授入选《当代世界名人传》《中国高级医师辞典》《中国名医谱》《中国名医辞典》《中国名医列传（当代卷）》《中国古今书法家辞典》……

1992年8月29日，海内外人士群聚古城肇庆，祝贺梁剑波教授从医五十周年。

中共中央顾问委员会委员刘田夫，全国政协常委王光美，广东省顾问委员会委员关立，肇庆市委书记陈邦贵，肇庆市长唐广安，广东省卫生厅副厅长、中医药管理局局长张孝娟，原《羊城晚报》总编辑许实（微音）和著名诗、书、画家刘海粟、张仃、何海霞、廖静文、关振东、梁树年等40多人寄来贺词、贺诗、贺画，参加庆祝大会的党政领导同海内外各界人士达700多人。

广东省作家协会党组副书记蔡运桂以及作家熊诚、蔡玉明等参加了盛会，并致词道贺。

身为肇庆市中医院名誉院长、中医内科主任医师、广州中医药大学客座教授的梁剑波教授，1978年获广东省人民政府授予“广东省名老中医”称号。1988年获广东省人民政府授予“科技有突出贡献专家”称号。同年，中华人民共和国卫生部授予“全国卫生文明建设先进工作者”称号。1991年国务院给他颁发享受政府特殊津贴证书。1995年，获“全国优秀名中医”“白求恩式大夫”等光荣称号。历年获奖证书、聘书数不胜数。1955—1961年，蝉联广东省卫生先进工作者。

他所带的徒弟17人，8位系中医医院院长、副院长，2位系医院党委书记，1位系广东省名中医，5位系肇庆市名中医。

他的著述颇丰：

梁剑波教授发表了《医学津梁》等20部中医学专著和

60多篇论文，共500多万字。曾每周为《羊城晚报》《广州日报》《南方农村报》《西江日报》《端州报》《肇庆荧声报》同时写了6个专栏，内容分别是《临症指南》《海观楼随笔》《艺坛忆旧录》《中医诊室》《五官新镜》《薄荷甘草集》。

《公众诊所》刊行，全国名老中医、内科专家邓铁涛称其功为“中国科普的创举”。

《儿科百例》发行时，广州中医学院顾问、教授罗元恺说：“与明朝时代鲁伯嗣著有《婴童百问》刊行，先后争辉。”

《妇科菁萃》出版，叶选平亲题书名，许士杰题诗作序。

梁剑波教授医学研究中心成立，由朱森林题词。

集医学家、书画艺术家和诗人于一身的梁剑波教授，年近80，尚耳聪目明，文思泉涌，妙笔生花。他以医活人，以艺怡情，以诗寄兴，以拳健身。他的人生丰富充实，他的业绩异彩纷呈，虽年逾古稀，但一刻也未曾懈怠。正如他以诗言志：“想因未了浮生债，年过古稀不敢休。”这诗正是他的自我写真。

1996年10月梁剑波教授应邀出席由全国总工会组织的全国劳动模范先进工作者国庆观礼活动，赴北京观光，并出席人民大会堂国宴招待会。同月，赴澳大利亚出席国际中医学术交流大会。会议主席团在有16个国家和地区的代表会议上宣布梁剑波教授为“中国名老中医”，并在各颁布文件上将名字登出。会上，宣读了论文《痫病撷华》并获颁发优秀论文奖状和金牌。同月，手书梅庵千年庆典墨宝中堂一轴，由肇庆市博物馆珍藏，并发给证书。同月，被评为《西江日报》1996年度优秀通讯员，获一等奖，并发荣誉证书。

1996年12月，入选《中华国医导医指南》一书。同月，书画作品15种参加珠海市1996中国名人书画艺术博览会展出，获得一致好评。

1997年3月，任肇庆市老干部关心下一代协会市直卫生系统分会名誉会长。同月刊于《实用中西医结合杂志》的《更年康汤》入选《中国当代科教文选》。同月，被端州区中医药学会聘为名誉会长，并发给聘书，同时端州区卫生局号召全区卫生工作者向梁剑波教授学习。

1997年4月，五律四首《庆香港回归》入选中华诗词学会《庆香港回归专刊》。

1997年5月，被聘为高明市脑病医疗医药研究院名誉院长。同月，名字入选《20世纪广东科学技术全记录》一书。

1997年6月，连平县人大常务委员会主任叶继章来信并送锦旗一面，对其义诊成绩显著作出表彰。同月，被评为1995～1997年的肇庆市中医先进工作者，并由肇庆市卫生局发荣誉证书；被评为肇庆市科学技术协会先进工作者，肇庆市科委发给奖状。

1997年11月，肇庆市卫生局、市中医药学会召开梁剑波教授学术研讨会，并出版《梁剑波学术研究》一书。同月，《儿科百例》重版3 000册。

1997年12月，被广州中医药大学聘为兼职教授，并颁发聘书。

1998年3月，被聘为肇庆市归国华侨联合会第四届理事会名誉会长。

1998年4月，筹建中医药博物馆。

1998年5月，被广东协和高级医疗中心聘为中心的到诊专家。

1998年6月，出版《梁剑波散文选集》，著名诗人关振东先生及左多夫先生作序。

1998年7月，出版《梁剑波诗词》，由著名诗人刘逸生先生作序。同月，《五官新镜》出版，由广州中医药大学王德鉴教授作序。

1998年8月，出版《梁剑波书画印选集》，由香港艺展印刷公司出版，西江日报副刊编辑部唐希明主任作序。

1999年4月，珠海市广东中医书画社成立并办书画展，设在广东珠海市中医院综合楼顶层的同源馆。4月30日迎来了省内中医界的书画高手，他们在浓郁的中华传统文化气氛中成立了自己的组织——广东中医书画社，并展出了自己的得意之作。

广东中医书画社作为省级中医药学会属下的专业学术团体，据说在国内是独一无二的。在书法和绘画方面都尽显风流的广东省名老中医梁剑波医师被一致推选为首任社长。

1999年4月，世界卫生组织在加州为梁剑波教授颁发“国际名中医”的证书。同年7月香港科学院授予其医学荣誉博士称号，这在我国中医界还是第一人获此荣誉称号。

1999年10月庆祝中华人民共和国成立50周年，出版《梁剑波杂文选》。

2000年1月出版《临症指南》，系梁剑波教授中医学著作第19种。

2000年3月被聘为西江诗社名誉社长和炎黄文化研究会名誉会长。

2000年6月，《梁剑波医案选萃》原稿付印。

纵览梁剑波教授中医学的成就，主要有如下几方面：

一、著书立说，贡献医林，咨询信访

梁剑波教授善于总结和写作，虽然医事和公务都十分繁忙，但他珍惜时间，一有空隙即手不释卷，博览群书，不断吸取新知，时常在灯下伏案至深夜，写日记、手记、教案、稿件和医学论文，晚年更着重著书立说，把经验贡献医林。

他的主要著作有《医学津梁》，1983年由香港博益科技书局出版，并于同年5月由肇庆新华印刷厂重版。这是他的代表作，也是他行医50周年的经验总结，全书59万字，分为时病篇、杂病篇及附录。杂病篇又分为上、中、下三篇，上篇和中篇为内科病症，下篇为妇儿科常见病，附录一论述五官常见病治验，附录二论述治疗八法，附录三论述舌脉诊法，各篇章既不悖于中医前贤理论，而又有所分析创新。

1962年在中山医学院肇庆分院任祖国医学教研组负责

人时，他主编了《中医学讲义》，出版5 000册，并被采用为中山医学院各（地区）分院的教材。因为这一成绩，在肇庆召开了广东省中医教学现场会议。

此外，他发表于各种期刊的有《关于中药剂型改革的意见》（星群月刊，1951年）、《小儿惊风、惊厥与流脑的对比治疗》（西江中医药，1954年）、《痫病的治疗管测》（北京医刊，1957年）、《阑尾炎与肠痈的中药治疗》（中级医刊，1956年）、《新型感冒片治疗感冒467例的临床观察》（新中医，1974年）、《消滞宁泻片治疗160例急性胃肠炎的临床观察》（新中医，1975年）、《乌药顺气散治疗面神经瘫痪12例疗效观察》（肇庆科技，1974年）、《小儿感冒、热、惊、暑的治疗经验》（新中医，1975年）、《常用中草药处方歌括十二则》（肇庆科技，1975年）、《菊梅合剂治疗感冒40例与银翘散的对比》（肇庆科技，1974年；广东科技，1974年）、《对吐血和咳血证的治疗经验》（医药卫生资料选编，1979年）、《冠状动脉硬化性心脏病的中医治疗初步探讨》（广东省中医药资料汇编，1976年）、《治疗感冒的经验谈》（肇庆地区中西医结合资料汇编，1976年）、《痛经与崩漏》（肇庆地区中西医结合资料汇编，1976年）、《功能性子宫出血21例的临床观察》（肇庆科技，1976年）、《白喉的治疗经验》（肇庆科技，1976年）、《糖尿与消渴》（肇庆科技，1977年）、《风湿性心脏病的中药治疗体会与医案》（肇庆科技，1977年）、《低热的中药治疗案》（肇庆科技，1978年）、《治疗癫狂的经验》（新中医，

1982年）、《崩漏的分型》（新中医，1982年）。四十年代写的《医述》一书，1947年初版，现正准备重版。他近年来所写的《公众诊所》《儿科百例》《妇科菁萃》《五官新镜》《临症指南》《内科临床实用治则荟萃》《中医学简明史》《梁剑波医案选萃》等书，亦一纸风行，多次重印。

梁剑波教授的论文和经验被刊之后，全国各地寄来了近万封咨询求医信，在百忙中他抽出时间一一给予回答，寄去处方或指导治疗。青海省某油田医院一位护士长在《新中医》看到他所写的癫狂病的治疗经验的文章后，给他寄来了求医信，诉说她那19岁的女儿患了青春期精神分裂症，终日喃喃自语，时歌时泣，时而狂笑，经多方治疗无效，恳切地希望梁剑波教授为她女儿解除痛苦。梁剑波教授于1983年1月开始接连寄了6个疗程的药给她。3个月后，那位护士长来信说她的女儿服食梁剑波教授开的中药后已恢复理智，她在信中对梁剑波教授的高超医术和高尚医德表示钦佩和感谢……

二、基础扎实，造诣高深

梁剑波教授是广东省人民政府授衔的名老中医，由于出生于中医世家，他对内、外、妇、儿、五官各科皆可驾轻就熟，擅长伤寒、温病、虚证和急证，对郁证、血证、中风、癫痫、癌症及脾胃学说研究颇深。他基础扎实，治学严谨，医学造诣较高，可说是根深、枝壮、叶茂，行医

60年不但治愈了许多常见病、多发病，而且解决了不少急症、重症、危症和奇难杂症。

他辨证确切，很注意疾病的标本缓急，先后主次，故治愈率甚高。他用药平稳而效显，对咳喘证的辨治有独到之处。他治咳嗽喜用止嗽散为基础方，认为该方不寒不热，温润和平，并认为治咳切忌滥用敛肺镇咳药或滥用补益之药，致缠绵难愈，或酿成慢支、哮喘痼疾。哮喘证由于痰热互结者，梁剑波教授每以小陷胸汤为基础方。他对癫痫的治疗也很有见解，他认为无论何种类型癫痫，其治疗原则均不离“行痰、涤热、除惊、养心、安神”10个字，以此为法，梁剑波教授曾治愈多例患癫痫20多年的患者。其中，由他主持“痫得安治疗癫痫的临床研究”科研项目曾获1995年度肇庆市卫生科技二等奖。

他提倡治病要谨守病机，各司其属，如治疗中风一证，先别其中经络还是中脏腑，中络者以祛风活络为治，喜用乌药顺气散为基本方，中经者以养血活血为治，喜用大秦艽汤为基本方。有闭脱见症者，又当急救为先，闭症者先灌服安宫牛黄丸，再予梁剑波教授弭风汤（经验方），脱症则急服大剂参附汤，半闭半脱者先服苏合香丸，再服地黄饮子。

他对崩漏也有独特见解，认为暴崩多血热，久崩多肾虚，急则止崩为先，用大量炙甘草（30克以上）加棕榈炭和荆芥炭，常可较快止血，忌用当归行血劫血止崩；崩漏不急时则分为心脾两虚、气滞血瘀、血热内蕴、肾虚火旺四个类型，分别选用归脾汤、逐瘀止崩汤、清热固经汤、滋肾安神汤加减治之。他的学生根据这一经验用之临床，疗效也非常显著。诊断准，辨证明，守其方，尤其对慢性病，在诊断清楚、辨证准确、用药对症的基础上就要守方——这是梁剑波教授通常采用的又一种行之有效的治病方法。他治疗腰椎结核喜用阳和汤加大剂黄芪，坚持服数十剂，以此为治治愈了数例腰椎结核并冷性脓疡的患者。

梁剑波教授重视药物治疗，也重视精神心理治疗。例如，对于郁证，他先别脏腑虚实，辨证既准，便守方长服，前期实证，喜选用达郁汤、清心发郁汤（自拟方）、理湿夺郁汤（自拟方）、祛痰夺郁汤（自拟方）、汇郁方（自拟方）；后期虚证，喜选用天王补心汤、归脾汤、逍遥散、六味地黄汤、参苓白术散。与此同时，根据郁证系七情为患的特点，积极分析患者的心理状态，施以相应的精神开导。

遵循原则，灵活运用。只要切合病情，无论经方、古方、时方、验方或中成药，或自创新方，或民间草药，梁剑波教授都能灵活运用。例如治疗冠心病，他常用的方剂有经方炙甘草汤、四逆汤、枳实薤白桂枝汤；有时方生脉散、参附汤、血府逐瘀汤、人参养荣汤、益蠲饮、六神汤、地黄饮子；有验方与自创方的加味建瓴汤、养阴通痹汤、乌药丹参饮、理气导瘀汤；有成药的冠心苏合香丸等。

梁剑波教授临床经验丰富，加之曾当过药店工人，因此，对各种中草药物的性味、归经、效用、配伍、禁忌等有关知识都非常了解，这就给其运用组定合理的新方和剂型打下了坚实的基础。他所研制的新感片、上清糖浆、复方黄芩片、消滞宁泻片以及参菊白芍晶等，施用于门诊常见病，取得了满意的效果，其中上清糖浆、复方黄芩片、宣肺止咳糖浆已为药厂所采用，参菊白芍晶也已成为饮料厂的产品。

梁剑波教授强调固定的方不能治万变的病，应坚持在辨证论治中既要有一套首选成熟的前人经验的用方范围，又要善于变通，根据个人临床的实际体会，得出新见解。他认为不如此，医学则无所发展，他既重药疗，又重食疗，对慢性患者常用赤豆蒜鲤鱼汤、椰子炖鸡汤、花生猪蹄汤；对小儿脾虚者常用山药芡实薏苡仁黄芪汤。这些方法都能取得中药之长，匠心独运地给慢性患者以治愈的机会。

三、为振兴中医事业，身体力行务实事

梁剑波教授有高度的事业心，时刻关心着中医事业的发展，希望中医事业得到振兴。他认为振兴中医是振兴中华的一个组成部分，因而，他要为之而贡献自己的全部力量。1950年10月，他参加了高要县禄步土改的医疗队工作。1951年5月即参加医院工作，20世纪60年代他又积极参加筹办肇庆市中医院，后来由于“文化大革命”的干扰，中医院被编为西医院，肇庆地区唯一的一间中医院被取消了。他为此而深感痛惜，他认为，要发展中医，必须要有中医基地。于是，他多次向有关方面积极建议重建中医院。

1978年5月，肇庆地区中医院终于筹建了，他被任命为副院长，为使中医院早日开诊，他以年逾花甲之躯亲自去征地，找建筑材料。他和大家在莲藕塘、鱼塘、西洋菜地

上首先填平一块土地，搭起一个临时草棚作为门诊部；他身穿白大衣，率领大家迎接了第一批门诊的患者，在基建中开门诊，在开诊中继续基建。由于梁剑波教授办院成绩显著，1984年被正式任命为院长。

办院方向是个首要问题，梁剑波教授认为中医院姓“中”，必须突出中医特色。他亲自抓规章制度的建立，他认为没有一定的规章制度不可能办好医院；急诊室及住院部的筹办，他也亲自抓。他说：“过去我们中医没有急诊室和住院部，手脚被束缚了。有了急诊室、住院部，我们就能放开手脚，突出中医特色。”他不但坚持参加第一线的诊治工作，而且亲临急诊室和住院部，指导应用中医药治病，做青年医师的后盾。

梁剑波教授认为，国家要实现现代化，整个世界都要走向现代化，这是历史的潮流，发展的趋势。西医要现代化，中医也要现代化，科学技术是人类的共同财富，医疗器械、诊断治疗设备包括电脑在内，中医都应该学习和使用，化验、X线、超声波、心电图、理疗等设备是必不可少的东西，手术室也不能少。要这些的目的是丰富和发展中医，提高诊断能力，帮助中医实现现代化，但是绝不能丢掉中医特色。他主张中医也要分科，发展专科和小科，这样既便于掌握和钻研临床技术，又便于向高、深、精发展，成为专家。

医院也要对外开放，对内搞活经济。梁剑波教授主张医务人员走出去，送医送药上门，并说中医历来如此。他认为走出去有几种方式，一是办好家庭病床，二是下乡下厂，三是走上街头设医疗服务点。他曾亲自率领一批医务人员到附近区乡去巡回医疗，历时近2个月。他认为医院也可搞医、药、贸统一体，发展综合服务，既方便患者，又可增加资金收入，加速医院的发展，他还主张并积极行动起来，努力引进外资发展医疗卫生事业。由于梁剑波教授在肇庆各邑旅居港澳的同胞中很有威望和影响，因而港澳同胞对中医院建设给予很大的支持，先后捐款吊式风扇10台、20寸日立彩电1台、面包车3辆。

梁剑波教授从20世纪50年代带徒，1985年被聘为中山医学院肇庆分院祖国医学教研组负责人，后又任肇庆市卫生学校副校长，并在肇庆地区卫生学校担负中医班及西医学习中医班的中医课教学任务。在带徒和教学的工作中，他有一套较好的方法，注意理论与实践的并重，做到深入浅出，取得可喜的成绩。他精通古汉语，常把深奥的文字作通俗的解释。在实践中，他创造了“类比教学，综合分析，歌括记忆”的程式，把《黄帝内经》《伤寒论》《金匮要略》等深奥的中医经典著作分类译成白话文，编成歌括，然后在课堂上综合讲课，很受学生欢迎。他又常教学生认药辨药，他说：医生必须熟悉药物才能运用自如，分量恰当。与其他名医一样，他也有很多经验方和秘方，这是他的经验总结和心血的结晶。对此，他并不保守，但有分寸，在学徒（生）未掌握基本知识之前，他对秘方是闭口不谈的，但到了跟班见习时，他就滔滔不绝地结合辨证施治把最有效的处方讲出来，学员们说：“梁剑波老师有方而不秘，毫不保留。”一些学生问他是怎样成为名医的？有什么秘诀？他笑着说："没有什么秘诀，只要有勤奋，有事业心，有良好的医德，都可以成为名医。"

为了发展中医，振兴中医，梁剑波教授在培养接班人、造就新一代的名医方面，倾注了不少心血。他说：大量的工作靠中青年医生去做。如果不培养他们，我们的事业就无法延续下去。因此他很注意发现人才，把一些年富力强的医生提到领导岗位上去，培养造就他们。他所带徒弟中就有5名被评为肇庆市名中医，1名被广东省人民政府授予"广东省名中医"称号。他还受聘为全国首批继承老中医药专家学术经验指导老师，而培养的两位学术继承人也于1994年考核鉴定正式出师。

昔日杏林育新苗，今日桃李已芬芳！可以作为他的事业写照。

四、身居副市长，不忘医师责

1980年8月，梁剑波教授被选为肇庆市副市长，兼任肇庆地区中医院副院长、肇庆市爱卫会主任、城市管理委员会常务主任、家庭教育促进会会长、肇庆市文物管理委员会副主任、肇庆市科技学校校长等职务，工作甚为忙碌，许多事情往往白天处理不完，要在晚上接着去做。在身居要职、工作如此繁忙的情况下，他仍然没有一天忘记自己是一个医生，他常叮嘱家人，凡有上门求医的，一律不能拒绝。夜间，他常常接待一批又一批的来访者，一个又一个的求医者，每晚来求医的少则七八个，多则十余个，当副市长的4年时间里，在家义务诊病的不下一万多人次。

在他的公文包里，经常装着两件物品，一套银针和一叠处方笺，无论是下乡，还是开会、出差，都随身携带着。有一次他到郊区白石大队检查工作，这个大队有一位名叫黄丽容的中年妇女，突然血崩，当地医务人员一时束手无策，正在焦急时，刚好梁剑波副市长经过这里。他见情况紧急，一面要医务人员就地取100克棕榈皮炒炭给患者煎水冷饮，一面从手提包里掏出银针熟练地针刺患者的内关、三阴交等穴位，患者大出血迅速止住了。

1982年6月，梁剑波副市长带队到黑龙江省等地参观卫生工作，正在参观时，突然有一个小孩捂着肚子在地上打滚，他立即上前去检查，诊断是胆道蛔虫病，当场以针灸施治，使小孩很快解除了腹痛，接着又为患者开了药方，交给闻讯赶来的家长并交代了注意事项，然后才继续参观。事后，病孩家属知道他是副市长时，激动地说："真没想到，真没想到呀！"

梁剑波副市长在任职期间积极负责，作风雷厉，团结同志，依靠群众，凡事亲力亲办，办事效率很高。肇庆市卫生条件比较差，他接任后立即把卫生工作当作一件大事来抓，开展"灭鼠灭蚊、植树绿化"活动，亲自下街道搞了23条卫生街，120多幢文明楼。同时开展"郊区'文明卫生村'建设"活动，肇庆市原有1/3的街道没有下水道，居民常受污水危害，为了改变这种状况，梁剑波教授牵头，会同卫生、城建及有关部门用"一牵二自三联"的办法集资50多万元，建设下水道44条，共计4 700多米，从根本上改变了肇庆市的卫生面貌。郊区农民原来的饮水条件差，他就把改水工作当作一件大事来抓，在3年多时间里，下乡30余次，用“四个一点”的办法解决改水资金材料施工等问题。终于使郊区三万多农民饮上了清洁自来水，受到了省卫生部门的好评。他在城市管理，整治“脏、乱、差”方面做了不少工作，在外经、侨务、统战、文教工作方面也做了不少工作，受到党政部门的赞许。

五、学识渊博，多才多艺

梁剑波教授阅历深，见识广，晚年曾到祖国各地参观，并到过香港、澳门、澳大利亚、日本、美国、英国、法国、新加坡考察，是个博学多才的医生。他对古今中外的历史地理等知识了解颇多；对古汉语甚为精通，他是广东中华诗词学会常务理事。古文、古诗、歌赋，凡属名家的，他都能背诵如流；他酷爱文学和考古，常赋诗填词以自娱，写了不少散文、诗词发表于《端州报》《羊城晚报》《南方日报》《广州日报》《柳州日报》《肇庆荧声报》上，所以他又是中国作家协会广东分会会员。他对肇庆、星湖、鼎湖、西江三峡的历史源流，文物掌故，风土人情很有研究，不但写了很多赞美肇庆风光的诗词散文，还写了有关地方历史考证的文章，被人称为端州“活字典”。对公益事业，他又是个热心人，鼎湖山庆云寺重修，他曾捐赠红木对联一副，近日又为星湖水月宫五龙亭制作楹联，还为广州六榕寺、新兴龙山温泉制作楹联……

对公益事业热心支持，曾多次为肇庆市的建设赞助捐款。

梁剑波教授还喜爱粤剧和写生习画，又善篆刻，有一手好刀法，常刻章赠友。而且，他是中国书法家协会会员；无论楷书、草书、篆书、隶书、汉隶、北魏字体都写得很好，常书条幅以赠友人，求书者亦众，邀请他写招牌匾额对联的也不少，他的书画曾在肇庆、香港、澳门等多个城市书法展览上以及在东京、大阪、福冈、新加坡等地展出，均受到好评。

梁剑波教授兢兢业业，六十年如一日，一心扑在中医事业上，他热爱祖国，热爱共产党，热爱社会主义，政治上力求进步。加入共产党，带头成立联合诊所，后又进公立医院工作。1954—1961年7次连获当地及省、市卫生先进工作者称号，1957年又被评为建设社会主义积极分子，1962年赴惠阳救灾，被评为救灾模范。党的十一届三中全会以后，他更加精神焕发，满怀热情地积极贯彻执行党的路线、方针和政策，大踏步地向前迈进。

晚年，梁剑波教授仍在为发展中医事业而呕心沥血。一些朋友曾劝他到香港、澳门去开业，并说如果他在港澳开业可以得到很多的钱。他谢绝了，他说："我离不开大陆，离不开人民，离不开我的事业，是党和人民两度送我去学习，使我成为广东省的名老中医，现在又是国际名中医、香港科学院医学荣誉博士。我要用我的医术报答祖国，报答党和人民，为发展中医事业，振兴中医事业而贡献我毕生的力量。"这正是"老牛最怕夕阳短，不用扬鞭自奋蹄"。他是人民的好医师！